"四品一械"安全监管实务丛书

医疗器械安全监管实务

主 编 杨玉奎

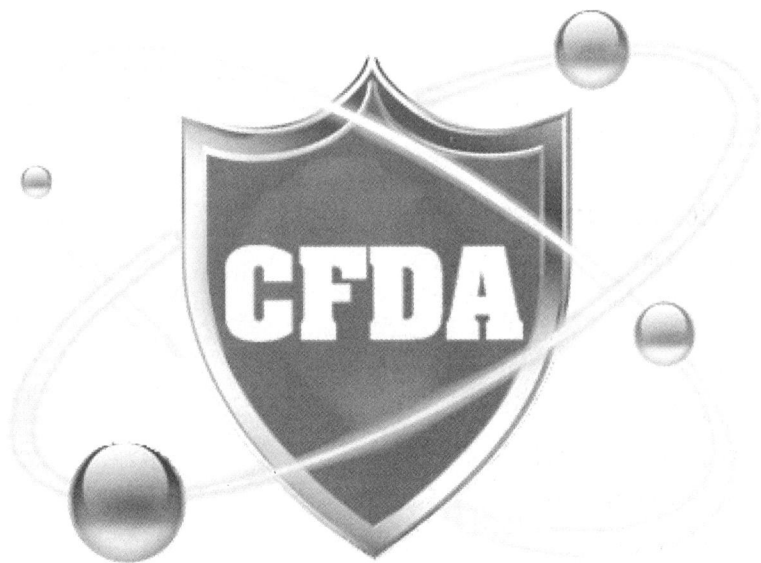

中国医药科技出版社

内 容 提 要

本书为"四品一械"安全监管实务丛书之一的医疗器械监管实务手册,由从事医疗器械监管工作且具有丰富监管经验的编者编写完成,分基础知识、重点法规解读和监管实务三篇。

本书紧密配合《医疗器械监督管理条例》的最新修订,循序渐进,从医疗器械基础知识到重点法规解读再到监管实务,有较强的指导性和适用性。本书可作为医疗器械注册、生产、经营许可、日常监管和稽查执法工作人员及医疗器械生产、经营、使用人员的工具用书或培训教材。

图书在版编目(CIP)数据

医疗器械安全监管实务 / 杨玉奎主编 . —北京:中国医药科技出版社,2017.6
("四品一械"安全监管实务丛书)
ISBN 978-7-5067-9287-5

Ⅰ . ①医… Ⅱ . ①杨… Ⅲ . ①医疗器械—安全管理—研究 Ⅳ . ① R197.39

中国版本图书馆 CIP 数据核字(2017)第 093278 号

美术编辑 陈君杞
版式设计 也 在

出版 中国医药科技出版社
地址 北京市海淀区文慧园北路甲 22 号
邮编 100082
电话 发行:010 – 62227427 邮购:010 – 62236938
网址 www.cmstp.com
规格 710 × 1000mm $\frac{1}{16}$
印张 18
字数 277 千字
版次 2017 年 6 月第 1 版
印次 2020 年 12 月第 2 次印刷
印刷 三河市国英印务有限公司
经销 全国各地新华书店
书号 ISBN 978-7-5067-9287-5
定价 36.00 元

编 委 会

主　编　杨玉奎

副主编　刘　波

编　委（以姓氏笔画为序）

史西媛　付　琳　刘　波　杨玉奎

杨靖群　宋　倩　曹琳琳

前 言

自《医疗器械监督管理条例》2014年6月1日施行以来，国家食品药品监督管理总局制定（修订）印发了《医疗器械注册管理办法》《医疗器械生产监督管理办法》《医疗器械经营监督管理办法》《医疗器械通用名称命名规则》《医疗器械使用质量监督管理办法》等11部配套规章，发布了《医疗器械生产质量管理规范》及其现场检查指导原则、《医疗器械工艺用水质量管理指南》《一次性使用无菌注射器生产环节风险清单和检查要点》等一系列规范性文件。为适应医疗器械安全监管法规的重大调整和变化，满足广大医疗器械监管执法人员和医疗器械生产、经营及使用人员的需要，我们组织编写了《医疗器械安全监管实务》。

本书分基础知识、重点法规解读和监管实务三篇，共十五章内容。基础知识篇为第一、二章，分别是绪论、概念与基础；重点法规解读篇为第三至十章，分别是注册管理、生产监督管理、医疗器械生产质量管理、经营监督管理、医疗器械使用质量监督管理、不良事件的处理与医疗器械的召回、日常监督检查、行政处罚的规定及解析；监管实务篇为十一至十五章，分别是医疗器械注册、医疗器械生产监管、医疗器械经营监管、监督检查及抽查检验以及主要法律责任。

本书主要由从事医疗器械监管工作且具有丰富监管经验的编者编写完成。刘波、宋倩编写注册管理部分，包括第一章（四、五）、第三章、第十一章；曹琳琳编写生产、经营许可部分，包括第四章、第六章、第十二章、第十三章；付琳编写日常监管部分，包括第七章、第八章、第九章、第十四章；付琳、杨玉奎编写第五章医疗器械生产质量管理规范；付琳、史西媛编写第十五章主要法律责任；史西媛编写第十章行政处罚；杨靖群、杨玉奎编写基础知识，包括第一章（一、二、三、六）、第二章。

本书循序渐进，从医疗器械基础知识到重点法规解读再到监管实务，有较强的指导性和适用性。可作为医疗器械注册、生产、经营许可、日常监管和稽查执法工作人员及医疗器械生产、经营、使用人员的工具用书，也可作为培训教材。

《医疗器械监督管理条例》修订后，各种规章和规范性文件密集出台，由于时间短、变化调整内容多及编者水平有限，书中可能会有疏漏和不当之处，恳请批评指正。

编　者
2017 年 3 月

目　录

基础知识篇　/　1

重点法规解读篇　/　23

基础知识篇

第一章 绪论

一、医疗器械行业现状及发展规划

（一）行业现状

医疗器械被广泛应用于疾病的预防、诊断、治疗、监护、康复等医疗卫生技术领域，是现代医学中不可或缺的部分，是一个多学科交叉、知识密集、资金密集的高技术产业，涉及面十分广泛。从人们熟知的棉签、棉球、口罩、体温计、血压计到影像超声诊断设备、X射线诊断设备、医用磁共振成像系统等大型医疗设备，再到诊疗一体化系统、3D打印医疗器械等高新技术产品，医疗器械在医疗卫生发展中扮演了十分重要的角色。

1. 医疗器械市场广阔

伴随着经济的飞速发展和人口老龄化，我国医疗服务业市场不断扩大，医疗设备的需求量不断增加。据统计，目前我国总人口13.68亿人，重大病患者近2.6亿人，同时老龄化严重，60岁以上的老年人已经达2.02亿，此外，全国还有大概8000万的残疾人，这都是我国目前面临的一个严重的健康事业难题。由于人口基数大，所以患者较多，目前，我国已成为继美国和日本之后的世界第三大医疗器械市场。

2. 行业发展迅猛

医疗器械便携化、智能化、家庭化的发展趋势明显，新产品、新技术日新月异，网上网下销售、第三方物流等新业态不断涌现，医疗器械被认为是最具潜力的"新兴行业""朝阳产业"。据中国医药物资协会医疗器械分会抽样调查统计，2016年度中国医疗器械市场销售规模约为3700亿元，比2015年度的3080亿元增长了620亿元，平均增长率约为20.13%。

（二）发展规划

2017年2月，国务院印发《"十三五"国家药品安全规划》（国发〔2017〕12号）。

具体发展目标：到2020年，药品质量安全水平、药品安全治理能力、医药产业发展水平和人民群众满意度明显提升。

（1）药品医疗器械标准不断提升　制修订完成国家药品标准 3050 个和医疗器械标准 500 项。

（2）审评审批体系逐步完善　药品医疗器械审评审批制度更加健全，权责更加明晰，流程更加顺畅，能力明显增强，实现按规定时限审评审批。

（3）监测评价水平进一步提高　药品不良反应和医疗器械不良事件报告体系以及以企业为主体的评价制度不断完善，监测评价能力达到国际先进水平，药品定期安全性更新报告评价率达到 100%。

（4）检验检测和监管执法能力得到增强　药品医疗器械检验检测机构达到国家相应建设标准。实现各级监管队伍装备配备标准化。

2016 年 11 月 29 日，国务院《关于印发"十三五"国家战略性新兴产业发展规划的通知》（国发〔2016〕67 号）。"提升生物医学工程发展水平，组织实施生物技术惠民工程"是十三五期间 69 个重点工作之一。具体内容如下：

1. 提升生物医学工程发展水平

深化生物医学工程技术与信息技术融合发展，加快行业规制改革，积极开发新型医疗器械，构建移动医疗、远程医疗等诊疗新模式，促进智慧医疗产业发展，推广应用高性能医疗器械，推进适应生命科学新技术发展的新仪器和试剂研发，提升我国生物医学工程产业整体竞争力。

2. 发展智能化移动化新型医疗设备

开发智能医疗设备及其软件和配套试剂、全方位远程医疗服务平台和终端设备，发展移动医疗服务，制定相关数据标准，促进互联互通，初步建立信息技术与生物技术深度融合的现代智能医疗服务体系。

3. 开发高性能医疗设备与核心部件

发展高品质医学影像设备、先进放射治疗设备、高通量低成本基因测序仪、基因编辑设备、康复类医疗器械等医学装备，大幅提升医疗设备稳定性、可靠性。利用增材制造等新技术，加快组织器官修复和替代材料及植介入医疗器械产品创新和产业化。加速发展体外诊断仪器、设备、试剂等新产品，推动高特异性分子诊断、生物芯片等新技术发展，支撑肿瘤、遗传疾病及罕见病等体外快速准确诊断筛查。

二、医疗器械监督管理机构及行政许可概况

1. 监督管理机构

国务院食品药品监督管理部门负责全国医疗器械监督管理工作；县级以上地方

人民政府食品药品监督管理部门负责本行政区域的医疗器械监督管理工作。

国务院有关部门在各自的职责范围内负责与医疗器械有关的监督管理工作；县级以上地方人民政府有关部门在各自的职责范围内负责与医疗器械有关的监督管理工作。

国务院食品药品监督管理部门应当配合国务院有关部门，贯彻实施国家医疗器械产业规划和政策。

2. 产品注册及备案情况

《医疗器械监督管理条例》规定，第一类医疗器械实行产品备案管理，第二类、第三类医疗器械实行产品注册管理。据国家食品药品监督管理总局《2015 年度医疗器械注册工作报告》，全国医疗器械注册及备案情况如下。

（1）第三类医疗器械注册情况 2015 年，食品药品监管总局共受理医疗器械（体外诊断试剂）注册申请 9396 项，其中，首次注册申请 2402 项，延续注册申请 5105 项，许可事项变更申请 1889 项；共批准医疗器械注册 7530 项，其中，首次注册 2707 项，延续注册 4072 项，许可事项变更注册 751 项。北京、江苏、广东、上海、山东是境内第三类医疗器械注册数量最多的省份，占 2015 年境内第三类医疗器械首次、延续注册数量的 67%。

（2）第二类医疗器械产品注册情况 2015 年，各省级食品药品监管部门共批准境内第二类医疗器械注册 12284 项。其中首次注册 5566 项，延续注册 4918 项，许可事项变更注册 1800 项。从省级食品药品监管部门注册情况看，广东、江苏、北京、浙江、上海、山东、河南七省（直辖市）注册的境内第二类医疗器械数量较多，分别为 1863、1520、1371、1319、976、904、821 项。

（3）第一类医疗器械产品备案情况 2015 年，食品药品监管总局依职责共办理进口第一类医疗器械备案数量 2488 项。全国设区的市级食品药品监管部门共依职责办理境内第一类医疗器械备案数量 13516 项。

（4）《医疗器械生产许可证》发放及第一类医疗器械生产企业备案情况 《医疗器械监督管理条例》规定，从事第一类医疗器械生产的，由生产企业向所在地设区的市级人民政府食品药品监督管理部门备案并提交其符合本条例第二十条规定条件的证明资料；从事第二类、第三类医疗器械生产的，按照国务院食品药品监督管理部门制定的医疗器械生产质量管理规范的要求进行核查，对符合规定条件的，准予许可并发给医疗器械生产许可证。截至 2015 年 11 月底，全国共有医疗器械生产企业 14151 家，其中一类 5080 家，二类 9517 家，三类 2614 家。

（5）《医疗器械经营许可证》发放及第二类医疗器械经营企业备案情况 《医疗器械监督管理条例》规定，从事第二类医疗器械经营的，由经营企业向所在地设区的市级人民政府食品药品监督管理部门备案并提交其符合本条例第二十九条规定条件的证明资料；从事第三类医疗器械经营的，经营企业应当向所在地设区的市级人民政府食品药品监督管理部门申请经营许可并提交其符合本条例第二十九条规定条件的证明资料，对符合规定条件的，准予许可并发给医疗器械经营许可证。截至2015年11月底，全国共有经营Ⅱ类医疗器械产品的企业125197家，经营Ⅲ类医疗器械产品的企业121984家。

3. 国家鼓励研制医疗器械新产品

国家鼓励医疗器械的研究与创新，发挥市场机制的作用，促进医疗器械新技术的推广和应用，推动医疗器械产业的发展。2015年，食品药品监管总局按照《创新医疗器械特别审批程序（试行）》，继续做好创新医疗器械审查工作，并批准了部分创新医疗器械产品上市。总局共收到创新医疗器械特别审批申请157项，完成166项审查（含2014年申请事项），审查确定29个产品可以进入创新医疗器械特别审批通道。批准注册脱细胞角膜基质等9个产品上市。其中，有源医疗器械5项、体外诊断试剂3项、无源医疗器械1项。这些创新产品核心技术都有我国的发明专利权或者发明专利申请已经国务院专利行政部门公开，产品主要工作原理（作用机制）为国内首创，具有显著的临床应用价值。

三、医疗器械法规体系

《医疗器械监督管理条例》（以下简称《条例》）1999年12月28日国务院第24次常务会议通过，自2000年4月1日起施行。2014年2月12日国务院第39次常务会议修订并通过《条例》（国务院令第650号），自2014年6月1日起施行。

《条例》自实施以来，国务院医疗器械监督管理部门（原国家药品监督管理局、原国家食品药品监督管理局、现国家食品药品监督管理总局）认真贯彻《条例》，并以《条例》为主干，不断完善我国医疗器械监督管理法规体系。目前，已经形成由条例、配套规章及规范性文件组成的比较完整的医疗器械监督管理法规体系。

另外，相关的法律法规有《行政许可法》《行政处罚法》《行政强制法》《保守国家秘密法》《政府信息公开条例》等。

现行法规及规章一览表

类别	序号	名称	颁布部门	施行时间
法规	1	医疗器械监督管理条例（国务院令第650号）	国务院	2014年6月1日
	2	国务院关于加强食品等产品安全监督管理的特别规定	国务院	2007年7月26日

续　表

类别	序号	名称	颁布部门	施行时间
规章	1	医疗器械召回管理办法（总局令第29号）	国家食品药品监督管理总局	2017年5月1日
	2	体外诊断试剂注册管理办法修正案（总局令第5号）	国家食品药品监督管理总局	2017年2月8日
	3	医疗器械临床试验质量管理规范（总局、卫计委令第25号）	国家食品药品监督管理总局、国家卫生和计划生育委员会	2016年6月1日
	4	医疗器械通用名称命名规则（总局令第19号）	国家食品药品监督管理总局	2016年4月1日
	5	医疗器械使用质量监督管理办法（总局令第18号）	国家食品药品监督管理总局	2016年2月1日
	6	食品药品投诉举报管理办法（总局令第21号）	国家食品药品监督管理总局	2016年1月12日
	7	医疗器械分类规则（总局令第15号）	国家食品药品监督管理总局	2016年1月1日
	8	食品药品行政执法与刑事司法衔接工作办法	国家食品药品监督管理总局、公安部、最高人民法院、最高人民检察院、国务院食品安全办	2015年12月22日
	9	药品医疗器械飞行检查办法（总局令第14号）	国家食品药品监督管理总局	2015年9月1日
	10	医疗器械经营监督管理办法（总局令第8号）	国家食品药品监督管理总局	2014年10月1日
	11	医疗器械生产监督管理办法（总局令第7号）	国家食品药品监督管理总局	2014年10月1日
	12	医疗器械说明书和标签管理规定（总局令第6号）	国家食品药品监督管理总局	2014年10月1日
	13	体外诊断试剂注册管理办法（总局令第5号）	国家食品药品监督管理总局	2014年10月1日
	14	医疗器械注册管理办法（总局令第4号）	国家食品药品监督管理总局	2014年10月1日
	15	食品药品行政处罚程序规定（总局令第3号）	国家食品药品监督管理总局	2014年6月1日
	16	医疗器械召回管理办法(试行)（卫生部令第82号）	卫生部	2011年7月1日
	17	医疗器械广告审查发布标准（国家工商总局、卫生部、国家食药局令第40号）	国家工商行政管理总局、卫生部、国家食品药品监督管理局	2009年5月20日
	18	医疗器械广告审查办法（卫生部、国家工商总局、国家食药局）	卫生部、国家工商行政管理总局、国家食品药品监督管理局	2009年5月20日

类别	序号	名称	颁布部门	施行时间
规章	19	互联网药品信息服务管理办法（局令第9号）	国家食品药品监督管理局	2004年7月8日
	20	医疗器械标准管理办法（试行）（局令第31号）	国家药品监督管理局	2002年5月1日
	21	一次性使用无菌医疗器械监督管理办法（局令第24号）	国家药品监督管理局	2000年10月13日
	22	医疗器械生产企业质量体系考核办法（局令第22号）	国家药品监督管理局	2000年7月1日

四、医疗器械标准体系

医疗器械标准，是指由国家食品药品监督管理总局（以下简称国家总局）依据职责组织制定，在医疗器械研制、生产、经营、使用、监督和管理等活动中使用的统一的技术要求。医疗器械标准是医疗器械监管的重要基础，是保证医疗器械安全性有效性、服务产业发展的重要技术规范，对保障医疗器械产品安全有效至关重要，对促进医疗器械产业的发展意义重大。

医疗器械标准按照其适用范围分为医疗器械国家标准和行业标准。对需要在全国范围内统一的技术要求，应当制定医疗器械国家标准；对需要在医疗器械行业范围内统一的技术要求，应当制定医疗器械行业标准。

医疗器械标准按照其约束效力分为医疗器械强制性标准和推荐性标准。对医疗器械安全和主要性能及其试验方法等统一的技术要求，应当制定为医疗器械强制性标准，其他技术要求可制定为医疗器械推荐性标准。

医疗器械标准按照其适用对象可分为基础标准、方法标准、管理标准和产品标准。

国家总局十分重视医疗器械标准体系建设。在医疗器械管理机构建设方面，总局专门成立科技标准司，负责推进标准规范化管理，并设立医疗器械标准管理中心，统一协调规范医疗器械标准化技术，使医疗器械标准管理体系不断健全。在医疗器械标准制修定方面，经过了"十一五""十二五"两个五年规划的发展，医疗器械标准化工作取得了前所未有的跨越式发展，标准数量明显增多，标准修定更加及时，老旧标准和标准缺失问题得到缓解，相关国际标准采标率不断提高。截至2016年10月，现行有效的国家标准222项，行业标准1293项，共计1515项，其中强制性标准483项，推荐性标准1032项，有力地支撑了医疗器械监管需要和产业技术水平的提高。

医疗器械企业依据《医疗器械监督管理条例》(以下简称《条例》)要求,并结合产品设计特性、预期用途和质量控制水平制定的产品技术要求应当不低于产品适用的强制性国家标准和行业标准。对没有适用的强制性医疗器械标准的,原则上宜采用推荐性医疗器械标准。推荐性医疗器械标准被法律法规、规范性文件及经注册或备案的产品技术要求引用的内容应当强制执行。

鼓励企业制定高于推荐性标准相关技术要求的产品技术要求。医疗器械生产企业必须严格按照经注册或者备案的产品技术要求组织生产,保证出厂的医疗器械符合强制性标准以及经注册或者备案的产品技术要求。

医疗器械国家标准的代号按照国务院标准化行政主管部门的规定编制。医疗器械行业标准的代号由大写汉语拼音字母等构成。强制性行业标准的代号为"YY",推荐性行业标准的代号为"YY／T"。行业标准的编号由行业标准的代号、标准号和标准发布的年号构成。其形式为:YY×××1—×××2和YY／T ×××1—×××2。×××1为标准号;×××2为标准发布年号。

五、医疗器械分类

国家对医疗器械按照风险程度实行分类管理。

第一类是风险度低,实行常规管理可以保证其安全、有效的医疗器械。第二类是具有中度风险,需要严格控制管理以保证其安全、有效的医疗器械。第三类是具有较高风险,需要采取特别措施严格控制管理以保证其安全、有效的医疗器械。

评价医疗器械风险程度,应当考虑医疗器械的预期目的、结构特征、使用方法等因素。

国务院食品药品监督管理部门负责制定医疗器械的分类规则和分类目录,并根据医疗器械生产、经营、使用情况,及时对医疗器械的风险变化进行分析、评价,对分类目录进行调整。制定、调整分类目录,应当充分听取医疗器械生产经营企业以及使用单位、行业组织的意见,并参考国际医疗器械分类实践。医疗器械分类目录应当向社会公布。

2002年,原国家食品药品监督管理局发布实施《医疗器械分类目录》(国药监械〔2002〕302号,以下简称2002版目录),自发布实施以后对医疗器械监管和行业发展起到了积极的推动作用。医疗器械行业经过十余年的高速发展,产品种类增长迅速,技术复杂的产品不断涌现,2002版目录已经不能适应形势要求,主要体现在以下几个方面:一是2002版目录仅提供产品类别和品名举例信息,缺乏产品描述和预期用途等界定产品的关键信息,容易导致分类管理工作中理解不一致,影响注册审批的统一性和规范性;二是技术发展的新形势下,2002版目录的整体设计和层级设置显现出一定的不合理性，产品归类存在交叉；三是 2002 版目录已不能完全覆盖近年出现的新产品，虽然多次以分类界定文件的形式明确有关产品的管理类别，部分弥补 2002 版目录的不足，但因缺乏整体性和系统性，仍不能满足需要。为解决以上问题，原国家食品药品监督管理局自 2009 年开始组织开展 2002 版目录修订工作，于 2012 年 8 月 28 日发布修订完成《6823 医用超声仪器及有关设备》等 4 个子目录，并开展了其他子目录修订的研究工作。

2014 年发布实施的《条例》对医疗器械分类工作提出更高要求，为解决 2002 版目录与产业发展和监管要求不适应的问题，在全面归纳分析历年发布医疗器械分类界定文件、梳理有效医疗器械注册产品信息，并对国外同类医疗器械产品管理情况进行研究的基础上，为进一步落实《国务院关于改革药品医疗器械审评审批制度的意见》（国发〔2015〕44 号）推进医疗器械分类管理改革的要求，国家总局根据医疗器械分类管理工作部署，决定于 2015 年 7 月启动《医疗器械分类目录》修订工作，优化、调整医疗器械分类目录框架、结构和内容。

通过对 2002 版目录、2012 年发布 6823 等 4 个子目录进一步分析，梳理国外医疗器械分类管理文件，借鉴国际医疗器械分类管理思路，对欧盟、美国、日本等发达国家和地区的分类管理模式、分类目录等内容进一步研究分析，对现有注册产品进行梳理，经多次易稿，形成了《医疗器械分类目录（修订稿）》。《医疗器械分类目录（修订稿）》将 2002 版目录的 265 个产品类别细化扩充为 205 个一级产品类别和 1136 个二级产品类别；在原 1008 个产品名称举例的基础上，扩充到 5641 个典型产品名称举例。目录修订中，对上市时间长，产品成熟度高，专家讨论认为风险可控的产品，提出降低管理类别的建议，共降低 19 个小类产品的管理类别，规范 52 个小类产品管理类别。目前，《医疗器械分类目录（修订稿）》正在全国范围征求意见。

六、我国医疗器械监督管理体制及职责

《医疗器械监督管理条例》明确规定，国务院食品药品监督管理部门负责全国医疗器械监督管理工作，国务院有关部门在各自的职责范围内负责与医疗器械有关的监督管理工作；县级以上地方人民政府食品药品监督管理部门负责本行政区域的医疗器械监督管理工作，县级以上地方人民政府有关部门在各自的职责范围内负责与医疗器械有关的监督管理工作；国务院食品药品监督管理部门应当配合国务院有关部门，贯彻实施国家医疗器械产业规划和政策。

（1）国家食品药品监督管理总局负责起草医疗器械法律法规草案，拟订政策规划，制定部门规章。负责组织制定、公布医疗器械标准、分类管理制度并监督实施。负责制定医疗器械研制、生产、经营、使用质量管理规范并监督实施。负责医疗器

械注册并监督检查。建立医疗器械不良事件监测体系，并开展监测和处置工作。负责制定医疗器械稽查制度并组织实施，组织查处重大违法行为。建立问题产品召回和处置制度并监督实施。

（2）卫生计生主管部门在临床试验、使用单位和使用行为监管、不良反应监测、召回、非营利避孕医疗器械管理、应对突发公共卫生事件研制医疗器械管理等方面承担着相应的职责。

（3）中医药管理部门、民政部门在中医医疗器械、康复辅助器具类医疗器械管理等方面承担着相应职责。

（4）工商部门依法监督检查医疗器械广告和查处违法广告行为。

（5）出入境检验检疫机构依法对进口医疗器械实施检验。

（6）公安部门依法打击医疗器械刑事犯罪行为。

（7）发展改革、环保、工业和信息化、质检等部门分别牵头开展制定和落实医疗器械产业发展规划、淘汰落后产业和产能、产品等工作。

第二章　概念与基础

一、医疗器械

《医疗器械监督管理条例》规定，医疗器械是指直接或者间接用于人体的仪器、设备、器具、体外诊断试剂及校准物、材料以及其他类似或者相关的物品，包括所需要的计算机软件；其效用主要通过物理等方式获得，不是通过药理学、免疫学或者代谢的方式获得，或者虽然有这些方式参与但是只起辅助作用；其目的是：

（1）疾病的诊断、预防、监护、治疗或者缓解。

（2）损伤的诊断、监护、治疗、缓解或者功能补偿。

（3）生理结构或者生理过程的检验、替代、调节或者支持。

（4）生命的支持或者维持。

（5）妊娠控制。

（6）通过对来自人体的样本进行检查，为医疗或者诊断目的提供信息。

例如：

［家庭常用医疗器械］血压计、电子体温表、血糖仪、视力改善器材、电动按摩椅（床）、按摩棒、按摩锤、按摩枕、按摩靠垫、按摩腰带、足浴盆、足底按摩器、按摩浴缸、美容按摩器、家用颈椎腰椎牵引器、理疗仪器、按摩仪、功能椅、功能床，支撑器、氧气袋、助听器等。

［医院常用医疗器械］外伤处置车、手术床、手术灯、监护仪、麻醉机、呼吸机、血液细胞分析仪、酶标仪、洗板机、尿液分析仪、超声仪（彩超、B超等）、X线机、磁共振等。

二、体外诊断试剂

《体外诊断试剂注册管理办法》规定，体外诊断试剂是指按医疗器械管理的体外诊断试剂，包括在疾病的预测、预防、诊断、治疗监测、预后观察和健康状态评价的过程中，用于人体样本体外检测的试剂、试剂盒、校准品、质控品等产品。

可以单独使用，也可以与仪器、器具、设备或者系统组合使用。第一类为样本处理用产品，如溶血剂、稀释液、染色液等；第二类为用于蛋白质检测的试剂、用于糖类检测的试剂、用于激素检测的试剂等；第三类为与致病性病原体抗原、抗体以及核酸等检测相关的试剂，与血型、组织配型相关的试剂，与人类基因检测相关的试剂等。

按照药品管理的用于血源筛查的体外诊断试剂和采用放射性核素标记的体外诊断试剂，不属于医疗器械管理的范围。例如：梅毒螺旋体抗体诊断试剂盒（酶联免疫法）、乙型肝炎病毒表面抗原诊断试剂盒（酶联免疫法）、丙型肝炎病毒抗体诊断试剂盒（酶联免疫法）人类免疫缺陷病毒抗体诊断试剂盒（酶联免疫法）等按药品管理。

三、敷料

"敷料"是与创面直接或间接接触的医疗用品，其用途只与创面发生关系。凡没有其他特定的治疗目的、与患者创面起直接作用（如止血、吸血、吸收渗出液、为创面提供理想的愈合环境）的卫生用品都可归类到敷料。敷料又可进一步细分为：外科敷料、创面接触敷料和包扎固定敷料。

外科敷料包括纱布块、纱布球、腹巾等。外科敷料在手术过程中可临时放入体内或与组织接触起到吸收手术流出液、止血、支撑器官等辅助性作用。

创面接触敷料包括创可贴、疤痕贴、壳聚糖敷料等。创面接触敷料可为创面的愈合提供良好的环境，如起到吸收渗液、促进组织生长、阻菌和抑菌等作用。

包扎、固定敷料包括弹性绷带、三角巾、胶带等。包扎、固定敷料为敷料提供所需的固定力，保证使敷料与创面良好接触。

四、无源医疗器械

《医疗器械分类规则》规定，无源医疗器械是指不依靠电能或者其他能源，但是可以通过由人体或者重力产生的能量，发挥其功能的医疗器械。

五、有源医疗器械

《医疗器械分类规则》规定，有源医疗器械是指任何依靠电能或者其他能源，而不是直接由人体或者重力产生的能量，发挥其功能的医疗器械。

六、侵入器械

《医疗器械分类规则》规定，侵入器械是指借助手术全部或者部分通过体表侵入人体，接触体内组织、血液循环系统、中枢神经系统等部位的医疗器械，包括介入手术中使用的器材、一次性使用无菌手术器械和暂时或短期留在人体内的器械等。本规则中的侵入器械不包括重复使用手术器械。

七、重复使用手术器械

《医疗器械分类规则》规定，重复使用手术器械是指用于手术中进行切、割、钻、锯、抓、刮、钳、抽、夹等过程，不连接任何有源医疗器械，通过一定的处理可以重新使用的无源医疗器械。

八、植入器械

《医疗器械分类规则》规定，植入器械是指借助手术全部或者部分进入人体内或腔道（口）中，或者用于替代人体上皮表面或眼表面，并且在手术过程结束后留在人体内 30 日（含）以上或者被人体吸收的医疗器械。

九、一次性使用无菌医疗器械

《一次性使用无菌医疗器械监督管理办法》（暂行）规定，一次性使用无菌医疗器械（简称无菌器械）是指无菌、无热原、经检验合格，在有效期内一次性直接使用的医疗器械。

无菌器械按《一次性使用无菌医疗器械目录》实施重点监督管理。该目录由国家食品药品监督管理部门公布并调整。例如：一次性使用无菌注射器、一次性使用输液器、一次性使用输血器、一次性使用滴定管式输液器、一次性使用静脉输液针、一次性使用无菌注射针、一次性使用塑料血袋、一次性使用采血器。

十、具有计量测试功能的医疗器械

《医疗器械分类规则》规定，具有计量测试功能的医疗器械是指用于测定生理、病理、解剖参数或者定量测定进出人体的能量或物质的医疗器械，其测量结果需要精确定量，并且该结果的准确性会对患者的健康和安全产生明显影响。

十一、接触人体器械

《医疗器械分类规则》规定，接触人体器械是指直接或间接接触患者或者能够进入患者体内的医疗器械。

十二、试验用医疗器械

《医疗器械临床试验质量管理规范》规定，试验用医疗器械是指临床试验中对其安全性、有效性进行确认或者验证的拟申请注册的医疗器械。

十三、独立软件

《医疗器械分类规则》规定，独立软件是指具有一个或者多个医疗目的，无需医疗器械硬件即可完成自身预期目的，运行于通用计算平台的软件。

十四、源数据

《医疗器械临床试验质量管理规范》规定，源数据是指临床试验中的临床发现、观察和其他活动的原始记录以及其经核准的副本中的所有信息，可以用于临床试验重建和评价。

十五、源文件

《医疗器械临床试验质量管理规范》规定，源文件是指包含源数据的印刷文件、可视文件或者电子文件等。

十六、医疗器械临床试验

《医疗器械临床试验质量管理规范》规定，医疗器械临床试验是指在经资质认定的医疗器械临床试验机构中，对拟申请注册的医疗器械在正常使用条件下的安全性和有效性进行确认或者验证的过程。

十七、伦理委员会

《医疗器械临床试验质量管理规范》规定，伦理委员会是指临床试验机构设置的对医疗器械临床试验项目的科学性和伦理性进行审查的独立的机构。

十八、严重不良事件

《医疗器械临床试验质量管理规范》规定，严重不良事件是指临床试验过程中发生的导致死亡或者健康状况严重恶化，包括致命的疾病或者伤害、身体结构或者身体功能的永久性缺陷，需住院治疗或者延长住院时间，需要进行医疗或者手术介入以避免对身体结构或者身体功能造成永久性缺陷；以及导致胎儿窘迫、胎儿死亡或者先天性异常、先天缺损等事件。

十九、医疗器械注册指定检验

根据《医疗器械注册指定检验工作管理规定》，医疗器械注册指定检验是指医疗器械产品注册检验时，待检产品不在任何一家经资质认定的医疗器械检验机构承检范围内，由相应的食品药品监督管理部门依据注册检验申请人的申请，指定医疗器械检验机构开展注册检验的行为。

二十、预期目的

《医疗器械分类规则》规定，预期目的指产品说明书、标签或者宣传资料载明的，使用医疗器械应当取得的作用。

二十一、使用时限

《医疗器械分类规则》规定使用时限。

（1）连续使用时间：医疗器械按预期目的、不间断的实际作用时间。

（2）暂时：医疗器械预期的连续使用时间在24小时以内。

（3）短期：医疗器械预期的连续使用时间在24小时（含）以上、30日以内。

（4）长期：医疗器械预期的连续使用时间在30日（含）以上。

二十二、医疗器械临床试验

《医疗器械临床试验质量管理规范》规定，医疗器械临床试验是指在经资质认定的医疗器械临床试验机构中，对拟申请注册的医疗器械在正常使用条件下的安全性和有效性进行确认或者验证的过程。

二十三、体外诊断试剂临床试验

《体外诊断试剂注册管理办法》规定，体外诊断试剂临床试验（包括与已上市产品进行的比较研究试验）是指在相应的临床环境中，对体外诊断试剂的临床性能进行的系统性研究。

无须进行临床试验的体外诊断试剂，申请人或者备案人应当通过对涵盖预期用途及干扰因素的临床样本的评估、综合文献资料等非临床试验的方式对体外诊断试剂的临床性能进行评价。申请人或者备案人应当保证评价所用的临床样本具有可追溯性。

二十四、体外诊断试剂临床评价

《体外诊断试剂注册管理办法》规定，体外诊断试剂临床评价是指申请人或者备案人通过临床文献资料、临床经验数据、临床试验等信息对产品是否满足使用要求或者预期用途进行确认的过程。

二十五、医疗器械临床试验机构

《医疗器械临床试验质量管理规范》规定，医疗器械临床试验机构是指经国家食品药品监督管理总局会同国家卫生和计划生育委员会认定的承担医疗器械临床试验的医疗机构。如无特别说明，本规范中"临床试验机构"即指"医疗器械临床试验机构"。

二十六、冷链管理医疗器械

《医疗器械冷链（运输、贮存）管理指南》规定，冷链管理医疗器械是指在运输与贮存过程中需要按照说明书和标签标示要求进行冷藏、冷冻管理的医疗器械。

二十七、医疗器械生产企业分类分级监督管理

《医疗器械生产企业分类分级监督管理规定》规定，分类分级监督管理是指根据医疗器械的风险程度、医疗器械生产企业的质量管理水平，并结合医疗器械不良事件、企业监管信用及产品投诉状况等因素，将医疗器械生产企业分为不同的类别，并按照属地监管原则，实施分级动态管理的活动。

二十八、验证

《医疗器械生产质量管理规范》规定，验证是指通过提供客观证据对规定要求已得到满足的认定。

二十九、确认

《医疗器械生产质量管理规范》规定，确认是指通过提供客观证据对特定的预期用途或者应用要求已得到满足的认定。

三十、关键工序

《医疗器械生产质量管理规范》规定，关键工序是指对产品质量起决定性作用的工序。

三十一、医疗器械经营

《医疗器械经营监督管理办法》规定，医疗器械经营是指以购销的方式提供医疗器械产品的行为，包括采购、验收、贮存、销售、运输、售后服务等。

三十二、医疗器械批发

《医疗器械经营监督管理办法》规定，医疗器械批发是指将医疗器械销售给具有资质的经营企业或者使用单位的医疗器械经营行为。

三十三、医疗器械零售

《医疗器械经营监督管理办法》规定，医疗器械零售是指将医疗器械直接销售给消费者的医疗器械经营行为。

三十四、医疗器械经营分类管理

《医疗器械经营监督管理办法》规定，按照医疗器械风险程度，医疗器械经营实施分类管理。

经营第一类医疗器械不需许可和备案，经营第二类医疗器械实行备案管理，经营第三类医疗器械实行许可管理。

三十五、医疗器械经营企业分类分级监督管理

《医疗器械经营企业分类分级监督管理规定》规定，分类分级监督管理是指食品药品监督管理部门根据医疗器械的风险程度、医疗器械经营企业业态、质量管理水平和遵守法规的情况，结合医疗器械不良事件及产品投诉状况等因素，将医疗器械经营企业分为不同的类别，并按照属地监管的原则，实施分级动态管理的活动。

三十六、医疗器械使用单位

《医疗器械监督管理条例》规定，医疗器械使用单位是指使用医疗器械为他人提供医疗等技术服务的机构，包括取得医疗机构执业许可证的医疗机构，取得计划生育技术服务机构执业许可证的计划生育技术服务机构以及依法不需要取得医疗机构执业许可证的血站、单采血浆站、康复辅助器具适配机构等。

三十七、医疗器械质量监督抽查检验

是指由食品药品监督管理部门依法定程序抽取、确认样品，并指定具有资质的医疗器械检验机构进行标准符合性检验，根据抽验结果进行公告和监督管理的活动。

三十八、复验与复检

在医疗器械监督管理工作中，现在所称的复检就是过去的复验概念。以 2014 年 6 月 1 日为界限，此前称作复验，现称作复检。

概念 复检（复验）系指在医疗器械质量监督抽查检验过程中，当事人对检验结论有异议的，可以自收到检验报告之日起 7 个工作日内向具有相应资质的医疗器械检验机构提出复检（复验）申请，复检（复验）机构接受复检（复验）申请后，通知原承检机构及时将样品及产品注册标准寄、送复检机构，按照原监督抽验工作方案进行的再一次检验过程，复检机构出具的复检（复验）结论为最终检验结论。这个过程称为复检（复验）。

过程 2000 年 4 月 1 日起施行的《医疗器械监督管理条例》对复验、复检均未规定。2006 年 9 月 7 日印发的《国家医疗器械质量监督抽验管理规定（试行）》明确，被抽样单位或标示生产单位对检验结果有异议的，可以自收到检验报告之日起 7 个工作日内向承检机构提出复验申请，逾期视为认可该检验结果，承检机构将不再受理。

2013 年 10 月 11 日，国家食品药品监督管理总局组织修订了《医疗器械质量监督抽查检验管理规定》，该规定第二十三条明确，被抽样单位或标示生产企业（以下称申请人）对检验结果有异议的，可以自收到检验报告之日起 7 个工作日内向具有相应资质的医疗器械检验机构提出复验申请，检验机构无正当理由不得推诿。逾期视为申请人认可该检验结果，检验机构将不再受理复验申请。

2014 年 6 月 1 日起施行的《医疗器械监督管理条例》（国务院令第 650 号）第五十七条明确，当事人对检验结论有异议的，可以自收到检验结论之日起 7 个工作日内选择有资质的医疗器械检验机构进行复检。承担复检工作的医疗器械检验机构应当在国务院食品药品监督管理部门规定的时间内做出复检结论。复检结论为最终检验结论。

目前，医疗器械的复检工作仍按照《医疗器械质量监督抽查检验管理规定》（食药监械监〔2013〕212 号）执行。

三十九、不良事件

《医疗器械不良事件监测和再评价管理办法（试行）》规定，医疗器械不良事件是指获准上市的质量合格的医疗器械在正常使用情况下发生的，导致或者可能导致人体伤害的各种有害事件。《医疗器械临床试验质量管理规范》规定，不良事件是指在临床试验过程中出现的不利的医学事件，无论是否与试验用医疗器械相关。

四十、器械缺陷

《医疗器械召回管理办法（试行）》规定，缺陷是指医疗器械在正常使用情况下存在可能危及人体健康和生命安全的不合理的风险。《医疗器械临床试验质量管理规范》规定，器械缺陷是指临床试验过程中医疗器械在正常使用情况下存在可能危及人体健康和生命安全的不合理风险，如标签错误、质量问题、故障等。

四十一、医疗器械召回

《医疗器械召回管理办法》规定，医疗器械召回是指医疗器械生产企业按照规定的程序对其已上市销售的某一类别、型号或者批次的存在缺陷的医疗器械产品，采取警示、检查、修理、重新标签、修改并完善说明书、软件更新、替换、收回、销毁等方式进行处理的行为。

四十二、医疗器械不良事件监测

《医疗器械不良事件监测和再评价管理办法（试行）》规定，医疗器械不良事件监测是指对医疗器械不良事件的发现、报告、评价和控制的过程。

四十三、医疗器械再评价

《医疗器械不良事件监测和再评价管理办法（试行）》规定，医疗器械再评价是指对获准上市的医疗器械的安全性、有效性进行重新评价，并实施相应措施的过程。

四十四、严重伤害

《医疗器械不良事件监测和再评价管理办法（试行）》规定，严重伤害是指有下列情况之一者：

（1）危及生命。

（2）导致机体功能的永久性伤害或者机体结构的永久性损伤。

（3）必须采取医疗措施才能避免上述永久性伤害或者损伤。

四十五、关联性评价

《医疗器械不良事件监测工作指南（试行）》规定，关联性评价是指可疑不良事件与涉及医疗器械之间的关联性做出初步分析评价。

四十六、食品药品投诉举报

《食品药品投诉举报管理办法》规定，食品药品投诉举报是指公民、法人或者其他组织向各级食品药品监督管理部门反映生产者、经营者等主体在食品（含食品添加剂）生产、经营环节中有关食品安全方面，药品、医疗器械、化妆品研制、生产、经营、使用等环节中有关产品质量安全方面存在的涉嫌违法行为。

四十七、药品医疗器械飞行检查

《药品医疗器械飞行检查办法》规定，药品医疗器械飞行检查，是指食品药品监督管理部门针对药品和医疗器械研制、生产、经营、使用等环节开展的不预先告知的监督检查。

四十八、医疗器械广告批准文号格式

《医疗器械广告审查办法》规定，医疗器械广告批准文号为"×医械广审（视）第 0000000000 号""×医械广审（声）第 0000000000 号""×医械广审（文）第 0000000000 号"。其中"×"为各省、自治区、直辖市的简称；"0"由 10 位数字组成，前 6 位代表审查的年月，后 4 位代表广告批准的序号。"视""声""文"代表用于广告媒介形式的分类代号。

四十九、双随机、一公开制度

双随机、一公开制度是指在食品药品安全事中事后监管中，随机抽取检查对象、随机选取检查人员、抽取情况及查处结果及时向社会公开的随机抽查制度。

为加快转变政府职能，进一步推进简政放权、放管结合、优化服务的部署和要求，创新政府管理方式，规范市场执法行为，切实解决当前一些领域存在的检查任性和执法扰民、执法不公、执法不严等问题，营造公平竞争的发展环境，推动大众创业、万众创新，2015 年 7 月 29 日，国务院办公厅下发《关于推广随机抽查规范事中事后监管的通知》（国办发〔2015〕58 号），规范事中事后监管。2016 年 11 月 18 日，食品药品监管总局下发《关于进一步做好食品药品安全随机抽查加强事中事后监管的通知》，规定适用范围：随机抽查主要适用于对食品、药品、医疗器械、化妆品生产经营者的事中事后监管事项。上述产品注册以及生产经营许可等事项不适用随机抽查。

五十、行政许可

《行政许可法》规定，行政许可是指行政机关根据公民、法人或者其他组织的申请，经依法审查，准予其从事特定活动的行为。

五十一、行政处罚的种类

《行政处罚法》规定，行政处罚的种类：警告，罚款，没收违法所得、没收非法财物，责令停产停业，暂扣或者吊销许可证，暂扣或者吊销执照，行政拘留，法律、行政法规规定的其他行政处罚。

五十二、行政强制

《行政强制法》规定行政强制包括行政强制措施和行政强制执行。

五十三、行政强制措施

行政机关在行政管理过程中，为制止违法行为，防止证据损毁，避免危害发生、控制危险扩大等情形，依法对公民的人身自由实施暂时性限制，或者对公民、法人或者其他组织的财物实施暂时性控制的行为。

五十四、行政强制执行

行政机关或者行政机关申请人民法院，对不履行行政决定的公民、法人或者其他组织，依法强制履行义务的行为。

五十五、政府信息

《中华人民共和国政府信息公开条例》规定，政府信息是指行政机关在履行职责过程中制作或者获取的，以一定形式记录、保存的信息。

重点法规解读篇

第三章 注册管理规定及解析

一、概述

医疗器械上市许可是医疗器械监督管理工作的重要组成部分。医疗器械审评审批是确保医疗器械安全有效的重要步骤，受到了世界各国政府的普遍重视。

1996年9月6日原国家医药局以第16号局长令的形式发布了《医疗器械产品注册管理办法》。该办法共17条，明确了医疗器械产品的定义，划分了分级管理的责任主体，规定了医疗器械注册的形式、程序、时限，设定了初步的处罚原则和与之相关的配套文件。

2000年4月《医疗器械监督管理条例》（以下称《条例》）正式颁布实施，为配合《条例》的贯彻落实，原国家药品监督管理局出台了《医疗器械注册管理办法》，全文共6章31条，初步建立了以《医疗器械监督管理条例》为核心，配套规章为基础，医疗器械产品注册制度为支撑的法规体系及相应的管理体系。

2003年8月27日，《中华人民共和国行政许可法》颁布，2004年7月1日正式实施。同时，随着我国改革开放政策的推进，市场经济得到了快速发展，医疗器械行业作为朝阳产业也呈现了良好的发展势头。我国2001年入世后所带来的进口关税下降和国内巨大的医疗器械市场需求，大批的境外医疗器械厂商被吸引，申请进口医疗器械注册的数量快速增加。为适应新的法规要求和注册需要，依据《中华人民共和国行政许可法》，2004年8月9日国家食品药品监督管理局再次以第16号局长令的形式发布了第三版《医疗器械注册管理办法》，全文共9章56条，附带12个附件。取消了以往境内医疗器械产品分段注册的方式，提出了注册证在有效期内产品类别发生调整或有实质性改变时申请变更重新注册等要求。

2002年10月1日以前，除特定诊断器械专用的体外诊断试剂（"随机专用体外诊断试剂"）按医疗器械管理外，其他各种体外诊断试剂均按照药品管理。原国家药品监督管理局于2001年7月印发了《关于规范体外诊断试剂管理的意见的通知》（国药监办〔2001〕357号），明确了国家药品监督管理局有关司室在体外诊断试剂管理工作中的职责分工及体外诊断试剂品种归属管理的原则。经过一年多的实践表明，其管理模式不适应当前我国体外诊断试剂管理的实际情况，于是2002年9月17日发布《关于体外诊断试剂实施分类管理的公告》（国药监办〔2002〕324号），对体外诊断试剂的分类进行调整，将体外生物诊断试剂按药品进行管理，体外化学及生化诊断试剂等其他类别的诊断试剂均按医疗器械进行管理。由于324号公告存在上市前审批、批准后进入市场和企业管理等方面的问题，参考国际对体外诊断试剂的管理经验，国家食品药品监督管理局于2007年4月19日印发了《体外诊断试剂注册管理办法（试行）》，将除国家法定用于血源筛查和采用放射性核素标记之外的体外诊断试剂，统一划归为医疗器械管理。

近年来，我国医疗器械产业高速增长，截至2013年，全国医疗器械生产企业已达15961家，有效医疗器械注册证书数量共计70304个。随着医疗器械产业的快速发展，医疗器械的安全性、有效性越来越受到国内外的广泛关注，医疗器械监管工作也面临着许多新的机遇和挑战。在总结多年来实践经验的基础上，吸收和借鉴国内外成熟做法，2014年3月7日国务院令第650号发布了新修订的《医疗器械监督管理条例》（以下简称《条例》），自2014年6月1日起施行。《条例》共8章80条，体现了风险管理、全程治理、社会共治、责任治理、效能治理的基本原则，完善了分类管理、产品和生产经营企业注册备案、使用环节监管、上市后管理等制度，健全了有奖举报、信息公开、部门协同等机制。

二、医疗器械注册管理

（一）综述

2014年6月1日起，新修订的《医疗器械监督管理条例》（以下简称《条例》）正式实施，这之后与《条例》配套的规范性文件相继修订发布：《关于贯彻实施〈医疗器械监督管理条例〉有关事项的公告》《关于公布医疗器械注册申报资料要求和批准证明文件格式的公告》《关于第一类医疗器械备案有关事项的公告》等。为提升医疗器械注册审查质量，统一和规范各省地级食品药品监管部门的注册审查尺度，总局还制定发布了《医疗器械临床评价技术指导原则》《医疗器械软件注册技术审查指导原则》《质子/碳离子治疗系统注册技术审查指导原则》等多项注册技术审查指导原则。

医疗器械注册是一项行政许可制度，是食品药品监督管理部门根据医疗器械注册申请人的申请，依照法定程序，对其拟上市医疗器械的安全性、有效性研究及其结果进行系统评价，以决定是否同意其申请的过程。医疗器械备案是医疗器械备案人向食品药品监督管理部门提交备案资料，食品药品监督管理部门对提交的备案资料存档备查。

国家对第一类医疗器械实施备案管理，减少了行政许可项目。许可事项变更仅需提交变化部分对产品安全、有效影响的证明材料。延续注册仅针对没有变化产品到期注册。第二类、第三类医疗器械实行产品注册管理。

境内第一类医疗器械备案，备案人向设区的市级食品药品监督管理部门提交备案资料。境内第二类医疗器械由省、自治区、直辖市食品药品监督管理部门审查，批准后发给医疗器械注册证。境内第三类医疗器械由国家总局审查，批准后发给医疗器械注册证。

进口第一类医疗器械备案，备案人向国家总局提交备案资料。进口第二类、第三类医疗器械由国家总局审查，批准后发给医疗器械注册证。香港、澳门、台湾地区医疗器械的注册、备案，参照进口医疗器械办理。

医疗器械注册与备案原则上以产品的技术原理、结构组成、性能指标和使用范围为划分依据，应当遵循公开、公正、公平的原则。

（二）申请注册或者办理备案的基本要求

医疗器械注册人、备案人以自己名义把产品推向市场，对产品负法律责任。国家鼓励医疗器械的研究与创新，对创新医疗器械实行特别审批，促进医疗器械新技术的推广与应用，推动医疗器械产业的发展。

医疗器械注册申请人和备案人应当建立与产品研制、生产有关的质量管理体系，并保持有效运行。按照创新医疗器械特别审批程序审批的境内医疗器械申请注册时，样品委托其他企业生产的，应当委托具有相应生产范围的医疗器械生产企业；不属于按照创新医疗器械特别审批程序审批的境内医疗器械申请注册时，样品不得委托其他企业生产。

申请人或者备案人申请注册或者办理备案，应当遵循医疗器械安全有效基本要求，保证研制过程规范，所有数据真实、完整和可溯源。申请人、备案人对资料的真实性负责。

申请注册或者办理备案的进口医疗器械，应当在申请人或者备案人注册地或者生产地址所在国家（地区）已获准上市销售。申请人或者备案人注册地或者生产地址所在国家（地区）未将该产品作为医疗器械管理的，申请人或者备案人需提供相关证明文件，包括注册地或者生产地址所在国家（地区）准许该产品上市销售的证明文件。

境外申请人或者备案人应当通过其在中国境内设立的代表机构或者指定中国境内的企业法人作为代理人，配合境外申请人或者备案人开展相关工作。代理人除办理医疗器械注册或者备案事宜外，还应当承担以下责任：一是与相应食品药品监督管理部门、境外申请人或者备案人的联络；二是向申请人或者备案人如实、准确传达相关的法规和技术要求；三是收集上市后医疗器械不良事件信息并反馈境外注册人或者备案人，同时向相应的食品药品监督管理部门报告；四是协调医疗器械上市后的产品召回工作，并向相应的食品药品监督管理部门报告；五是其他涉及产品质量和售后服务的连带责任。

（三）第一类医疗器械产品备案

对第一类医疗器械备案管理，是基于产品风险的考虑设置的行政监管手段。备案人向行政机关报送资料，行政机关对备案资料进行形式审查，发给备案人备案凭证，并公布备案信息。通过备案存档收集信息并开展后续监督检查，对不合乎法规要求的，责成企业及时纠正或采取行政处罚等行政行为。

实行备案的医疗器械为第一类医疗器械产品目录和相应体外诊断试剂分类子目录中的第一类医疗器械或经分类界定属于第一类医疗器械产品。

办理医疗器械备案，备案人应当按照相关要求提交备案资料，并对备案资料的真实性、完整性、合规性负责。办理第一类医疗器械备案需提交安全风险分析报告、产品技术要求、产品检验报告、临床评价资料、产品说明书及最小销售单元标签设计样稿、生产制造信息、证明性文件、符合性声明等资料。

备案资料符合要求的，食品药品监督管理部门应当当场予以备案。备案资料不齐全或者不符合规定形式的，应当一次告知需要补正的全部内容。对不予备案的，应当告知备案人并说明理由。

对予以备案的医疗器械，食品药品监督管理部门应当按照相关要求的格式制作备案凭证，并将备案信息表中登载的信息在其网站上予以公布。

已备案的医疗器械，备案信息表中登载内容及备案的产品技术要求发生变化，备案人应当提交变化情况的说明及相关证明文件，向原备案部门提出变更备案信息。食品药品监督管理部门对备案资料符合形式要求的，应在变更情况栏中写明变化情况，将备案资料存档。

第一类医疗器械备案号的编排方式为：

×1械备 ×××2×××3号。其中：×1为备案部门所在地的简称：进口第一类医疗器械为"国"字；境内第一类医疗器械为备案部门所在的省、自治区、直辖市简称加所在设区的市级行政区域的简称（无相应设区的市级行政区域时，仅为省、自治区、直辖市的简称）；×××2为备案年份；×××3为备案流水号。

（四）医疗器械（不包含体外诊断试剂）注册

1.申报材料

申请医疗器械注册需提交申请表、证明性文件、医疗器械安全有效基本要求清单、综述资料、研究资料、生产制造信息、临床评价资料、产品风险分析资料、产品技术要求、产品注册检验报告、说明书和标签样稿、符合性声明等资料。

申请人应当编制拟注册医疗器械的产品技术要求，由食品药品监督管理部门在批准注册时予以核准。产品技术要求主要包括医疗器械成品的性能指标和检验方法，其中性能指标是指可进行客观判定的成品的功能性、安全性指标以及与质量控制相关的其他指标。在中国上市的医疗器械应当符合经注册核准的产品技术要求。

申请医疗器械注册，应当进行注册检验。医疗器械检验机构应当依据产品技术要求对相关产品进行注册检验。注册检验样品的生产应当符合医疗器械质量管理体系的相关要求，注册检验合格的方可进行临床试验或者申请注册。申请注册检验，申请人应当向检验机构提供注册检验所需要的有关技术资料、注册检验用样品及产品技术要求。医疗器械检验机构应当具有医疗器械检验资质，在其承检范围内进行检验，并对申请人提交的产品技术要求进行预评价。预评价意见随注册检验报告一同出具给申请人。同一注册单元内所检验的产品应当能够代表本注册单元内其他产品的安全性和有效性。

医疗器械临床评价是指申请人或者备案人通过临床文献资料、临床经验数据、临床试验等信息对产品是否满足使用要求或者适用范围进行确认的过程。临床评价资料是指申请人或者备案人进行临床评价所形成的文件。需要进行临床试验的，提交的临床评价资料应包括临床试验方案和临床试验报告。

2. 申报流程

申请医疗器械注册，申请人应当按照相关要求向食品药品监督管理部门报送申报资料。食品药品监督管理部门收到申请后对申报资料进行形式审查，并根据下列情况分别做出处理：一是申请事项属于本部门职权范围，申报资料齐全、符合形式审查要求的，予以受理；二是申报资料存在可以当场更正的错误的，应当允许申请人当场更正；三是申报资料不齐全或者不符合形式审查要求的，应当在 5 个工作日内一次告知申请人需要补正的全部内容，逾期不告知的，自收到申报资料之日起即为受理；四是申请事项不属于本部门职权范围的，应当即时告知申请人不予受理。食品药品监督管理部门受理或者不予受理医疗器械注册申请，应当出具加盖本部门专用印章并注明日期的受理或者不予受理的通知书。

受理注册申请的食品药品监督管理部门应当自受理之日起 3 个工作日内将申报资料转交技术审评机构。技术审评机构应当在 60 个工作日内完成第二类医疗器械注册的技术审评工作，在 90 个工作日内完成第三类医疗器械注册的技术审评工作。需要外聘专家审评、药械组合产品需与药品审评机构联合审评的，所需时间不计算在内，技术审评机构应当将所需时间书面告知申请人。

食品药品监督管理部门在组织产品技术审评时可以调阅原始研究资料，并组织对申请人进行与产品研制、生产有关的质量管理体系核查。境内第二类、第三类医疗器械注册质量管理体系核查，由省、自治区、直辖市食品药品监督管理部门开展，其中境内第三类医疗器械注册质量管理体系核查，由国家食品药品监督管理总局技术审评机构通知相应省、自治区、直辖市食品药品监督管理部门开展核查，必要时参与核查。省、自治区、直辖市食品药品监督管理部门应当在30个工作日内根据相关要求完成体系核查。国家食品药品监督管理总局技术审评机构在对进口第二类、第三类医疗器械开展技术审评时，认为有必要进行质量管理体系核查的，通知国家食品药品监督管理总局质量管理体系检查技术机构根据相关要求开展核查，必要时技术审评机构参与核查。

技术审评过程中需要申请人补正资料的，技术审评机构应当一次告知需要补正的全部内容。申请人应当在1年内按照补正通知的要求一次提供补充资料；技术审评机构应当自收到补充资料之日起60个工作日内完成技术审评。申请人补充资料的时间不计算在审评时限内。申请人对补正资料通知内容有异议的，可以向相应的技术审评机构提出书面意见，说明理由并提供相应的技术支持资料。申请人逾期未提交补充资料的，由技术审评机构终止技术审评，提出不予注册的建议，由食品药品监督管理部门核准后做出不予注册的决定。

受理注册申请的食品药品监督管理部门应当在技术审评结束后20个工作日内做出决定。对符合安全、有效要求的，准予注册，自做出审批决定之日起10个工作日内发给医疗器械注册证，经过核准的产品技术要求以附件形式发给申请人。对不予注册的，应当书面说明理由，并同时告知申请人享有申请复审和依法申请行政复议或者提起行政诉讼的权利。

3. 医疗器械注册证

医疗器械注册证格式由国家食品药品监督管理总局统一制定。注册证编号的编排方式为：×1械注 ×2×××3×4××5×××6。其中：×1为注册审批部门所在地的简称：境内第三类医疗器械、进口第二类、第三类医疗器械为"国"字；境内第二类医疗器械为注册审批部门所在地省、自治区、直辖市简称；×2为注册形式："准"字适用于境内医疗器械；"进"字适用于进口医疗器械；"许"字适用于香港、澳门、台湾地区的医疗器械；×××3为首次注册年份；×4为产品管理类别；××5为产品分类编码；×××6为首次注册流水号。延续注册的，×××3和××××6数字不变。产品管理类别调整的，应当重新编号。医疗器械注册证有效期为5年。

（五）体外诊断试剂注册管理

1. 申报材料

体外诊断试剂产品研制包括：主要原材料的选择、制备，产品生产工艺的确定，产品技术要求的拟订，产品稳定性研究，阳性判断值或者参考区间确定，产品分析性能评估，临床评价等相关工作。申请人或者备案人可以参考相关技术指导原则进行产品研制，也可以采用不同的实验方法或者技术手段，但应当说明其合理性。

申请人应当在原材料质量和生产工艺稳定的前提下，根据产品研制、临床评价等结果，依据国家标准、行业标准及有关文献资料，拟订产品技术要求。产品技术要求主要包括体外诊断试剂成品的性能指标和检验方法，其中性能指标是指可进行客观判定的成品的功能性、安全性指标以及与质量控制相关的其他指标。第三类体外诊断试剂的产品技术要求中应当以附录形式明确主要原材料、生产工艺及半成品要求。体外诊断试剂的产品技术要求由食品药品监督管理部门在批准注册时予以核准。在中国上市的体外诊断试剂应当符合经注册核准或者备案的产品技术要求。

申请体外诊断试剂注册，应当进行注册检验；第三类产品应当进行连续 3 个生产批次样品的注册检验。医疗器械检验机构应当依据产品技术要求对相关产品进行检验。注册检验样品的生产应当符合医疗器械质量管理体系的相关要求，注册检验合格的方可进行临床试验或者申请注册。申请注册检验，申请人应当向检验机构提供注册检验所需要的有关技术资料、注册检验用样品、产品技术要求及标准品或者参考品。境内申请人的注册检验用样品由食品药品监督管理部门抽取。有国家标准品、参考品的产品应当使用国家标准品、参考品进行注册检验。中国食品药品检定研究院负责组织国家标准品、参考品的制备和标定工作。医疗器械检验机构应当具有医疗器械检验资质、在其承检范围内进行检验，并对申请人提交的产品技术要求进行预评价。预评价意见随注册检验报告一同出具给申请人。同一注册申请包括不同包装规格时，可以只进行一种包装规格产品的注册检验。

体外诊断试剂临床评价是指申请人通过临床文献资料、临床经验数据、临床试验等信息对产品是否满足使用要求或者预期用途进行确认的过程。临床评价资料是指申请人进行临床评价所形成的文件。体外诊断试剂临床试验（包括与已上市产品进行的比较研究试验）是指在相应的临床环境中，对体外诊断试剂的临床性能进行的系统性研究。无须进行临床试验的体外诊断试剂，申请人应当通过对涵盖预期用途及干扰因素的临床样本的评估、综合文献资料等非临床试验的方式对体外诊断试剂的临床性能进行评价。申请人应当保证评价所用的临床样本具有可追溯性。

2. 申报流程

申请体外诊断试剂注册，同医疗器械（不包含体外诊断试剂）注册流程。

3. 体外诊断试剂注册证

医疗器械注册证格式由国家食品药品监督管理总局统一制定。注册证编号的编排方式为：×1 械注 ×2×××3×4××5×××6。其中：×1 为注册审批部门所在地的简称：境内第三类体外诊断试剂、进口第二类、第三类体外诊断试剂为"国"字；境内第二类体外诊断试剂为注册审批部门所在地省、自治区、直辖市简称；×2 为注册形式："准"字适用于境内体外诊断试剂；"进"字适用于进口体外诊断试剂；"许"字适用于香港、澳门、台湾地区的体外诊断试剂；×××3 为首次注册年份；×4 为产品管理类别；××5 为产品分类编码；×××6 为首次注册流水号。延续注册的，×××3 和×××6 数字不变。产品管理类别调整的，应当重新编号。体外诊断试剂注册证有效期为 5 年。

三、医疗器械分类管理

（一）医疗器械

为规范医疗器械分类，指导制定医疗器械分类目录和确定新的医疗器械的管理类别，根据《医疗器械监督管理条例》，2015 年 6 月 3 日，国家食品药品监督管理总局局务会议审议通过《医疗器械分类规则》，2015 年 7 月 14 日公布，自 2016 年 1 月 1 日起施行。

医疗器械按照风险程度由低到高，管理类别依次分为第一类、第二类和第三类。医疗器械风险程度，应当根据医疗器械的预期目的，通过结构特征、使用形式、使用状态、是否接触人体等因素综合判定。

依据影响医疗器械风险程度的因素，医疗器械可以分为以下几种情形：一是根据结构特征的不同，分为无源医疗器械和有源医疗器械。二是根据是否接触人体，分为接触人体器械和非接触人体器械。三是根据不同的结构特征和是否接触人体，医疗器械的使用形式包括：①无源接触人体器械。液体输送器械、改变血液体液器械、医用敷料、侵入器械、重复使用手术器械、植入器械、避孕和计划生育器械、其他无源接触人体器械。②无源非接触人体器械。护理器械、医疗器械清洗消毒器械、其他无源非接触人体器械。③有源接触人体器械。能量治疗器械、诊断监护器械、液体输送器械、电离辐射器械、植入器械、其他有源接触人体器械。④有源非接触人体器械。临床检验仪器设备、独立软件、医疗器械消毒灭菌设备、其他有源非接触人体器械。

根据不同的结构特征、是否接触人体以及使用形式，医疗器械的使用状态或者其产生的影响包括以下情形：①无源接触人体器械。根据使用时限分为暂时使用、短期使用、长期使用；接触人体的部位分为皮肤或腔道（口）、创伤或组织、血液循环系统或中枢神经系统。②无源非接触人体器械。根据对医疗效果的影响程度分为基本不影响、轻微影响、重要影响。③有源接触人体器械。根据失控后可能造成的损伤程度分为轻微损伤、中度损伤、严重损伤。④有源非接触人体器械。根据对医疗效果的影响程度分为基本不影响、轻微影响、重要影响。

医疗器械的分类应当根据医疗器械分类判定表进行分类判定。有以下情形的，还应当结合下述原则进行分类：一是如果同一医疗器械适用两个或者两个以上的分类，应当采取其中风险程度最高的分类；由多个医疗器械组成的医疗器械包，其分类应当与包内风险程度最高的医疗器械一致。二是可作为附件的医疗器械，其分类应当综合考虑该附件对配套主体医疗器械安全性、有效性的影响；如果附件对配套主体医疗器械有重要影响，附件的分类应不低于配套主体医疗器械的分类。三是监控或者影响医疗器械主要功能的医疗器械，其分类应当与被监控、影响的医疗器械的分类一致。四是以医疗器械作用为主的药械组合产品，按照第三类医疗器械管理。五是可被人体吸收的医疗器械，按照第三类医疗器械管理。六是对医疗效果有重要影响的有源接触人体器械，按照第三类医疗器械管理。七是医用敷料如果有以下情形，按照第三类医疗器械管理，包括：预期具有防组织或器官粘连功能，作为人工皮肤，接触真皮深层或其以下组织受损的创面，用于慢性创面，或者可被人体全部或部分吸收的。八是以无菌形式提供的医疗器械，其分类应不低于第二类。九是通过牵拉、撑开、扭转、压握、弯曲等作用方式，主动施加持续作用力于人体、可动态调整肢体固定位置的矫形器械（不包括仅具有固定、支撑作用的医疗器械，也不包括配合外科手术中进行临时矫形的医疗器械或者外科手术后或其他治疗中进行四肢矫形的医疗器械），其分类应不低于第二类。十是具有计量测试功能的医疗器械，其分类应不低于第二类。十一是如果医疗器械的预期目的是明确用于某种疾病的治疗，其分类应不低于第二类。十二是用于在内镜下完成夹取、切割组织或者取石等手术操作的无源重复使用手术器械，按照第二类医疗器械管理。

国家总局根据医疗器械生产、经营、使用情况，及时对医疗器械的风险变化进行分析、评价，对医疗器械分类目录进行调整；可以组织医疗器械分类专家委员会制定、调整医疗器械分类目录。

（二）体外诊断试剂

依据《体外诊断试剂注册管理办法》（国家食品药品监督管理总局令第 5 号）和

《体外诊断试剂注册管理办法修正案》（国家食品药品监督管理总局令第30号），按照产品风险程度由低到高，体外诊断试剂分为第一类、第二类、第三类产品。

1. 第一类产品

（1）微生物培养基（不用于微生物鉴别和药敏试验）。

（2）样本处理用产品，如溶血剂、稀释液、染色液等。

2. 第二类产品

除已明确为第一类、第三类的产品，其他为第二类产品，主要包括：

（1）用于蛋白质检测的试剂。

（2）用于糖类检测的试剂。

（3）用于激素检测的试剂。

（4）用于酶类检测的试剂。

（5）用于酯类检测的试剂。

（6）用于维生素检测的试剂。

（7）用于无机离子检测的试剂。

（8）用于药物及药物代谢物检测的试剂。

（9）用于自身抗体检测的试剂。

（10）用于微生物鉴别或者药敏试验的试剂。

（11）用于其他生理、生化或者免疫功能指标检测的试剂。

第二类产品如用于肿瘤的诊断、辅助诊断、治疗过程的监测，或者用于遗传性疾病的诊断、辅助诊断等，按第三类产品注册管理。用于药物及药物代谢物检测的试剂，如该药物属于麻醉药品、精神药品或者医疗用毒性药品范围的，按第三类产品注册管理。

3. 第三类产品

（1）与致病性病原体抗原、抗体以及核酸等检测相关的试剂。

（2）与血型、组织配型相关的试剂。

（3）与人类基因检测相关的试剂。

（4）与遗传性疾病相关的试剂。

（5）与麻醉药品、精神药品、医疗用毒性药品检测相关的试剂。

（6）与治疗药物作用靶点检测相关的试剂。

（7）与肿瘤标志物检测相关的试剂。

（8）与变态反应（过敏原）相关的试剂。

校准品、质控品可以与配合使用的体外诊断试剂合并申请注册，也可以单独申请注册。与第一类体外诊断试剂配合使用的校准品、质控品，按第二类产品进行注册；与第二类、第三类体外诊断试剂配合使用的校准品、质控品单独申请注册时，按与试剂相同的类别进行注册；多项校准品、质控品，按其中的高类别进行注册。

体外诊断试剂分类规则，用于指导体外诊断试剂分类目录的制定和调整，以及确定新的体外诊断试剂的管理类别。国家食品药品监督管理总局可以根据体外诊断试剂的风险变化，对分类规则进行调整。对新研制的尚未列入体外诊断试剂分类目录的体外诊断试剂，申请人可以直接申请第三类体外诊断试剂产品注册，也可以依据分类规则判断产品类别向国家总局申请类别确认后，申请产品注册或者办理产品备案。直接申请第三类体外诊断试剂注册的，国家总局按照风险程度确定类别。境内体外诊断试剂确定为第二类的，国家总局将申报资料转申请人所在地省、自治区、直辖市食品药品监督管理部门审评审批；境内体外诊断试剂确定为第一类的，国家总局将申报资料转申请人所在地设区的市级食品药品监督管理部门备案。

（三）分类界定

1. 分类界定依据

按照《国家食品药品监督管理局办公室关于进一步做好医疗器械产品分类界定工作的通知》（食药监办械〔2013〕36号），为完善和规范医疗器械产品分类界定工作程序，提高分类界定工作的质量和效率，根据国家总局医疗器械标准管理中心的职能和工作需要，由国家总局医疗器械标准管理中心在中国食品药品检定研究院二级网站建立了医疗器械分类界定信息系统（以下简称分类信息系统），将利用信息化手段，对企业不能自行判断产品类别、需要申请类别确认的医疗器械产品，实行网上申报、审查和结果反馈。

2. 分类界定流程

省级食品药品监督管理部门负责对辖区内生产企业的产品分类界定申请进行初审，确定类别或提出预分类界定意见。对经审查可以明确产品类别的，直接在分类信息系统告知申请企业分类界定结果。对不能确定类别的，应提出预分类意见，通过分类信息系统将相关资料提交至国家总局医疗器械标准管理中心，并将相关材料寄送至国家总局医疗器械标准管理中心。

国家总局医疗器械标准管理中心负责对境外及港、澳、台产品的分类界定申请和省级食品药品监督管理部门的预分类界定意见组织研究，确定类别或提出分类界定意见。对经审查可以明确产品类别的，直接在分类信息系统告知申请企业分类界定结果。对于新出现的产品，应将分类界定的技术意见报国家局医疗器械监管司审核，通过分类界定文件等形式予以公布。各省级食品药品监督管理部门和申请企业可登录分类信息系统查看分类申请状态和结果。

3. 分类界定申请

分类界定申请实行网上提交。申请企业应通过分类信息系统提出分类申请，具体流程如下。

（1）申请方式　申请企业通过中国食品药品检定研究院网站进入"医疗器械标准管理研究所医疗器械分类界定信息系统"页面，点击进入"医疗器械分类界定信息系统"，注册后填写《分类界定申请表》，并上传其他申请材料。

在线打印《分类界定申请表》，连同其他申请材料（应与网上上传的资料完全相同）加盖申请企业骑缝章，邮寄送至相关单位。境内产品的相关材料寄至申请企业所在地的省级食品药品监督管理部门，境外及港、澳、台产品的相关材料寄至国家总局医疗器械标准管理中心。

（2）申请材料要求

①分类界定申请表。

②产品照片和（或）产品结构图。

③产品标准和编制说明（如有）。

④境外上市证明材料（如是进口产品）。

⑤其他与产品分类界定有关的材料。

所有申请材料应为中文本。

（3）申请状态和结果查询　申请企业登陆"医疗器械分类界定信息系统"，点击"查询"界面下的"当前状态"，即可查询申请状态和结果。

四、临床试验质量管理规范

（一）临床试验备案

依据国家总局关于医疗器械临床试验备案有关事宜的公告（2015年第87号），开展医疗器械临床试验应当备案。

开展医疗器械临床试验，申办者应当在试验项目经伦理审查通过并与临床试验机构签订协议或合同后，填写《医疗器械临床试验备案表》，提交备案表中列出的相关材料，其中境内医疗器械向申办者所在地省级食品药品监督管理部门备案，进口医疗器械向代理人所在地省级食品药品监督管理部门备案。

申办者完成临床试验备案后，对试验项目起止日期有变化的，应当于变化后10

个工作日内告知原备案管理部门并留有信息变更的记录。

接受备案的省级食品药品监督管理部门，对《医疗器械临床试验备案表》填写完整且提交材料齐全的，应当当场备案。备案号编排方式为：×1械临备×××2××××3，其中×1为备案部门所在地简称，×××2为年份，×××3为流水号。

接受备案的省级食品药品监督管理部门，应当在10个工作日内将备案信息通报临床试验机构所在地的同级食品药品监督管理部门和卫生计生主管部门。

（二）医疗器械临床试验

为加强医疗器械临床试验的管理，维护医疗器械临床试验过程中受试者权益，保证医疗器械临床试验过程规范，结果真实、科学、可靠和可追溯，根据《医疗器械监督管理条例》，国家总局会同国家卫生和计划生育委员会制定颁布了《医疗器械临床试验质量管理规范》（以下简称《规范》）。该《规范》于2016年03月23日发布，2016年6月1日实施。

《规范》共十一章九十六条，涵盖医疗器械临床试验全过程，包括临床试验的方案设计、实施、监查、核查、检查以及数据的采集、记录、分析总结和报告等。《规范》从保护受试者权益、规范医疗器械临床试验行为出发，明确了医疗器械临床试验申办者、临床试验机构及研究者和监管部门等各方职责，突出伦理委员会作用和受试者知情同意，强调临床试验过程中的风险控制，其主要内容如下。

1. 临床试验前准备

进行医疗器械临床试验应当有充分的科学依据和明确的试验目的，并权衡对受试者和公众健康预期的受益以及风险，预期的受益应当超过可能出现的损害。临床试验前，申办者应当完成试验用医疗器械的临床前研究，包括产品设计、质量检验、动物试验以及风险分析等，且结果应当能够支持该项临床试验。质量检验结果包括自检报告和具有资质的检验机构出具的一年内的产品注册检验合格报告。试验用医疗器械的研制应当符合适用的医疗器械质量管理体系相关要求。

临床试验应当获得医疗器械临床试验机构伦理委员会的同意。列入需进行临床试验审批的第三类医疗器械目录的，还应当获得国家食品药品监督管理总局的批准。

医疗器械临床试验应当在两个或者两个以上医疗器械临床试验机构中进行。所选择的试验机构应当是经资质认定的医疗器械临床试验机构，且设施和条件应当满足安全有效地进行临床试验的需要。申办者与临床试验机构和研究者应当就试验设计、试验质量控制、试验中的职责分工、申办者承担的临床试验相关费用以及试验中可能发生的伤害处理原则等达成书面协议。

2. 受试者权益保障

伦理审查与知情同意是保障受试者权益的主要措施。

（1）伦理审查　医疗器械临床试验应当遵循《世界医学大会赫尔辛基宣言》确定的伦理准则。伦理委员会应当秉承伦理和科学的原则，审查和监督临床试验的实施。参与临床试验的各方应当按照试验中各自的职责承担相应的伦理责任。

临床试验前，申办者应当通过研究者和临床试验机构的医疗器械临床试验管理部门向伦理委员会提交临床试验方案，研究者手册，知情同意书文本和其他任何提供给受试者的书面材料，招募受试者和向其宣传的程序性文件，病例报告表文本，自检报告和产品注册检验报告，研究者简历、专业特长、能力、接受培训和其他能够证明其资格的文件，临床试验机构的设施和条件能够满足试验的综述，试验用医疗器械的研制符合适用的医疗器械质量管理体系相关要求的声明等与伦理审查相关的文件。

临床试验过程中发生下列情况之一的，研究者及时通报申办者、报告伦理委员会：严重不良事件；进度报告，包括安全性总结和偏离报告；对伦理委员会已批准文件的任何修订，不影响受试者权益、安全和健康或者与临床试验目的或终点不相关的非实质性改变无须事前报告，但事后应当书面告知；暂停、终止或者暂停后请求恢复临床试验；影响受试者权益、安全和健康或者临床试验科学性的临床试验方案偏离，包括请求偏离和报告偏离等。如修订临床试验方案以及知情同意书等文件、请求偏离、恢复已暂停临床试验，应当在获得伦理委员会的书面批准后方可继续实施。

（2）知情同意　在受试者参与临床试验前，研究者应当充分向受试者或者受试者的监护人说明临床试验的详细情况，包括已知的、可以预见的风险和可能发生的不良事件等。经充分和详细解释后由受试者或者其监护人在知情同意书上签署姓名和日期，研究者也需在知情同意书上签署姓名和日期。知情同意书一般应当包括下列内容以及对事项的说明：研究者的姓名以及相关信息；临床试验机构的名称；试验名称、目的、方法、内容；试验过程、期限；试验的资金来源、可能的利益冲突；预期受试者可能的受益和已知的、可以预见的风险以及可能发生的不良事件；受试者可以获得的替代诊疗方法以及其潜在受益和风险的信息；需要时，说明受试者可能被分配到试验的不同组别；受试者参加试验应当是自愿的，且在试验的任何阶段有权退出而不会受到歧视或者报复，其医疗待遇与权益不受影响；告知受试者参加试验的个人资料属于保密，但伦理委员会、食品药品监督管理部门、卫生计生主管部门或者申办者在工作需要时按照规定程序可以查阅受试者参加试验的个人资料；

如发生与试验相关的伤害，受试者可以获得治疗和经济补偿；受试者在试验期间可以随时了解与其有关的信息资料；受试者在试验期间可能获得的免费诊疗项目和其他相关补助。

3. 临床试验方案及报告

（1）临床试验方案　开展医疗器械临床试验，申办者应当按照试验用医疗器械的类别、风险、预期用途等组织制定科学、合理的临床试验方案。医疗器械临床试验方案应当包括下列内容：一般信息，临床试验的背景资料，试验目的，试验设计，安全性评价方法，有效性评价方法，统计学考虑，对临床试验方案修正的规定，对不良事件和器械缺陷报告的规定，直接访问源数据、文件，临床试验涉及的伦理问题和说明以及知情同意书文本，数据处理与记录保存，财务和保险，试验结果发表约定等。

（2）记录与报告

①记录：申办者应当准确、完整地记录与临床试验相关的信息，内容包括：试验用医疗器械运送和处理记录，包括名称、型号、规格、批号或者序列号，接收人的姓名、地址，运送日期，退回维修或者临床试验后医疗器械样品回收与处置日期、原因和处理方法等；与临床试验机构签订的协议；监查报告、核查报告；严重不良事件和可能导致严重不良事件的器械缺陷的记录与报告。

②研究者应当按照临床试验方案的设计要求，验证或者确认试验用医疗器械的安全性和有效性，并完成临床试验报告。临床试验报告应当与临床试验方案一致，主要包括：一般信息；摘要；简介；临床试验目的；临床试验方法；临床试验内容；临床一般资料；试验用医疗器械和对照用医疗器械或者对照诊疗方法；所采用的统计分析方法以及评价方法；临床评价标准；临床试验的组织结构；伦理情况说明；临床试验结果；临床试验中发现的不良事件以及其处理情况；临床试验结果分析、讨论，尤其是适应证、适用范围、禁忌证和注意事项；临床试验结论；存在问题以及改进建议；试验人员名单；其他需要说明的情况。

（三）体外诊断试剂临床试验

为指导体外诊断试剂临床试验工作，2014 年 9 月 11 日，国家总局组织制定了《体外诊断试剂临床试验技术指导原则》，于 2014 年 9 月 11 日发布，2014 年 10 月 1 日实施。

体外诊断试剂的临床试验（包括与已上市产品进行的比较研究试验）是指在相应的临床环境中，对体外诊断试剂的临床性能进行的系统性研究。申请人应在符合要求的临床单位，在满足临床试验最低样本量要求的前提下，根据产品临床预期用途、相关疾病的流行率和统计学要求，制定能够证明其临床性能的临床试验方案，同时最大限度地控制试验误差、提高试验质量并对试验结果进行科学合理的分析。

1. 基本原则

临床试验必须符合赫尔辛基宣言的伦理学准则，必须获得临床试验机构伦理委员会的同意。研究者应考虑临床试验用样本，如血液、羊水、胸腔积液、腹腔积液、组织液、组织切片、骨髓等的获得或试验结果对受试者的风险性，应提交伦理委员会的审查意见及受试者的知情同意书。对于例外情况，如客观上不可能获得受试者的知情同意或该临床试验对受试者几乎没有风险，可经伦理委员会审查和批准后免于受试者的知情同意。

第三类体外诊断试剂申请人应当选定不少于3家（含3家）、第二类体外诊断试剂申请人应当选定不少于2家（含2家）临床试验机构，按照有关规定开展临床试验。申请人应根据产品特点及其预期用途，综合不同地区人种、流行病学背景、病原微生物的特性等因素选择临床试验机构。临床试验机构必须具有与试验用体外诊断试剂相适应的专业技术人员及仪器设备，并能够确保该项试验的实施。

申请人应当在临床试验前制定文件明确各方的职责分工，与各临床试验机构协商制定统一的临床试验方案，按照临床试验方案组织制定标准操作规程，并组织对参加试验的所有研究者进行临床试验方案和试验用体外诊断试剂使用的培训，以确保临床试验方案和试验用体外诊断试剂操作的一致性，并在临床试验过程中促进各研究者之间的沟通。

2. 临床试验设计原则

（1）临床试验方案 开展体外诊断试剂临床试验，申请人应当按照试验用体外诊断试剂的类别、风险、预期用途等特性，组织制定科学、合理的临床试验方案。一般应当包括以下内容：一般信息（包括产品信息、临床试验开展的时间和人员等相关信息、申请人相关信息等），临床试验的背景资料，试验目的，试验设计，评价方法，统计方法，对临床试验方案修正的规定，临床试验涉及的伦理问题和说明、《知情同意书》文本（如有），数据处理与记录保存，其他需要说明的内容。

（2）试验方法 对于新研制体外诊断试剂而言，选择适当的受试者，采用试验用体外诊断试剂与诊断该疾病的"金标准"进行盲法同步比较。对用于早期诊断、疗效监测、预后判断等用途的体外诊断试剂，在进行与"金标准"的比较研究的同时，还必须对受试者进行跟踪研究。研究者应明确受试者的入选标准、随访标准和随访时间。

选择已上市产品，采用试验用体外诊断试剂与已上市产品针对临床样本进行比较研究试验，证明试验用体外诊断试剂与已上市产品等效。

关于变更申请中涉及的产品临床试验方法，根据变更情况可能对产品性能带来的影响，采用变更后产品与变更前产品或者已上市同类产品进行对比试验，证明变更后产品与对比试验产品等效。

对于进口注册产品，由于目标人群种属和地域的改变，可能影响产品的某些主要技术指标和有效性。申请人或临床研究者应考虑不同国家或者地区的流行病学背景、不同病种的特性、不同种属人群所适用的阳性判断值或者参考区间等诸多因素，在中国境内进行具有针对性的临床试验。

3.临床试验报告

临床试验报告应该对试验的整体设计及其关键点给予清晰、完整的阐述，应该对试验实施过程进行条理分明的描述，应该包括必要的基础数据和统计分析方法。

五、说明书、标签管理

为规范医疗器械说明书和标签，保证医疗器械使用的安全，根据《医疗器械监督管理条例》，国家食品药品监督管理总局制定了《医疗器械说明书和标签管理规定》（国家食品药品监督管理总局令第 6 号），于 2014 年 7 月 30 日公布，2014 年 10 月 1 日实施。依据《医疗器械说明书和标签管理规定》（国家食品药品监督管理总局令第 6 号），国家总局制定了《体外诊断试剂说明书编写指导原则》，于 2014 年 9 月 11 日公布，2014 年 10 月 1 日实施。

医疗器械说明书是指由医疗器械注册人或者备案人制作，随产品提供给用户，涵盖该产品安全有效的基本信息，用以指导正确安装、调试、操作、使用、维护、保养的技术文件。一般应当包括以下内容：产品名称、型号、规格；注册人或者备案人的名称、住所、联系方式及售后服务单位，进口医疗器械还应当载明代理人的名称、住所及联系方式；生产企业的名称、住所、生产地址、联系方式及生产许可证编号或者生产备案凭证编号，委托生产的还应当标注受托企业的名称、住所、生产地址、生产许可证编号或者生产备案凭证编号；医疗器械注册证编号或者备案凭证编号；产品技术要求的编号；产品性能、主要结构组成或者成分、适用范围；禁忌证、注意事项、警示以及提示的内容；安装和使用说明或者图示，由消费者个人自行使用的医疗器械还应当具有安全使用的特别说明；产品维护和保养方法，特殊储存、运输条件、方法；生产日期，使用期限或者失效日期；配件清单，包括配件、附属品、损耗品更换周期以及更换方法的说明等；医疗器械标签所用的图形、符号、缩写等内容的解释；说明书的编制或者修订日期；其他应当标注的内容。对于重复使用的医疗器械，应当在说明书中明确重复使用的处理过程，包括清洁、消毒、包装及灭菌的方法和重复使用的次数或者其他限制。

体外诊断试剂说明书承载了产品预期用途、检验方法、对检验结果的解释、注意事项等重要信息，是指导使用者正确操作、临床医生准确理解和合理应用试验结果的重要技术性文件。其格式为：

××××（产品通用名称）说明书

【产品名称】

【包装规格】

【预期用途】

【检验原理】

【主要组成成分】

【储存条件及有效期】

【适用仪器】

【样本要求】

【检验方法】

【阳性判断值或者参考区间】

【检验结果的解释】

【检验方法的局限性】

【产品性能指标】

【注意事项】

【标识的解释】

【参考文献】

【基本信息】

【医疗器械注册证编号／产品技术要求编号】（【医疗器械备案凭证编号／产品技术要求编号】）

【说明书核准及修改日期】

以上项目如对于某些产品不适用，说明书中可以缺省。

医疗器械（含体外诊断试剂）标签是指在医疗器械或者其包装上附有的用于识别产品特征和标明安全警示等信息的文字说明及图形、符号。一般应当包括以下内容：产品名称、型号、规格；注册人或者备案人的名称、住所、联系方式，进口医疗器械还应当标明代理人的名称、住所及联系方式；医疗器械注册证编号或者备案凭证编号；生产企业的名称、住所、生产地址、联系方式及生产许可证编号或者生产备案凭证编号，委托生产的还应当标注受托企业的名称、住所、生产地址、生产许可证编号或者生产备案凭证编号；生产日期、使用期限或者失效日期；电源连接条件、输入功率；根据产品特性应当标注的图形、符号以及其他相关内容；必要的警示、注意事项；特殊储存、操作条件或者说明；使用中对环境有破坏或者负面影响的医疗器械，其标签应当包含警示标志或者中文警示说明；带放射或者辐射的医疗器械，其标签应当包含警示标志或者中文警示说明。医疗器械标签因位置或者大小受限而无法全部标明上述内容的，至少应当标注产品名称、型号、规格、生产日期和使用期限或者失效日期，并在标签中明确"其他内容详见说明书"。

医疗器械（含体外诊断试剂）说明书和标签不得有下列内容：含有"疗效最佳""保证治愈""包治""根治""即刻见效""完全无毒副作用"等表示功效的断言或者保证的；含有"最高技术""最科学""最先进""最佳"等绝对化语言和表示的；说明治愈率或者有效率的；与其他企业产品的功效和安全性相比较的；含有"保险公司保险""无效退款"等承诺性语言的；利用任何单位或者个人的名义、形象作证明或者推荐的；含有误导性说明，使人感到已经患某种疾病，或者使人误解不使用该医疗器械会患某种疾病或者加重病情的表述以及其他虚假、夸大、误导性的内容；法律、法规规定禁止的其他内容。

六、通用名称命名规则

（一）医疗器械

规范医疗器械命名是医疗器械监管的重要基础性工作。使用通用名称有助于生产、流通、使用、监管各方对医疗器械产品进行高效的识别，是正确使用和科学监管的前提。为解决当前医疗器械名称相对混乱、误导识别、存在夸张绝对用语等问题，根据《医疗器械监督管理条例》，国家食品药品监管总局借鉴全球医疗器械术语系统（GMDN）的构建思路和相关标准，参照药品通用名称命名的格式和内容，组织制定了《医疗器械通用名称命名规则》，于2015年12月21日发布，2016年4月1日起施行。凡在中华人民共和国境内销售、使用的医疗器械应当使用通用名称，通用名称的命名应当符合本规则。

医疗器械通用名称应当符合国家有关法律、法规的规定，科学、明确，与产品的真实属性相一致；由一个核心词和一般不超过三个特征词组成；医疗器械通用名称应当使用中文，符合国家语言文字规范。具有相同或者相似的预期目的、共同技术的同品种医疗器械应当使用相同的通用名称。

医疗器械通用名称不得含有下列内容：型号、规格；图形、符号等标志；人名、企业名称、注册商标或者其他类似名称；"最佳""唯一""精确""速效"等绝对化、排他性的词语，或者表示产品功效的断言或者保证；说明有效率、治愈率的用语；未经科学证明或者临床评价证明，或者虚无、假设的概念性名称；明示或者暗示包治百病，夸大适用范围，或者其他具有误导性、欺骗性的内容；"美容"、"保健"等宣传性词语；有关法律、法规禁止的其他内容。医疗器械通用名称不得作为商标注册。

（二）体外诊断试剂

依据《体外诊断试剂注册管理办法》（国家食品药品监督管理总局令第 5 号），体外诊断试剂的命名应当遵循以下原则。

体外诊断试剂的产品名称一般可以由三部分组成。第一部分：被测物质的名称；第二部分：用途，如诊断血清、测定试剂盒、质控品等；第三部分：方法或者原理，如酶联免疫吸附法、胶体金法等，本部分应当在括号中列出。如果被测物组分较多或者有其他特殊情况，可以采用与产品相关的适应证名称或者其他替代名称。

第一类产品和校准品、质控品，依据其预期用途进行命名。

七、医疗器械产品技术要求

为规范医疗器械注册管理工作，根据《医疗器械监督管理条例》（国务院令第 650 号），国家总局组织制定了《医疗器械产品技术要求编写指导原则》，于 2016 年 5 月 30 日发布。

（一）基本要求

（1）医疗器械产品技术要求的编制应符合国家相关法律法规。

（2）医疗器械产品技术要求中应采用规范、通用的术语。

（3）医疗器械产品技术要求中的检验方法各项内容的编号原则上应和性能指标各项内容的编号相对应。

（4）医疗器械产品技术要求中的文字、数字、公式、单位、符号、图表等应符合标准化要求。

（5）如医疗器械产品技术要求中的内容引用国家标准、行业标准或中国药典，应保证其有效性，并注明相应标准的编号和年号以及中国药典的版本号。

（二）内容要求

（1）产品名称　产品技术要求中的产品名称应使用中文，并与申请注册（备案）的中文产品名称相一致。

（2）产品型号（规格）及其划分说明　产品技术要求中应明确产品型号和（或）规格以及其划分的说明。对同一注册单元中存在多种型号和（或）规格的产品，应明确各型号及各规格之间的所有区别（必要时可附相应图示进行说明）。对于型号（规格）的表述文本较大的可以附录形式提供。

（3）性能指标　产品技术要求中的性能指标是指可进行客观判定的成品的功能性、安全性指标以及质量控制相关的其他指标。产品设计开发中的评价性内容（例如生物相容性评价）原则上不在产品技术要求中制定。产品技术要求中性能指标的制定应参考相关国家标准（行业标准）并结合具体产品的设计特性、预期用途和质量控制水平且不应低于产品适用的强制性国家标准（行业标准）。产品技术要求中的性能指标应明确具体要求，不应以"见随附资料""按供货合同"等形式提供。

（4）检验方法　检验方法的制定应与相应的性能指标相适应。应优先考虑采用公认的或已颁布的标准检验方法。检验方法的制定需保证具有可重现性和可操作性，需要时明确样品的制备方法，必要时可附相应图示进行说明，文本较大的可以附录形式提供。

对于体外诊断试剂类产品，检验方法中还应明确说明采用的参考品/标准品、样本制备方法、使用的试剂批次和数量、试验次数、计算方法。

（5）对于第三类体外诊断试剂类产品，产品技术要求中应以附录形式明确主要原材料、生产工艺及半成品要求。

（6）医疗器械产品技术要求编号为相应的注册证号（备案号）。拟注册（备案）的产品技术要求编号可留空。

（三）格式要求

医疗器械产品技术要求格式

医疗器械产品技术要求编号（宋体小四号，加粗）：

产品名称（宋体小二号，加粗）

1.产品型号/规格及其划分说明（宋体小四号，加粗）（如适用）

1.1……（宋体小四号）

1.1.1……

......

2. 性能指标（宋体小四号，加粗）

2.1……（宋体小四号）

2.1.1……

......

3. 检验方法（宋体小四号，加粗）

3.1……（宋体小四号）

3.1.1……

......

4. 术语（宋体小四号，加粗）（如适用）

4.1……（宋体小四号）

4.2……

......

（分页）

附录 A……（宋体小四号，加粗）（如适用）

1.……（宋体小四号）

1.1……

（四）其他要求

1. 出厂检验

产品技术要求主要包括医疗器械成品的性能指标和检验方法，其中哪些项目需要出厂检验，不在产品技术要求中规定。企业应当根据产品技术要求、产品特性、生产工艺、生产过程、质量管理体系等确定生产过程中各个环节的检验项目，最终以产品检验规程的形式予以细化和固化，用以指导企业的出厂检验和放行工作，确保出厂的产品质量符合强制性标准以及经注册或者备案的产品技术要求。

2. 监督检查

食品药品监督管理部门应当加强本行政区域医疗器械生产企业的监督检查，并对医疗器械生产企业是否按照经注册或者备案的产品技术要求组织生产等事项进行重点监督检查。产品技术要求是载明产品性能指标和检验方法的文件，可作为监督抽验的抽验依据。

八、医疗器械注册检验

（一）检验依据

依据《医疗器械监督管理条例》（国务院令第 650 号）、《医疗器械注册管理办法》（国家食品药品监督管理总局令第 4 号）、《体外诊断试剂注册管理办法》（国家食品药品监督管理总局令第 5 号），申请医疗器械注册，应当进行注册检验。

（二）检验机构

检验检测机构是指依法成立，依据相关标准或者技术规范，利用仪器设备、环境设施等技术条件和专业技能，对产品或者法律法规规定的特定对象进行检验检测的专业技术组织。医疗器械检验机构应当具有医疗器械检验资质、在其承检范围内进行检验。

资质认定评审是指国家认证认可监督管理委员会和省级质量技术监督部门依据《中华人民共和国行政许可法》的有关规定，自行或者委托专业技术评价机构，组织评审人员，对检验检测机构的基本条件和技术能力是否符合《检验检测机构资质认定评审准则》和评审补充要求所进行的审查和考核。检验检测机构的资质认定评审应遵照《国家认监委关于印发〈检验检测机构资质认定评审准则〉及释义和〈检验检测机构资质认定评审员管理要求〉的通知》（国认实〔2016〕33 号）规定。

检验检测机构或者其所在的组织应有明确的法律地位，对其出具的检验检测数据、结果负责，并承担相应法律责任。不具备独立法人资格的检验检测机构应经所在法人单位授权。

检验检测机构及其人员从事检验检测活动，应遵守国家相关法律法规的规定，遵循客观独立、公平公正、诚实信用原则，恪守职业道德，承担社会责任。检验检测机构及其人员应不受来自内外部的、不正当的商业、财务和其他方面的压力和影响，确保检验检测数据、结果的真实、客观、准确和可追溯。

（三）检验流程

检验检测机构应建立和保持维护其公正和诚信的程序。

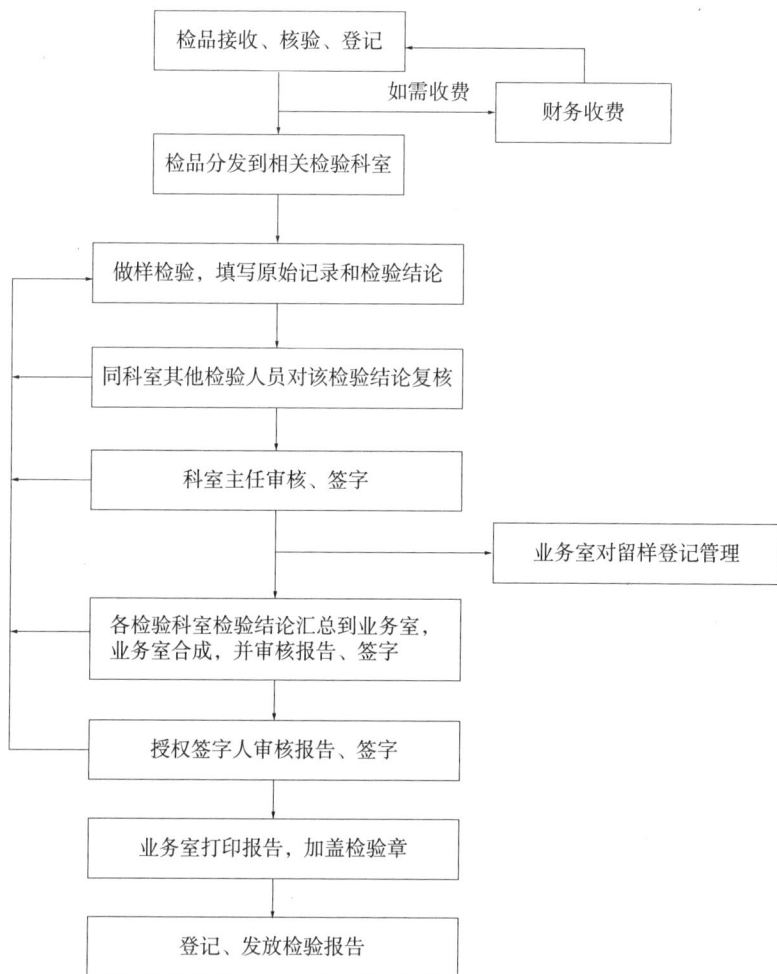

```
┌──────────────────────────┐
│  检品接收、核验、登记      │───────────┐
└──────────────────────────┘           │
        │           如需收费       ┌──────────────┐
        │  ──────────────────────▶ │   财务收费    │
        ▼                          └──────────────┘
┌──────────────────────────┐
│  检品分发到相关检验科室    │
└──────────────────────────┘
        │
        ▼
┌──────────────────────────┐
│ 做样检验，填写原始记录和检验结论 │
└──────────────────────────┘
        │
        ▼
┌──────────────────────────┐
│ 同科室其他检验人员对该检验结论复核 │
└──────────────────────────┘
        │
        ▼
┌──────────────────────────┐
│  科室主任审核、签字        │
└──────────────────────────┘
        │                   ┌──────────────────────┐
        │  ───────────────▶ │ 业务室对留样登记管理   │
        ▼                   └──────────────────────┘
┌──────────────────────────┐
│ 各检验科室检验结论汇总到业务室，│
│ 业务室合成，并审核报告、签字 │
└──────────────────────────┘
        │
        ▼
┌──────────────────────────┐
│  授权签字人审核报告、签字   │
└──────────────────────────┘
        │
        ▼
┌──────────────────────────┐
│  业务室打印报告，加盖检验章 │
└──────────────────────────┘
        │
        ▼
┌──────────────────────────┐
│  登记、发放检验报告        │
└──────────────────────────┘
```

（四）检验报告

检验检测机构应准确、清晰、明确、客观地出具检验检测结果，并符合检验检测方法的规定。结果通常应以检验检测报告或证书的形式发出。检验检测报告或证书应至少包括下列信息。

（1）标题。

（2）标注资质认定标志，加盖检验检测专用章（适用时）。

（3）检验检测机构的名称和地址，检验检测的地点（如果与检验检测机构的地址不同）。

（4）检验检测报告或证书的唯一性标识（如系列号）和每一页上的标识，以确保能够识别该页是属于检验检测报告或证书的一部分以及表明检验检测报告或证书结束的清晰标识。

（5）客户的名称和地址（适用时）。

（6）对所使用检验检测方法的识别。

（7）检验检测样品的状态描述和标识。

（8）对检验检测结果的有效性和应用有重大影响时，注明样品的接收日期和进行检验检测的日期。

（9）对检验检测结果的有效性或应用有影响时，提供检验检测机构或其他机构所用的抽样计划和程序的说明。

（10）检验检测检报告或证书的批准人。

（11）检验检测结果的测量单位（适用时）。

（12）检验检测机构接受委托送检的，其检验检测数据、结果仅证明所检验检测样品的符合性情况。

当需对检验检测结果进行说明时，检验检测报告或证书中还应包括下列内容。

（1）对检验检测方法的偏离、增加或删减以及特定检验检测条件的信息（如环境条件）。

（2）适用时，给出符合（或不符合）要求或规范的声明。

（3）适用时，评定测量不确定度的声明。当不确定度与检测结果的有效性或应用有关，或客户的指令中有要求，或当对测量结果依据规范的限制进行符合性判定时，需要提供有关不确定度的信息。

（4）适用且需要时，提出意见和解释。

（5）特定检验检测方法或客户所要求的附加信息。

（五）预评价

承担注册检验的医疗器械检验机构应当依据产品技术要求对相关产品进行注册检验，并对注册申请人提交的产品技术要求进行预评价。医疗器械检验机构应当将预评价中发现的产品技术要求中存在的问题及其他相关问题记录在《医疗器械产品技术要求预评价意见》中，并将预评价意见向注册申请人反馈。经过预评价的产品技术要求和预评价意见应当加盖与医疗器械检验报告相同印章，随检验报告一同出具给注册申请人。

第四章 生产监督管理

一、概述

为了保证医疗器械产品的安全性、有效性，目前我国采取医疗器械生产许可制度，即食品药品监管部门对医疗器械生产企业依据法定条件进行前置性审批，依法赋予企业从事一定范围的医疗器械生产活动的法律资格，并通过医疗器械生产许可事项对受许可企业的生产方式以及生产范围等重要事项进行限定，从而对其日常生产行为进行必要的规范和监管。未取得医疗器械生产许可不得生产相关医疗器械，否则将受到法律的严厉制裁。

依据《医疗器械生产监督管理办法》（局令 7 号）的规定，医疗器械生产日常监督管理是指各级药品监督管理部门依据有关法律、法规、规章、规范性文件及标准，对已取得《医疗器械生产许可证》或已按照规定告知登记的医疗器械生产企业生产医疗器械的行为和过程实施日常监督检查的过程。

1. 我国医疗器械生产许可制度立法沿革

医疗器械经营生产制度是指国家和政府准许公民、法人和其他组织进入医疗器械生产环节，从事医疗器械生产行为的条件、程序、制度和规范的总称，其目的在于对影响医疗器械生产质量的关键环节进行必要的管理和控制。2000 年颁布实施的《医疗器械监督管理条例》，明确规定了开办医疗器械生产企业必须具备的法定条件和法定程序，第一次以立法的形式确立了我国的医疗器械生产许可制度。为加强医疗器械生产质量的管理，国家食品药品监督管理总局先后发布了《医疗器械生产监督管理办法》（国家食品药品监督管理局令第 7 号）、《医疗器械生产质量管理规范》及现场检查指导原则等一系列法律规章和规范性文件，规范医疗器械生产环节，对开办医疗器械经营企业的许可条件和程序不断补充完善，明确规定了许可部门、程序及管理办法，形成了我国现行的医疗器械生产许可制度。

2. 医疗器械生产许可制度的构成

《医疗器械监督管理条例》（国务院令第 65 号）、《医疗器械生产监督管理办法》（局令第 7 号）、《医疗器械生产质量管理规范》、《医疗器械分类规则》（局令第 15 号）

及现场检查指导原则等一系列法律规章对医疗器械生产许可条件和程序做了具体规定，包含申请医疗器械生产企业法定条件、申请医疗器械生产企业法定程序等内容，共同构成了我国现行医疗器械生产许可法律制度。

涉及医疗器械生产许可的法规、规章及文件

名称	发布形式	施行日期	涉及条款或内容
《医疗器械监督管理条例》	中国人民共和国国务院令第 276 号令	2000 年 4 月 1 日 2014 年 6 月 1 日修订后	第二十三条至第二十六条
《一次性使用无菌医疗器械监督管理办法》（暂行）	国家药品监督管理局令第 24 号	2000 年 10 月 13 日	第四条至第十三条
《医疗器械生产监督管理办法》	国家食品药品监督管理局令第 7 号	2014 年 10 月 1 日	第七条至十一，第十三条至十七条

二、医疗器械生产许可与备案管理

（一）法律依据

《医疗器械监督管理条例》《医疗器械生产监督管理办法》对医疗器械生产许可的核发、延续、变更及监督管理工作提出了具体规定，使其管理更加规范，加上《医疗器械生产质量管理规范》及一系列现场检查指导原则的出台，对实际操作更具有指导作用。这些规定是我国医疗器械生产设立许可制度的基本法律依据，同时该制度的确立也明确了医疗器械生产许可证的法律地位。

根据《医疗器械监督管理条例》明确规定了从事医疗器械生产活动，应当具备下列条件：有与生产的医疗器械相适应的生产场地、环境条件、生产设备以及专业技术人员；有对生产的医疗器械进行质量检验的机构或者专职检验人员以及检验设备；有保证医疗器械质量的管理制度；有与生产的医疗器械相适应的售后服务能力；产品研制、生产工艺文件规定的要求。

（二）法定凭证

《医疗器械生产许可证》是医疗器械生产企业生产二、三类医疗器械的资格证明，《第一类医疗器械生产备案凭证》是医疗器械生产企业生产一类医疗器械的资格证明。只有取得《医疗器械生产许可证》或《第一类医疗器械生产备案凭证》的企业才具有生产医疗器械的法定资格，其行政许可内容依法设定。包含三层含义：获得《医疗器械生产许可证》的资格主体是法人和其他组织；持有者对《医疗器械生产许可证》具有使用权，是从事医疗器械生产活动的法定凭证；行政许可只能由具有行政许可权的行政机关在其法定职权范围内实施，任何单位和个人不得伪造、变造、买卖、出租和出借。

（三）职责权限及程序

按照《行政许可法》有关要求及《医疗器械监督管理条例》（2014 年修订版）第二十二条，从事第二类、第三类医疗器械生产的，生产企业应当向所在地省、自治区、直辖市人民政府食品药品监督管理部门申请生产许可并提交其符合本条例第二十条规定条件的证明资料以及所生产医疗器械的注册证。根据《医疗器械生产监督管理办法》（2014 年局令 7 号）第八条、第十条、第十四、十五、十六、十七条的规定，申请二、三类医疗器械生产许可核发、变更及延续申请的企业向所在地省级食品药品监督管理部门递交申请资料。

食品药品监督管理部门按照风险管理原则，对医疗器械实施分类分级管理。第一类医疗器械生产企业，应向所在地设区的市级食品药品监督管理部门提交备案资料。

开办第二、三类医疗器械生产企业，应当向所在地省、自治区、直辖市人民政府食品药品监督管理部门申请生产许可并提交其符合本条例第二十条规定条件的证明资料以及所生产医疗器械的注册证。

食品药品监督管理部门依法及时公布医疗器械生产许可和备案相关信息。申请人可以查询审批进度和审批结果；公众可以查阅审批结果。

（四）许可项目

生产第二类、第三类医疗器械的生产企业应当持有《医疗器械生产许可证》，生产第一类医疗器械的生产企业应当进行登记备案。

医疗器械生产许可按照行政许可事项类型可以分为：核发、变更、延续、补发、注销。具体项目包括：①医疗器械生产许可证核发；②医疗器械生产许可证变更审批（许可事项）；③医疗器械生产许可证变更审批（登记事项）；④医疗器械生产许可证延续审批；⑤医疗器械生产许可证补发审批；⑥医疗器械生产许可证注销。

登记备案项目包括：①第一类医疗器械生产备案登记；②医疗器械生产备案变更登记。

三、医疗器械委托生产管理

（一）法律依据

2014 年 6 月 1 日，新修订的《医疗器械监督管理条例》正式实施后，《医疗器械生产监督管理办法》（局令 7 号）和《医疗器械注册管理办法》（局令 4 号）等相继发布。新规定专门建立了医疗器械委托生产制度，规范了委托生产双方责任，产品注册不以建立生产企业为前提条件，但医疗器械注册申请人和备案人应当是依法进行登记的企业。《医疗器械生产监督管理办法》（局令 7 号）对申请医疗器械委托生产的许可机关、办理方式、许可条件、委托和受托双方的权利、义务和责任等方面进行了规定。委托生产制度的建立，盘活了企业资源，避免生产设备闲置，社会分工更细化，各企业间优势互补，鼓励企业创新。

《医疗器械监督管理条例》明确了委托生产医疗器械，由委托方对所委托生产的医疗器械质量负责。受托方应当是符合本条例规定、具备相应生产条件的医疗器械生产企业。委托方应当加强对受托方生产行为的管理，保证其按照法定要求进行生产。具有高风险的植入性医疗器械不得委托生产，具体目录由国务院食品药品监督管理部门制定、调整并公布。

（二）职责权限和程序

《医疗器械生产监督管理办法》规定，委托生产第二类、第三类医疗器械的，委托方应当向所在地省、自治区、直辖市食药部门办理委托生产备案；委托生产第一类医疗器械的，委托方应当向所在地设区的市级食药部门办理委托生产备案。符合规定条件的，受理机关会发给医疗器械委托生产备案凭证，这是受托方办理增加生产产品的重要凭据。

医疗器械生产企业应当对生产的医疗器械质量负责。委托生产的，委托方对所委托生产的医疗器械质量负责。医疗器械委托生产的委托方应当是委托生产医疗器械的境内注册人或者备案人。其中，委托生产不属于按照创新医疗器械特别审批程序审批的境内医疗器械的，委托方应当取得委托生产医疗器械的生产许可或者办理第一类医疗器械生产备案。

（三）不得委托生产品种目录

根据《医疗器械监督管理条例》规定，具有高风险的植入性医疗器械不得委托生产，具体目录由国务院食品药品监督管理部门制定、调整并公布。国家食品药品监督管理总局按照生产工艺和生产过程控制较为复杂、用于支持维持生命、应用于人体重要部位、使用中发现较多可疑不良事件的筛选原则，组织制定了《禁止委托生产医疗器械目录》，部分植入材料和人工器官类医疗器械、同种异体医疗器械、部分动物源医疗器械等不得委托生产。

四、出口销售证明

医疗器械行业发展十分迅猛，国内医疗器械企业的出口业务蒸蒸日上，出口范围涵盖世界各地。为进一步规范食品药品监督管理部门出具医疗器械出口销售证明的服务性事项的办理，利于医疗器械生产企业产品出口，2015年6月1日，国家食品药品监督管理总局发布了《医疗器械产品出口销售证明书管理规定》，此规定于2015年9月1日施行。新规与2004年发布的《关于出具医疗器械产品出口销售证明书的管理规定》相比变化较大，主要变化是不再给未在国内取得医疗器械产品注册证的产品办理出口销售证明。新规旨以医疗器械产品注册证为基本要求，保证出口医疗器械产品质量。

部分国家的监管部门在产品进口或者当地注册时要求提供原产国出口销售证明书。同时，产品从我国出口时，所有需要商检的产品出口到任意出口国，商检机构也有明文规定要求企业提供药品监督管理部门签发的出口销售证明书方可获得出口资质。对于需要办理进口注册的国家，这完全依据于对方国家自身的法律法规。目前几乎全世界的国家，对于进口医疗器械都是有相关规定的，只不过由于各个国家依据自身对医疗器械管理能力的强弱，会采取不同的办法。在产品出口到欧盟和美国的过程中，并不需要出口企业提供医疗器械出口销售证明书。

第五章　医疗器械生产质量管理规范

一、概述

《医疗器械生产质量管理规范》的最根本要求是，医疗器械生产企业要根据所生产产品的特点，建立与之相适应的质量管理体系，并保持有效运行。这是医疗器械生产企业提高产品质量，保证器械安全有效的根本手段。

2003 年，为保障医疗器械安全、有效，规范医疗器械生产质量管理，根据《医疗器械监督管理条例》，国家局提出了制定和实施医疗器械生产质量管理规范的规划，《医疗器械生产质量管理规范》制定工作于 2004 年正式启动，2009 年 12 月 16 日正式发布。

2009 年 12 月 16 日，国家食品药品监督管理局印发了国家局组织制定的《医疗器械生产质量管理规范（试行）》《医疗器械生产质量管理规范无菌医疗器械实施细则（试行）》和《医疗器械生产质量管理规范检查管理办法（试行）》。

进一步保障公众用械安全有效，根据新发布的《医疗器械监督管理条例》和《医疗器械生产监督管理办法》，国家食品药品监督管理总局组织对《医疗器械生产质量管理规范（试行）》进行了修订，修订后的《医疗器械生产质量管理规范》（以下简称《规范》）于 2014 年 12 月 12 日经国家食品药品监督管理总局第 17 次局长办公会审议通过，于 12 月 29 日公告发布，自 2015 年 3 月 1 日起施行。修订后的《规范》共十三章八十四条，要求医疗器械生产企业按照《规范》建立健全质量管理体系，并规定了机构与人员、厂房与设施、设备、文件管理、设计开发、采购、生产管理、质量控制、销售和售后、不合格品控制、不良事件监测、分析和改进等方面的内容。

2015 年 7 月 10 日，国家食品药品监督管理总局制定并印发了《关于发布医疗器械生产质量管理规范附录无菌医疗器械的公告》（2015 年第 101 号）《关于发布医疗器械生产质量管理规范附录植入性医疗器械的公告》（2015 年第 102 号）及《关于发布医疗器械生产质量管理规范附录体外诊断试剂的公告》（2015 年第 103 号）。

2015 年 1 月 19 日，为指导医疗器械生产企业做好供应商审核工作，提高医疗器械质量安全保证水平，国家食品药品监督管理总局印发了《关于发布医疗器械生产企业供应商审核指南的通告》。

2016年1月26日，为加强对工艺用水质量的管理，确保工艺用水的制备和使用不对医疗器械产品质量造成影响，国家食品药品监督管理总局印发了《医疗器械工艺用水质量管理指南》。

2016年12月30日，为指导医疗器械生产企业按照经注册或备案的产品技术要求做好质量管理，强化采购、生产、检验过程中的质量控制，严格医疗器械成品放行，提升产品质量保证水平，国家食品药品监督管理总局印发了《医疗器械生产企业质量控制与成品放行指南》。

2015年9月25日，为加强医疗器械生产监督管理，指导监管部门对医疗器械生产企业实施《医疗器械生产质量管理规范》及其相关附录的现场检查和对检查结果的评估，根据《医疗器械生产质量管理规范》及其相关附录，国家食品药品监督管理总局印发了《医疗器械生产质量管理规范现场检查指导原则》《医疗器械生产质量管理规范无菌医疗器械现场检查指导原则》《医疗器械生产质量管理规范植入性医疗器械现场检查指导原则》《医疗器械生产质量管理规范体外诊断试剂现场检查指导原则》。

2016年12月16日，国家食品药品监督管理总局印发了《医疗器械生产质量管理规范定制式义齿现场检查指导原则》。

截至目前，《医疗器械生产质量管理规范》共有附录4个，指南3个，现场检查指导原则5个。

医疗器械生产质量管理规范附录一览表

序号	附录名称	施行时间
1	无菌医疗器械	2015年10月1日
2	植入性医疗器械	2015年10月1日
3	体外诊断试剂	2015年10月1日
4	定制式义齿	2018年1月1日

指南一览表

序号	指南名称
1	医疗器械生产企业供应商审核指南
2	医疗器械工艺用水质量管理指南
3	医疗器械生产企业质量控制与成品放行指南

医疗器械生产质量管理规范现场检查指导原则一览表

序号	现场检查指导原则
1	现场检查指导原则
2	无菌医疗器械现场检查指导原则
3	植入性医疗器械现场检查指导原则
4	体外诊断试剂现场检查指导原则
5	定制式义齿现场检查指导原则

二、医疗器械生产质量管理规范实施规划

根据国家食品药品监督管理总局关于医疗器械生产质量管理规范执行有关事宜的通告（2014年第15号）和总局关于第三类医疗器械生产企业实施医疗器械生产质量管理规范有关事宜的通告（2016年第19号）要求：

（1）无菌和植入性医疗器械生产企业应当继续按照医疗器械生产质量管理规范的要求，建立健全与所生产医疗器械相适应的质量管理体系并保证其有效运行。

（2）自2014年10月1日起，凡新开办医疗器械生产企业、现有医疗器械生产企业增加生产第三类医疗器械、迁移或者增加生产场地的，应当符合医疗器械生产质量管理规范的要求。

（3）自2016年1月1日起，所有第三类医疗器械生产企业应当符合医疗器械生产质量管理规范的要求。其中，无菌、植入性医疗器械和体外诊断试剂生产企业的质量管理体系还应当分别符合无菌、植入性医疗器械和体外诊断试剂附录（国家食品药品监督管理总局公告2015年第101号、第102号、第103号）的要求。

（4）自2018年1月1日起，所有医疗器械生产企业应当符合医疗器械生产质量管理规范的要求。

三、医疗器械生产质量管理规范及现场检查

医疗器械生产应当符合《医疗器械生产质量管理规范》及其相关附录、指南的要求。现场检查时，可按照医疗器械生产质量管理规范相关现场检查指导原则进行。

（1）机构与人员 《医疗器械生产质量管理规范》第二章机构与人员共7条。

［机构要求］企业应当建立与医疗器械生产相适应的管理机构，并有组织机构图，明确各部门的职责和权限，明确质量管理职能。生产管理部门和质量管理部门负责人不得互相兼任。

［现场检查］查看提供的质量手册，查看企业是否建立与医疗器械生产相适应的

管理机构，是否包括企业的组织机构图。查看企业的质量手册、程序文件或相关文件是否对各部门的职责权限做出规定，质量管理部门是否能独立行使职能。查看质量管理部门的文件是否明确规定对产品质量的相关事宜负有决策的权利。查看公司的任职文件或授权文件并对照相关生产、检验等履行职责的记录，核实是否与授权一致。查看生产管理部门和质量管理部门负责人有无互相兼任现象。

［企业负责人要求］企业负责人是医疗器械产品质量的主要责任人，应当履行以下职责：组织制定企业的质量方针和质量目标；确保质量管理体系有效运行所需的人力资源、基础设施和工作环境等；组织实施管理评审，定期对质量管理体系运行情况进行评估，并持续改进；按照法律、法规和规章的要求组织生产。

［现场检查］现场检查时应当查看质量方针和质量目标的制定程序、批准人员，查看管理评审文件和记录，核实企业负责人是否组织实施管理评审。查看企业负责人是否为医疗器械产品质量的主要责任人，是否组织制定质量方针和质量目标，确保质量管理体系有效运行所需的人力资源、基础设施和工作环境，是否组织实施管理评审，定期对质量管理体系运行情况进行评估，并持续改进，确保企业按照法律、法规和规章的要求组织生产。

［管理者代表要求］企业负责人应当确定一名管理者代表。管理者代表负责建立、实施并保持质量管理体系，报告质量管理体系的运行情况和改进需求，提高员工满足法规、规章和顾客要求的意识。

［现场检查］企业负责人应当确定一名管理者代表，现场检查时查看管理者代表的任命文件。管理者代表应当负责建立、实施并保持质量管理体系，报告质量管理体系的运行情况和改进需求，提高员工满足法规、规章和顾客要求的意识。现场检查时查看是否对上述职责做出明确规定，查看管理者代表报告质量管理体系运行情况和改进的相关记录。

［技术、生产和质量管理部门的负责人要求］技术、生产和质量管理部门的负责人应当熟悉医疗器械相关法律法规，具有质量管理的实践经验，有能力对生产管理和质量管理中的实际问题做出正确的判断和处理。

［现场检查］现场检查时查看相关部门负责人的任职资格要求，是否对专业知识、工作技能、工作经历做出规定；查看考核评价记录，现场询问，确定是否符合要求。

［其他相关人员要求］企业应当配备与生产产品相适应的专业技术人员、管理人员和操作人员，具有相应的质量检验机构或者专职检验人员。

［现场检查］企业应当配备与生产产品相适应的专业技术人员、管理人员和操作人员，现场检查时查看相关人员的资格要求，查看是否具有相应的质量检验机构或

专职检验人员，现场检查时查看组织机构图、部门职责要求、岗位人员任命等文件确认是否符合要求。

［质量人员培训要求］从事影响产品质量工作的人员，应当经过与其岗位要求相适应的培训，具有相关理论知识和实际操作技能。

［现场检查］查看企业是否根据生产实际确定影响医疗器械质量的岗位，是否规定这些岗位人员所必须具备的专业知识水平（包括学历要求）、工作技能、工作经验。例如：凡在洁净室（区）工作的人员应当定期进行卫生和微生物学基础知识、洁净作业等方面培训。临时进入洁净室（区）的人员，应当对其进行指导和监督。现场检查时查看培训内容、培训记录和考核记录，是否符合要求。

［人员健康管理要求］从事影响产品质量工作的人员，企业应当对其健康进行管理，并建立健康档案。

［现场检查］查看企业是否对从事与产品质量有影响人员的健康进行管理，建立健康档案。现场检查时查看体检报告、相关规定及健康档案建立情况。

另外，《医疗器械生产质量管理规范》附录无菌医疗器械人员方面还有 4 条特殊要求；植入性医疗器械人员方面还有 6 条特殊要求；体外诊断试剂人员方面还有 6 条特殊要求；定制式义齿人员方面还有 4 条特殊要求。

（2）厂房与设施 《医疗器械生产质量管理规范》第三章厂房与设施共 7 条。

［总体布局要求］厂房与设施应当符合生产要求，生产、行政和辅助区的总体布局应当合理，不得互相妨碍。

［现场检查］现场查看厂房与设施是否符合企业所生产产品的生产要求；查看生产区、行政区和辅助区的总体布局是否合理，有无互相妨碍的现象。

［厂房布局要求］厂房与设施应当根据所生产产品的特性、工艺流程及相应的洁净级别要求合理设计、布局和使用。生产环境应当整洁、符合产品质量需要及相关技术标准的要求。产品有特殊要求的，应当确保厂房的外部环境不能对产品质量产生影响，必要时应当进行验证。

［现场检查］现场查看厂房与设施是否根据所生产产品（如：无菌医疗器械、植入性无菌医疗器械、体外诊断试剂等）的特性、工艺流程及相应的洁净级别要求进行合理设计、布局和使用，生产环境是否整洁、符合产品质量需要及相关技术标准的要求。

［厂房基本条件要求 1］厂房应当确保生产和贮存产品质量以及相关设备性能不会直接或者间接受到影响，厂房应当有适当的照明、温度、湿度和通风控制条件。

［现场检查］针对企业生产的不同产品现场查看厂房是否能够确保生产和贮存产品质量以及相关设备性能不会直接或间接地受到影响。查看厂房是否有适当的照

明、温度、湿度和通风控制条件。例如：生产无菌医疗器械应当根据所生产的无菌医疗器械的质量要求，确定在相应级别洁净室（区）内进行生产的过程，避免生产中的污染。空气洁净级别不同的洁净室（区）之间的静压差应大于5Pa，洁净室（区）与室外大气的静压差应大于10Pa，并应有指示压差的装置。必要时，相同洁净级别的不同功能区域（操作间）之间也应当保持适当的压差梯度。洁净室（区）的温度和相对湿度应当与产品生产工艺要求相适应。无特殊要求时，温度应当控制在18~28℃，相对湿度控制在45%~65%。再如：定制式义齿生产中易产尘、易污染的工序与相对清洁的工序所在区域应当相对独立。

［厂房基本条件要求2］厂房与设施的设计和安装应当根据产品特性采取必要的措施，有效防止昆虫或者其他动物进入。对厂房与设施的维护和维修不得影响产品质量。

［现场检查］针对企业生产的不同产品现场查看厂房与设施的设计和安装是否根据产品特性采取必要措施，有效防止昆虫或其他动物进入。例如：生产无菌医疗器械要求，生产厂房应当设置防尘、防止昆虫和其他动物进入的设施。洁净室（区）的门、窗及安全门应当密闭，洁净室（区）的门应当向洁净度高的方向开启，洁净室（区）的内表面应当便于清洁，不受清洁和消毒的影响。100级的洁净室（区）内不得设置地漏。在其他洁净室（区）内，水池或地漏应当有适当的设计和维护，并安装易于清洁且带有空气阻断功能的装置以防倒灌，同外部排水系统的连接方式应当能够防止微生物的侵入。

［厂房基本条件要求3］生产区应当有足够的空间，并与其产品生产规模、品种相适应。

［现场检查］针对企业生产的不同产品应现场查看生产区是否有足够的空间，是否与其产品生产规模、品种相适应。例如：定制式义齿生产，应现场查看接收、打磨、喷砂、抛光、上瓷、清洗、包装、检验、存放等区域的设置是否符合要求。生产无菌医疗器械还要求洁净室（区）内的人数应当与洁净室（区）面积相适应。

［仓储要求］仓储区应当能够满足原材料、包装材料、中间品、产品等的贮存条件和要求，按照待验、合格、不合格、退货或者召回等情形进行分区存放，便于检查和监控。

［现场检查］现场查看是否设置了相关区域并进行了标识，对各类物料是否按规定区域存放，应当有各类物品的贮存记录。针对企业生产的不同产品应现场查看是否符合要求。例如：定制式义齿生产生产中，易燃、易爆、有毒、有害的物料应当专区存放、标识明显，专人保管和发放。

［检验场所和设施基本要求］企业应当配备与产品生产规模、品种、检验要求相

适应的检验场所和设施。

［现场检查］对照企业产品生产工艺的要求和产品检验要求以及检验方法，核实企业是否具备相关检测条件。查看企业是否配备与产品生产规模、品种、检验要求相适应的检验场所和设施。

另外，《医疗器械生产质量管理规范》附录无菌医疗器械厂房与设施方面还有16条特殊要求；植入性医疗器械厂房与设施方面还有18条特殊要求；体外诊断试剂厂房与设施方面还有25条特殊要求；定制式义齿厂房与设施方面还有6条特殊要求。

（3）设备 《医疗器械生产质量管理规范》第四章设备共5条。

［生产设备基本要求］企业应当配备与所生产产品和规模相匹配的生产设备、工艺装备等，并确保有效运行。

［现场检查］针对企业生产品种特点和规模大小，现场查看是否符合要求。对照生产工艺流程图，查看设备清单，所列设备是否满足生产需要；核查现场设备是否与设备清单相关内容一致；应当制定设备管理制度。

［生产设备选型安装等要求］生产设备的设计、选型、安装、维修和维护必须符合预定用途，便于操作、清洁和维护。生产设备应当有明显的状态标识，防止非预期使用。企业应当建立生产设备使用、清洁、维护和维修的操作规程，并保存相应的操作记录。

［现场检查］现场查看生产设备验证记录，确认是否满足预定要求；现场查看生产设备是否便于操作、清洁和维护；现场查看生产设备标识是否准确、清晰；是否建立生产设备使用、清洁、维护和维修的操作规程，规程是否现行有效，相应的设备操作记录是否保存。

［检验仪器和设备要求］企业应当配备与产品检验要求相适应的检验仪器和设备，主要检验仪器和设备应当具有明确的操作规程。

［现场检查］对照企业产品检验要求和检验方法，核实企业是否具备相关检测设备，主要检测设备是否制定了操作规程，规程是否现行有效。

［检验仪器和设备使用记录要求］企业应当建立检验仪器和设备的使用记录，记录内容包括使用、校准、维护和维修等情况。

［现场检查］现场检查核实企业是否建立检验仪器和设备的使用记录，记录内容是否包括使用、校准、维护和维修等情况。

［计量器具要求］企业应当配备适当的计量器具。计量器具的量程和精度应当满足使用要求，标明其校准有效期，并保存相应记录。

［现场检查］现场查看企业是否配备与产品要求相适应的计量器具；计量器具

的量程和精度是否能够满足使用要求；计量器具有无校准记录，是否在有效期内使用。

另外，《医疗器械生产质量管理规范》附录无菌医疗器械设备方面还有5条特殊要求；植入性医疗器械设备方面还有5条特殊要求；体外诊断试剂设备方面还有6条特殊要求；定制式义齿设备方面还有7条特殊要求。

（4）文件管理 《医疗器械生产质量管理规范》第五章文件管理共4条。

［质量管理体系文件］企业应当建立健全质量管理体系文件，包括质量方针和质量目标、质量手册、程序文件、技术文件和记录以及法规要求的其他文件。质量手册应当对质量管理体系做出规定。程序文件应当根据产品生产和质量管理过程中需要建立的各种工作程序而制定，包含本规范所规定的各项程序。技术文件应当包括产品技术要求及相关标准、生产工艺规程、作业指导书、检验和试验操作规程、安装和服务操作规程等相关文件。

［现场检查］查看企业是否建立质量管理体系文件；质量方针应当在企业内部得到沟通和理解；应当在持续适宜性方面得到评审。质量目标应当与质量方针保持一致；应当根据总的质量目标，在相关职能和层次上进行分解，建立各职能和层次的质量目标；应当包括满足产品要求所需的内容；应当可测量、可评估；应当有具体的方法和程序来保障。质量手册应当对质量管理体系做出规定。查看企业的质量手册，应当包括企业质量目标、组织机构及职责、质量体系的适用范围和要求。程序文件是否根据产品生产和质量管理过程中需要建立的各种工作程序而制定，是否包含医疗器械生产质量管理规范所规定的各项程序文件。查看技术文件是否包括产品技术要求及相关标准、生产工艺规程、作业指导书、检验和试验操作规程、安装和服务操作规程等相关文件。

［文件控制程序要求］企业应当建立文件控制程序，系统地设计、制定、审核、批准和发放质量管理体系文件，至少应当符合以下要求：文件的起草、修订、审核、批准、替换或者撤销、复制、保管和销毁等应当按照控制程序管理，并有相应的文件分发、替换或者撤销、复制和销毁记录；文件更新或者修订时，应当按规定评审和批准，能够识别文件的更改和修订状态；分发和使用的文件应当为适宜的文本，已撤销或者作废的文件应当进行标识，防止误用。

［现场检查］查看企业是否建立文件控制程序，是否能够满足系统地设计、制定、审核、批准和发放质量管理体系文件要求。查看文件的起草、修订、审核、批准、替换或撤销、复制、保管和销毁等是否按照控制程序进行管理，并有相应的文件分发、撤销、复制和销毁记录。查看文件更新或修订时是否按规定评审和批准，能够识别文件的更改和修订状态。查看相关记录确认文件的更新或修订是否经过评

审和批准，其更改和修订状态是否能够得到识别。到工作现场抽查现场使用的文件，确认是否是有效版本。作废文件是否明确标识。

[作废文件保存要求] 企业应当确定作废的技术文件等必要的质量管理体系文件的保存期限，以满足产品维修和产品质量责任追溯等需要。

[现场检查] 查看企业是否明确规定作废的技术文件等必要的质量管理体系文件的保存期限，以满足产品维修和产品质量责任追溯等需要。保存期限应当不少于企业所规定的医疗器械寿命期。

[记录控制程序要求] 企业应当建立记录控制程序，包括记录的标识、保管、检索、保存期限和处置要求等，并满足以下要求：记录应当保证产品生产、质量控制等活动的可追溯性；记录应当清晰、完整，易于识别和检索，防止破损和丢失；记录不得随意涂改或者销毁，更改记录应当签注姓名和日期，并使原有信息仍清晰可辨，必要时，应当说明更改的理由；记录的保存期限应当至少相当于企业所规定的医疗器械的寿命期，但从放行产品的日期起不少于2年，或者符合相关法规要求，并可追溯。

[现场检查] 查看企业是否建立记录控制程序，控制程序是否包括记录的标识、保管、检索、保存期限和处置要求等。记录是否能够保证产品生产、质量控制等活动的可追溯性。记录是否清晰、完整，易于识别和检索，防止破损和丢失。记录不得随意涂改或销毁，更改记录应当规范签注姓名和日期，并使原有信息仍清晰可辨，必要时，应当说明更改的理由。记录的保存期限至少相当于生产企业所规定的医疗器械产品的寿命期，但从放行产品的日期起不少于2年，或符合相关法规要求，并可追溯。

（5）设计开发 《医疗器械生产质量管理规范》第六章设计开发共11条。

[设计控制程序要求1] 企业应当建立设计控制程序并形成文件，对医疗器械的设计和开发过程实施策划和控制。

[现场检查] 现场查看设计控制程序文件，应当清晰、可操作，能控制设计开发过程，至少包括以下内容：设计和开发的各个阶段的划分；适合于每个设计和开发阶段的评审、验证、确认和设计转换活动；设计和开发各阶段人员和部门的职责、权限和沟通；风险管理要求。

[设计控制程序要求2] 在进行设计和开发策划时，应当确定设计和开发的阶段及对各阶段的评审、验证、确认和设计转换等活动，应当识别和确定各个部门设计和开发的活动和接口，明确职责和分工。

[现场检查] 查看设计和开发策划资料，应当根据产品的特点，对设计开发活动进行策划，并将策划结果形成文件。至少包括以下内容：设计和开发项目的目标和

意义的描述，技术指标分析；确定了设计和开发各阶段以及适合于每个设计和开发阶段的评审、验证、确认和设计转换活动；应当识别和确定各个部门设计和开发的活动和接口，明确各阶段的人员或组织的职责、评审人员的组成以及各阶段预期的输出结果；主要任务和阶段性任务的策划安排与整个项目的一致；确定产品技术要求的制定、验证、确认和生产活动所需的测量装置；风险管理活动。企业应当按照策划实施设计和开发，当偏离计划而需要修改计划时，应当对计划重新评审和批准。

［设计控制程序要求 3］设计和开发输入应当包括预期用途规定的功能、性能和安全要求、法规要求、风险管理控制措施和其他要求。对设计和开发输入应当进行评审并得到批准，保持相关记录。

［现场检查］查看设计和开发输入是否包括预期用途规定的功能、性能和安全要求、法规要求、风险管理控制措施和其他要求。对设计和开发输入是否进行评审并得到批准，是否保持相关记录。

［设计控制程序要求 4］设计和开发输出应当满足输入要求，包括采购、生产和服务所需的相关信息、产品技术要求等。设计和开发输出应当得到批准，保持相关记录。

［现场检查］查看设计和开发输出资料，至少符合以下要求：采购信息，如原材料、包装材料、组件和部件技术要求；生产和服务所需的信息，如产品图纸（包括零部件图纸）、工艺配方、作业指导书、环境要求等；产品技术要求；产品检验规程或指导书；规定产品的安全和正常使用所必需的产品特性，如产品使用说明书、包装和标签要求等。产品使用说明书是否与注册申报和批准的一致；标识和可追溯性要求；提交给注册审批部门的文件，如研究资料、产品技术要求、注册检验报告、临床评价资料（如有）、医疗器械安全有效基本要求清单等；样机或样品；生物学评价结果和记录，包括材料的主要性能要求。查看设计和开发输出是否得到批准，是否保持相关记录。

［设计控制程序要求 5］企业应当在设计和开发过程中开展设计和开发到生产的转换活动，以使设计和开发的输出在成为最终产品规范前得以验证，确保设计和开发输出适用于生产。

［现场检查］查看相关文件，至少符合以下要求：应当在设计和开发过程中开展设计转换活动以解决可生产性、部件及材料的可获得性、所需的生产设备、操作人员的培训等；设计转换活动应当将产品的每一技术要求正确转化成与产品实现相关的具体过程或程序；设计转换活动的记录应当表明设计和开发输出在成为最终产品规范前得到验证，并保留验证记录，以确保设计和开发的输出适于生产；应当对特殊过程的转换进行确认，确保其结果适用于生产，并保留确认记录。

［设计控制程序要求6］企业应当在设计和开发的适宜阶段安排评审，保持评审结果及任何必要措施的记录。

［现场检查］查看相关文件和记录，至少符合以下要求：应当按设计开发策划的结果，在适宜的阶段进行设计和开发评审；应当保持设计和开发评审记录，包括评审结果和评审所采取必要措施的记录。

［设计控制程序要求7］企业应当对设计和开发进行验证，以确保设计和开发输出满足输入的要求，并保持验证结果和任何必要措施的记录。

［现场检查］查看相关文件和记录，至少符合以下要求：应当结合策划的结果，在适宜的阶段进行设计和开发验证，确保设计开发输出满足输入的要求；应当保持设计和开发验证记录、验证结果和任何必要措施的记录；若设计和开发验证采用的是可供选择的计算方法或经证实的设计进行比较的方法，应当评审所用的方法的适宜性，确认方法是否科学和有效。

［设计控制程序要求8］企业应当对设计和开发进行确认，以确保产品满足规定的使用要求或者预期用途的要求，并保持确认结果和任何必要措施的记录。

［现场检查］查看相关文件和记录，至少符合以下要求：应当在适宜阶段进行设计和开发确认，确保产品满足规定的使用要求或预期用途的要求；设计和开发确认活动应当在产品交付和实施之前进行；应当保持设计和开发确认记录，包括临床评价或临床试验的记录，保持确认结果和任何必要措施的记录。

［设计控制程序要求9］确认可采用临床评价或者性能评价。进行临床试验时应当符合医疗器械临床试验法规的要求。

［现场检查］查看临床评价报告及其支持材料。若开展临床试验的，其临床试验应当符合法规要求并提供相应的证明材料。对于需要进行临床评价或性能评价的医疗器械，应当能够提供评价报告和（或）材料。

［设计控制程序要求10］企业应当对设计和开发的更改进行识别并保持记录。必要时，应当对设计和开发更改进行评审、验证和确认，并在实施前得到批准。当选用的材料、零件或者产品功能的改变可能影响到医疗器械产品安全性、有效性时，应当评价因改动可能带来的风险，必要时采取措施将风险降低到可接受水平，同时应当符合相关法规的要求。

［现场检查］查看企业是否对设计和开发的更改进行识别并保持记录。查看设计和开发更改的评审记录，至少符合以下要求：应当包括更改对产品组成部分和已交付产品的影响；设计和开发更改的实施应符合医疗器械产品注册的有关规定；设计更改的内容和结果涉及改变医疗器械产品注册证（备案凭证）所载明的内容时，企业应当进行风险分析，并按照相关法规的规定，申请变更注册（备案），以满足法规

的要求。查看当选用的材料、零件或者产品功能的改变可能影响到医疗器械产品安全性、有效性时，企业是否评价因改动可能带来的风险，必要时采取措施将风险降低到可接受水平，是否符合相关法规的要求。

［设计控制程序要求11］企业应当在包括设计和开发在内的产品实现全过程中，制定风险管理的要求并形成文件，保持相关记录。

［现场检查］查看风险管理文件和记录，至少符合以下要求：风险管理应当覆盖企业开发的产品实现的全过程；应当建立对医疗器械进行风险管理的文件，保持相关记录，以确定实施的证据；应当将医疗器械产品的风险控制在可接受水平。

另外，《医疗器械生产质量管理规范》附录无菌医疗器械设计开发方面还有2条特殊要求；植入性医疗器械设计开发方面还有3条特殊要求；体外诊断试剂设计开发方面还有3条特殊要求。

（6）采购　《医疗器械生产质量管理规范》第七章采购共6条。

［采购要求1］企业应当建立采购控制程序，确保采购物品符合规定的要求，且不低于法律法规的相关规定和国家强制性标准的相关要求。

［现场检查］查看企业是否建立采购控制程序。采购程序内容至少包括：采购流程、合格供应商的选择、评价和再评价规定、采购物品检验或验证的要求、采购记录的要求。查看企业采购物品是否符合规定的要求，且不低于法律法规的相关规定和国家强制性标准的相关要求。

［采购要求2］企业应当根据采购物品对产品的影响，确定对采购物品实行控制的方式和程度。

［现场检查］查看企业对采购物品实施控制方式和程度的规定，核实控制方式和程度能够满足产品要求。

［采购要求3］企业应当建立供应商审核制度，并应当对供应商进行审核评价。必要时，应当进行现场审核。

［现场检查］一是查看是否符合《医疗器械生产企业供应商审核指南》的要求。例如：是否对供应商资质（包括企业营业执照、合法的生产经营证明文件等）；供应商的质量管理体系相关文件；采购物品生产工艺说明；采购物品性能、规格型号、安全性评估材料、企业自检报告或有资质检验机构出具的有效检验报告；其他可以在合同中规定的文件和资料进行文件审核。是否实施进货查验（生产企业应当严格按照规定要求进行进货查验，要求供应商按供货批次提供有效检验报告或其他质量合格证明文件）。是否进行现场审核（生产企业应当建立现场审核要点及审核原则，对供应商的生产环境、工艺流程、生产过程、质量管理、储存运输条件等可能影响采购物品质量安全的因素进行审核。企业应当特别关注供应商提供的检验能力是否

满足要求以及是否能保证供应物品持续符合要求）等。

二是查看采购物品的检验或验证记录，企业应当保留供方评价的结果和评价过程的记录。

［采购要求4］企业应当与主要原材料供应商签订质量协议，明确双方所承担的质量责任。

［现场检查］查看企业是否与主要原材料供应商签订质量协议，协议是否明确双方所承担的质量责任。

［采购要求5］采购时应当明确采购信息，清晰表述采购要求，包括采购物品类别、验收准则、规格型号、规程、图样等内容。应当建立采购记录，包括采购合同、原材料清单、供应商资质证明文件、质量标准、检验报告及验收标准等。采购记录应当满足可追溯要求。

［现场检查］查看企业采购时是否明确采购信息，清晰表述采购要求，包括采购物品类别、验收准则、规格型号、规程、图样等内容。可从采购清单中抽查相关采购物品的采购要求，确认是否符合本条要求。查看企业是否建立采购记录，包括采购合同、原材料清单、供应商资质证明文件、质量标准、检验报告及验收标准等。采购记录应当满足可追溯要求。

［采购要求6］企业应当对采购物品进行检验或者验证，确保满足生产要求。

［现场检查］企业是否对采购物品进行检验或验证，结果是否满足生产要求。查看采购物品的检验或验证记录。

另外，《医疗器械生产质量管理规范》附录无菌医疗器械采购方面还有3条特殊要求；植入性医疗器械采购方面还有7条特殊要求；体外诊断试剂采购方面还有1条特殊要求。

（7）生产管理 《医疗器械生产质量管理规范》第八章生产管理共11条。

［生产管理要求1］企业应当按照建立的质量管理体系进行生产，以保证产品符合强制性标准和经注册或者备案的产品技术要求。

［现场检查］查看企业是否按照建立的质量管理体系进行生产，以保证产品符合强制性标准和经注册或者备案的产品技术要求。

［生产管理要求2］企业应当编制生产工艺规程、作业指导书等，明确关键工序和特殊过程。

［现场检查］企业是否编制生产工艺规程、作业指导书等，明确关键工序和特殊过程。查看相关文件，是否明确关键工序和特殊过程，对关键工序和特殊过程的重要参数是否做验证或确认的规定。

［生产管理要求3］在生产过程中需要对原材料、中间品等进行清洁处理的，应

当明确清洁方法和要求，并对清洁效果进行验证。

[现场检查]查看企业在生产过程中需要对原材料、中间品等进行清洁处理的，是否明确清洁方法和要求，并对清洁效果进行验证。查看相关文件。

[生产管理要求4]企业应当根据生产工艺特点对环境进行监测，并保存记录。

[现场检查]查看企业是否根据生产工艺特点对环境进行监测，并保存记录。

[生产管理要求5]企业应当对生产的特殊过程进行确认，并保存记录，包括确认方案、确认方法、操作人员、结果评价、再确认等内容。生产过程中采用的计算机软件对产品质量有影响的，应当进行验证或者确认。

[现场检查]查看企业是否对生产的特殊过程进行确认，并保存记录，包括确认方案、确认方法、操作人员、结果评价、再确认等内容。查看企业生产过程中采用的计算机软件对产品质量有影响的，是否进行验证或确认。

[生产管理要求6]每批（台）产品均应当有生产记录，并满足可追溯的要求。生产记录包括产品名称、规格型号、原材料批号、生产批号或者产品编号、生产日期、数量、主要设备、工艺参数、操作人员等内容。

[现场检查]查看企业每批（台）产品是否均有生产记录，并满足可追溯的要求。查看生产记录是否包括：产品名称、规格型号、原材料批号、生产批号或产品编号、生产日期、数量、主要设备、工艺参数、操作人员等内容。

[生产管理要求7]企业应当建立产品标识控制程序，用适宜的方法对产品进行标识，以便识别，防止混用和错用。

[现场检查]查看企业是否建立产品标识控制程序，是否能够用适宜的方法对产品进行标识，以便识别，防止混用和错用。

[生产管理要求8]企业应当在生产过程中标识产品的检验状态，防止不合格中间产品流向下道工序。

[现场检查]企业在生产过程中标识产品的检验状态，是否可以防止不合格中间产品流向下道工序。查看是否对检验状态标识方法做出规定，现场查看生产过程中的检验状态标识，是否符合文件规定。

[生产管理要求9]企业应当建立产品的可追溯性程序，规定产品追溯范围、程度、标识和必要的记录。

[现场检查]查看企业是否建立产品的可追溯性程序，是否规定产品追溯范围、程度、标识和必要的记录。

[生产管理要求10]产品的说明书、标签应当符合相关法律法规及标准要求。

[现场检查]查看企业产品的说明书、标签是否符合相关法律法规及标准要求。

[生产管理要求11]企业应当建立产品防护程序，规定产品及其组成部分的防

护要求，包括污染防护、静电防护、粉尘防护、腐蚀防护、运输防护等要求。防护应当包括标识、搬运、包装、贮存和保护等。

［现场检查］现场查看企业产品防护程序是否符合规范要求；现场查看并抽查相关记录，确认产品防护符合要求。

另外，《医疗器械生产质量管理规范》附录无菌医疗器械生产管理方面还有12条特殊要求；植入性医疗器械生产管理方面还有18条特殊要求；体外诊断试剂生产管理方面还有16条特殊要求；定制式义齿生产管理方面还有7条特殊要求。

（8）质量控制 《医疗器械生产质量管理规范》第九章质量控制共6条。

［质量控制要求1］企业应当建立质量控制程序，规定产品检验部门、人员、操作等要求，并规定检验仪器和设备的使用、校准等要求以及产品放行的程序。

［现场检查］查看企业是否建立质量控制程序，质量控制程序是否对产品的检验部门职责、人员资质、检验操作规程等做出规定。查看企业质量控制程序，是否对检验仪器、设备的使用和校准做出规定，是否对产品的放行做出规定，其规定是否符合《医疗器械生产企业质量控制与成品放行指南》的要求。

［质量控制要求2］检验仪器和设备的管理使用应当符合以下要求：定期对检验仪器和设备进行校准或者检定，并予以标识；规定检验仪器和设备在搬运、维护、贮存期间的防护要求，防止检验结果失准；发现检验仪器和设备不符合要求时，应当对以往检验结果进行评价，并保存验证记录；对用于检验的计算机软件，应当确认。

［现场检查］企业应当定期对检验仪器和设备进行校准或检定，并予以标识。查看检验仪器和设备是否按规定实施了校准或检定，是否进行了标识。查看企业是否规定检验仪器和设备在搬运、维护、贮存期间的防护要求，防止检验结果失准。当发现检验仪器和设备不符合要求时，应当对以往检验结果进行评价，并保存验证记录。查看设备使用、维护记录，当发现检验仪器设备不符合要求时，是否对以往检测的结果进行了评价，并保存相关记录。查看对用于检验的计算机软件，是否进行确认。

［质量控制要求3］企业应当根据强制性标准以及经注册或者备案的产品技术要求制定产品的检验规程，并出具相应的检验报告或者证书。需要常规控制的进货检验、过程检验和成品检验项目原则上不得进行委托检验。对于检验条件和设备要求较高，确需委托检验的项目，可委托具有资质的机构进行检验，以证明产品符合强制性标准和经注册或者备案的产品技术要求。

［现场检查］查看产品检验规程是否涵盖强制性标准以及经注册或者备案的产品技术要求的性能指标；确认检验记录是否能够证实产品符合要求；查看是否根据检

验规程及检验结果出具相应的检验报告或证书。需要常规控制的进货检验、过程检验和成品检验项目原则上不得进行委托检验。对于检验条件和设备要求较高，确需委托检验的项目，可委托具有资质的机构进行检验，以证明产品符合强制性标准和经注册或者备案的产品技术要求。

［质量控制要求4］每批（台）产品均应当有检验记录，并满足可追溯的要求。检验记录应当包括进货检验、过程检验和成品检验的检验记录、检验报告或者证书等。

［现场检查］查看企业每批（台）产品是否均有批检验记录，并满足可追溯要求。检验记录是否包括进货检验、过程检验和成品检验的检验记录、检验报告或证书等。

［质量控制要求5］企业应当规定产品放行程序、条件和放行批准要求。放行的产品应当附有合格证明。

［现场检查］查看企业产品放行程序，是否明确了放行的条件和放行批准的要求，规定有权放行产品人员及其职责权限，并应当保持批准的记录。其规定是否符合《医疗器械生产企业质量控制与成品放行指南》的要求。查看企业放行的产品是否附有合格证明。

［质量控制要求6］企业应当根据产品和工艺特点制定留样管理规定，按规定进行留样，并保持留样观察记录。

［现场检查］查看企业是否根据产品和工艺特点制定留样管理规定，按规定进行留样，并保持留样观察记录。

另外，《医疗器械生产质量管理规范》附录无菌医疗器械质量控制方面还有7条特殊要求；植入性医疗器械质量控制方面还有6条特殊要求；体外诊断试剂质量控制方面还有5条特殊要求；定制式义齿质量控制方面还有2条特殊要求。

（9）销售和售后服务　《医疗器械生产质量管理规范》第十章销售和售后服务共5条。

［销售记录要求］企业应当建立产品销售记录，并满足可追溯的要求。销售记录至少包括医疗器械的名称、规格、型号、数量、生产批号、有效期、销售日期，购货单位名称、地址、联系方式等内容。

［现场检查］查看企业是否建立产品销售记录，并满足可追溯要求。查看销售记录是否包括：医疗器械名称、规格、型号、数量、生产批号、有效期、销售日期，购货单位名称、地址、联系方式等内容。

［销售要求］直接销售自产产品或者选择医疗器械经营企业，应当符合医疗器械相关法规和规范要求。发现医疗器械经营企业存在违法违规经营行为时，应当及时向当地食品药品监督管理部门报告。

[现场检查] 查看企业直接销售自产产品或者选择医疗器械经营企业是否符合医疗器械相关法规和规范要求。发现医疗器械经营企业存在违法违规经营行为时，是否及时向当地食品药品监督管理部门报告。

[售后服务要求] 企业应当具备与所生产产品相适应的售后服务能力，建立健全售后服务制度。应当规定售后服务的要求并建立售后服务记录，并满足可追溯的要求。

[现场检查] 查看企业是否具备与所生产产品相适应的售后服务能力，是否建立健全售后服务制度。查看是否规定售后服务要求并建立售后服务记录，并满足可追溯的要求。

[医疗器械安装要求] 需要由企业安装的医疗器械，应当确定安装要求和安装验证的接收标准，建立安装和验收记录。由使用单位或者其他企业进行安装、维修的，应当提供安装要求、标准和维修零部件、资料、密码等，并进行指导。

[现场检查] 查看需要由企业安装的医疗器械，是否确定安装要求和安装验证的接收标准，是否建立安装和验收记录。查看由使用单位或其他企业进行安装、维修的，企业是否提供安装要求、标准和维修零部件、资料、密码等，并进行指导。

[顾客反馈信息处理要求] 企业应当建立顾客反馈处理程序，对顾客反馈信息进行跟踪分析。

[现场检查] 查看程序文件是否对上述活动的实施做出了规定，并对顾客反馈信息进行了跟踪和分析。

另外，《医疗器械生产质量管理规范》附录植入性医疗器械销售方面还有 1 条特殊要求；定制式义齿销售和售后服务方面还有 2 条特殊要求。

（10）不合格品控制 《医疗器械生产质量管理规范》第十一章不合格品控制共 4 条。

[不合格品控制程序要求] 企业应当建立不合格品控制程序，规定不合格品控制的部门和人员的职责与权限。

[现场检查] 查看企业是否建立不合格品控制程序，规定不合格品控制的部门和人员的职责与权限。

[不合格品处置要求 1] 企业应当对不合格品进行标识、记录、隔离、评审，根据评审结果，对不合格品采取相应的处置措施。

[现场检查] 现场查看不合格品的标识、隔离是否符合程序文件的规定，抽查不合格品处理记录，是否按文件的规定进行评审。

[不合格品处置要求 2] 在产品销售后发现产品不合格时，企业应当及时采取相

应措施，如召回、销毁等。

［现场检查］现场查看在产品销售后发现不合格时的处置措施，是否召回和销毁等。

［不合格品处置要求3］不合格品可以返工的，企业应当编制返工控制文件。返工控制文件包括作业指导书、重新检验和重新验证等内容。不能返工的，应当建立相关处置制度。

［现场检查］查看返工控制文件，是否对可以返工的不合格品做出规定；抽查返工活动记录，确认是否符合返工控制文件的要求。查看不能返工的，是否建立相关处置制度。

另外，《医疗器械生产质量管理规范》附录定制式义齿不合格品控制方面还有1条特殊要求。

（11）不良事件监测、分析和改进 《医疗器械生产质量管理规范》第十二章不良事件监测、分析和改进共8条。

［处理顾客投诉要求］企业应当指定相关部门负责接收、调查、评价和处理顾客投诉，并保持相关记录。

［现场检查］查看有关职责权限的文件，确定是否对上述活动做出规定，企业是否指定相关部门负责接收、调查、评价和处理顾客投诉，并保持相关记录。

［不良事件监测要求］企业应当按照有关法规的要求建立医疗器械不良事件监测制度，开展不良事件监测和再评价工作，并保持相关记录。

［现场检查］查看企业建立的不良事件的监测制度，是否规定了可疑不良事件管理人员的职责、报告原则、上报程序、上报时限，制定了启动实施医疗器械再评价的程序和文件等，并符合法规要求。查看相关记录，确认是否存在不良事件，并按规定要求实施。

［数据分析要求］企业应当建立数据分析程序，收集分析与产品质量、不良事件、顾客反馈和质量管理体系运行有关的数据，验证产品安全性和有效性，并保持相关记录。

［现场检查］查看企业是否建立数据分析程序，收集分析与产品质量、不良事件、顾客反馈和质量管理体系运行有关的数据，验证产品安全性和有效性，并保持相关记录。查看数据分析的实施记录，是否按程序规定进行，是否应用了统计技术并保留了数据分析结果的记录。

［纠正措施程序要求］企业应当建立纠正措施程序，确定产生问题的原因，采取有效措施，防止相关问题再次发生。应当建立预防措施程序，确定潜在问题的原因，采取有效措施，防止问题发生。

[现场检查] 查看企业是否建立纠正措施程序，确定产生问题的原因，采取有效措施，防止相关问题再次发生。查看企业是否建立预防措施程序，确定潜在问题的原因，采取有效措施，防止问题发生。

[产品召回要求] 对于存在安全隐患的医疗器械，企业应当按照有关法规要求采取召回等措施，并按规定向有关部门报告。

[现场检查] 查看企业对存在安全隐患的医疗器械，是否按照有关法规要求采取召回等措施，并按规定向有关部门报告。

[产品信息告知程序要求] 企业应当建立产品信息告知程序，及时将产品变动、使用等补充信息通知使用单位、相关企业或者消费者。

[现场检查] 查看企业是否建立产品信息告知程序，是否及时将产品变动、使用等补充信息通知使用单位、相关企业或消费者。

[质量管理体系内部审核要求] 企业应当建立质量管理体系内部审核程序，规定审核的准则、范围、频次、参加人员、方法、记录要求、纠正预防措施有效性的评定等内容，以确保质量管理体系符合本规范的要求。

[现场检查] 查看企业是否建立质量管理体系内部审核程序，内部审核程序是否包括了审核的准则、范围、频次、参加人员、方法、记录要求、纠正预防措施有效性的评定等内容。查看内审资料，实施内审的人员是否经过培训，内审的记录是否符合要求，针对内审发现的问题是否采取了纠正措施，是否有效。

[质量管理体系进行评价和审核要求] 企业应当定期开展管理评审，对质量管理体系进行评价和审核，以确保其持续的适宜性、充分性和有效性。

[现场检查] 查看管理评审文件和记录，是否包括管理评审计划、管理评审报告以及相关改进措施，管理评审报告中是否包括了对法规符合性的评价。是否在规定时间内进行了管理评审，是否提出了改进措施并落实具体职责和要求，是否按计划实施。

另外，《医疗器械生产质量管理规范》附录植入性医疗器械不良事件监测、分析和改进方面还有 2 条特殊要求。

第六章　经营监督管理

一、概述

医疗器械经营企业是从事医疗器械经营活动的经济主体，从事医疗器械经营活动的许可条件需要通过立法予以确定。《医疗器械监督管理条例》等法规文件对我国现行医疗器械经营许可制度做出了明确规定。经营第一类医疗器械不需许可和备案，经营第二类医疗器械实行备案管理，经营第三类医疗器械实行许可管理。

1. 我国医疗器械经营许可制度立法沿革

医疗器械经营许可制度是指国家和政府准许公民、法人和其他组织进入医疗器械流通环节，从事医疗器械经营行为的条件、程序、制度和规范的总称，其目的在于对影响医疗器械经营质量的关键环节进行必要的管理和控制。《医疗器械监督管理条例》规定了开办医疗器械经营企业必须具备的法定条件和法定程序，第一次以立法的形式确立了我国的医疗器械经营许可制度。随着我国医疗器械流通领域的不断发展变化，为加强医疗器械经营质量的管理，国家食品药品监督管理总局先后发布了《医疗器械经营监督管理办法》（国家食品药品监督管理局令第8号）、《医疗器械经营质量管理规范》等一系列规章、文件，规范医疗器械流通环节，对开办医疗器械经营企业的许可条件和程序不断补充完善，明确规定了许可部门、程序及管理办法，形成了我国现行的医疗器械经营许可制度。

2. 实施医疗器械经营许可制度的必要性

医疗器械经营企业的经营条件和经营行为对医疗器械的安全性、有效性具有重要影响。为了保证医疗器械经营质量、公众用械安全有效，目前我国采取医疗器械经营许可制度，即医疗器械监管部门对医疗器械经营企业依据法定条件进行前置性审批，依法赋予申请者从事一定范围的医疗器械经营活动的法律资格，并通过对医疗器械经营许可、登记事项（如经营范围等）的限定，对其日常经营行为进行必要的规范和监管。

随着简政放权的政策推进，2012年9月23日，国务院发布了《关于第六批取消和调整行政审批项目的决定》，将第二、三类医疗器械经营许可审批权下放至设区的市级人民政府食品药品监督管理部门。2014 年 10 月 1 日,《医疗器械经营监督管理办法》施行。按照医疗器械风险程度,医疗器械经营实施分类管理。经营第一类医疗器械不需许可和备案,经营第二类医疗器械实行备案管理,经营第三类医疗器械实行许可管理。

3. 医疗器械经营许可制度的构成

《医疗器械监督管理条例》(国务院令第 65 号)、《医疗器械经营监督管理办法》(局令第 8 号)、《医疗器械经营质量管理规范》和《医疗器械分类规则》(局令第 15 号)等法律规章对医疗器械经营许可条件和程序做了具体规定,包含申请医疗器械经营企业法定条件、申请医疗器械经营企业法定程序等内容,共同构成了我国现行医疗器械经营许可法律制度。

二、医疗器械经营许可与备案管理

《医疗器械经营许可证》是医疗器械经营企业有权经营三类医疗器械的资格证明,《第二类医疗器械经营备案凭证》是医疗器械经营企业有权经营二类医疗器械的资格证明。只有取得《医疗器械经营许可证》或《第二类医疗器械经营备案凭证》的企业才具有经营医疗器械的法定资格,其行政许可内容依法设定。包含三层含义:获得《医疗器械经营许可证》的资格主体是法人和其他组织;持有者对《医疗器械经营许可证》具有使用权,是从事医疗器械经营活动的法定凭证;行政许可只能由具有行政许可权的行政机关在其法定职权范围内实施,任何单位和个人不得伪造、变造、买卖、出租和出借。

按照《行政许可法》及《医疗器械监督管理条例》(2014 年修订版)第三十、三十一条,从事第二类医疗器械经营的,由经营企业向所在地设区的市级人民政府食品药品监督管理部门备案并提交其符合条例第二十九条规定条件的证明资料。从事第三类医疗器械经营的,经营企业应当向所在地设区的市级人民政府食品药品监督管理部门申请经营许可并提交其符合条例第二十九条规定条件的证明资料。

食品药品监督管理部门按照风险管理原则,对医疗器械实施分类分级管理。经营第一类医疗器械不需许可和备案,经营第二类医疗器械实行备案管理,经营第三类医疗器械实行许可管理。

根据《医疗器械经营监督管理办法》(局令 8 号)的第十二、十三、十四条规定,从事第二类医疗器械经营的企业,应当向所在地区的市级食品药品监督管理部门提交备案资料及第二类医疗器械经营备案表,食品药品监督管理部门应当当场对企业提交资料的完整性进行核对,符合规定条件的予以备案,发给第二类医疗器械经营备案凭证。设区的市级食品药品监督管理部门应当在医疗器械经营企业备案之日起3个月内，按照医疗器械经营质量管理规范的要求对第二类医疗器械经营企业开展现场核查。

根据《医疗器械经营监督管理办法》（局令8号）的第七条、八条、九条的规定，从事第三类医疗器械经营的企业，应当向所在地设区的市级食品药品监督管理部门提出申请并提交第八条规定的资料。设区的市级食品药品监督管理部门应当自受理之日起30个工作日内对申请资料进行审核，并按照医疗器械经营质量管理规范的要求开展现场核查。符合规定条件的，依法做出准予许可的书面决定，并于10个工作日内发给《医疗器械经营许可证》；不符合规定条件的，做出不予许可的书面决定，并说明理由。

医疗器械经营许可按照行政许可事项类型可以分为：核发、变更、延续、补发、注销。具体项目包括：①医疗器械经营许可证核发；②医疗器械经营许可证变更审批（许可事项）；③医疗器械经营许可证变更审批（登记事项）；④医疗器械经营许可证延续审批；⑤医疗器械经营许可证补发审批；⑥医疗器械经营许可证注销。

登记备案项目包括：①第二类医疗器械经营备案登记；②第二类医疗器械经营备案变更登记。

第七章　医疗器械使用质量监督管理及解析

一、概述

（一）医疗器械使用质量监管法律法规依据

我国医疗器械使用质量监管的法律法规依据主要包括：①《中华人民共和国行政处罚法》；②《中华人民共和国行政强制法》；③《医疗器械监督管理条例》（国务院令第 650 号）；④《医疗器械使用质量监督管理办法》（总局局令第 18 号）；⑤《医疗器械注册管理办法》（总局局令第 4 号）；⑥《体外诊断试剂注册管理办法》（总局局令第 5 号）；⑦《医疗器械说明书和标签管理规定》（总局局令第 6 号）；⑧《药品医疗器械飞行检查办法》（总局局令第 14 号）；⑨《医疗器械召回管理办法》（总局局令第 29 号）；⑩《医疗器械不良事件监测和再评价管理办法（试行）》（国食药监械〔2008〕766 号）；⑪《医疗器械冷链（运输、贮存）管理指南》（总局 2016年第 154 号公告）。

（二）医疗器械使用质量监管总体要求

1. 食品药品监督管理部门的监管责任

国家食品药品监督管理总局负责全国医疗器械使用质量监督管理工作。县级以上地方食品药品监督管理部门负责本行政区域的医疗器械使用质量监督管理工作。上级食品药品监督管理部门负责指导和监督下级食品药品监督管理部门开展医疗器械使用质量监督管理工作。

2. 医疗器械使用单位的责任

医疗器械使用单位应当配备与其规模相适应的医疗器械质量管理机构或者质量管理人员，建立覆盖质量管理全过程的使用质量管理制度，承担本单位使用医疗器械的质量管理责任。

医疗器械使用单位发现所使用的医疗器械发生不良事件或者可疑不良事件的，应当按照医疗器械不良事件监测的有关规定报告并处理。

3. 医疗器械生产经营企业的责任

医疗器械生产经营企业销售的医疗器械应当符合强制性标准以及经注册或者备案的产品技术要求。医疗器械生产经营企业应当按照与医疗器械使用单位的合同约定，提供医疗器械售后服务，指导和配合医疗器械使用单位开展质量管理工作。

二、采购、验收与贮存

（一）采购

使用单位应当从具有医疗器械生产、经营资质的企业购进合格的医疗器械。实践中，使用单位采购医疗器械渠道不规范，索证索票工作不严谨的问题仍然存在。《医疗器械使用质量监督管理办法》第七条规定：医疗器械使用单位应当对医疗器械采购实行统一管理，由其指定的部门或者人员统一采购医疗器械，其他部门或者人员不得自行采购。

使用单位在采购前应当审核供货者的合法资格、所购入医疗器械的合法性并获取加盖供货者公章的有效期内的相关证明文件或者复印件，包括：①营业执照。②医疗器械生产或者经营的许可证或者备案凭证。③医疗器械注册证或者备案凭证。④销售人员身份证复印件，加盖本企业公章的授权书原件等。授权书应当载明授权销售的品种、地域、期限，注明销售人员的身份证号码。

（二）验收

1. 使用单位应当建立和执行医疗器械进货查验记录制度

验收是医疗器械投入使用之前的关键环节。使用单位在购进医疗器械时，应当审核供货者的合法资质、所购入的医疗器械的合格证明文件，对医疗器械进行查验，并建立真实、完整的验收记录。

《医疗器械监督管理条例》第三十二条规定：医疗器械使用单位购进医疗器械，应当查验供货者的资质和医疗器械的合格证明文件，建立进货查验记录制度。记录事项包括：①医疗器械的名称、型号、规格、数量；②医疗器械的生产批号、有效期、销售日期；③生产企业的名称；④供货者的名称、地址及联系方式；⑤相关许可证明文件编号等。进货查验记录应当真实，并按照国务院食品药品监督管理部门规定的期限予以保存。国家鼓励采用先进技术手段进行记录。

2. 使用单位在验收过程中，应当做好以下工作

（1）索取、查验供货者资质、医疗器械注册证或者备案凭证等证明文件，核

对医疗器械说明书、标签内容是否与供货者资质及经注册或者备案的相关内容一致。验明产品合格证明文件，核实有特殊储运要求医疗器械的储运条件是否符合要求。

国家把医疗器械按照风险程度分为三类。第一类医疗器械实行产品备案管理，第一类医疗器械生产实行备案管理，第一类医疗器械经营不需备案或许可。常见的第一类产品如创可贴、无源的重复使用手术器械（除另有规定外，按照第一类医疗器械管理）、无电能听诊器等。购进第一类医疗器械产品要索取、查验产品备案凭证、生产备案凭证等证明文件。对于 2014 年 6 月 1 日前已获准注册且在第一类医疗器械产品目录中的第一类医疗器械，要索取、查验在有效期内的产品注册证。

第二类医疗器械实行产品注册管理，第二类医疗器械生产要取得生产许可证，第二类医疗器械经营实行备案管理。常见的第二类产品如助听器（非植入式）、酶免仪等等。购进第二类医疗器械产品要索取、查验产品注册证、生产许可证、经营备案凭证等证明文件。

第三类医疗器械实行产品注册管理，第三类医疗器械生产要取得生产许可证，第三类医疗器械经营要取得经营许可证。常见的第三类产品如一次性静脉输液针、电子内镜、全自动免疫分析仪。购进第三类产品要索取、查验产品注册证、生产许可证、经营许可证等证明文件。

进口的医疗器械应当是已注册或者已备案的医疗器械。进口的医疗器械应当有中文说明书、中文标签。中文说明书、中文标签应当符合《医疗器械监督管理条例》《医疗器械说明书和标签管理规定》以及相关强制性标准的要求，并在说明书中载明医疗器械的原产地以及代理人的名称、地址、联系方式。没有中文说明书、中文标签或者说明书、标签不符合规定的，不得进口。

进口的医疗器械还应索取、查验海关进口货物报关单；应由出入境检验检疫机构依法检验合格方可进口的医疗器械，应当索取、查验有效的进口商检报告。

验收时应当核查购进医疗器械的品名、规格型号、包装规格、数量与购买合同是否一致，包装是否完整等内容，无产品合格证明文件的医疗器械应当拒收。

对有特殊储运要求的医疗器械应当核实储运条件是否符合产品说明书和标签标示的要求。在进行冷链管理医疗器械收货时，应核实运输方式、到货及在途温度、启运时间和到货时间并做好记录。符合要求的，应及时移入冷库或冷藏设备（冷藏柜或冷藏箱等）内待验区；不符合温度要求的应当拒收，并做相应记录。使用冷库贮存的冷链管理医疗器械，应当在冷库内进行验收。验收人员应当检查产品状态，并按《医疗器械使用质量监督管理办法》的要求作好记录。

（2）医疗器械使用单位应当真实、完整、准确地记录进货查验情况　进货查验记录应当保存至医疗器械规定使用期限届满后 2 年或者使用终止后 2 年。大型医疗器械进货查验记录应当保存至医疗器械规定使用期限届满后 5 年或者使用终止后 5 年；植入性医疗器械进货查验记录应当永久保存。

对第一类医疗器械进行验收记录时，应当记录其备案凭证号。对于 2014 年 6 月 1 日前已获准注册且在第一类医疗器械产品目录和相应体外诊断试剂分类子目录中的第一类医疗器械，可记录其在有效期内的产品注册证号。对于第二类、第三类医疗器械进行验收记录时，应当记录其注册证号。对于无菌产品则应当记录其灭菌日期、灭菌批号和灭菌失效期，以利于对产品质量开展有效监管。

在验收过程中，所有与合同要求不符的情况也都应当及时填写在验收记录上，并附上影像资料。

医疗器械使用单位应当妥善保存购入第三类医疗器械的原始资料，确保信息具有可追溯性。

3. 使用单位不得购进和使用未依法注册（或备案）、无合格证明文件以及过期、失效、淘汰的医疗器械

无合格证明文件的医疗器械不能证明该产品符合生产企业质量管理体系规定的出厂放行要求。

过期医疗器械是指超过产品标明的使用有效期限的医疗器械。

失效医疗器械是指产品由于自身质的变化，丧失了预定的性能，不能达到预期的安全性和有效性的医疗器械。

淘汰的医疗器械是指落后的产能、技术与现代医学服务不适宜，无法保证安全有效的，经国务院有关部门做出行政决定宣布淘汰的医疗器械。

上述医疗器械的安全性、有效性无法保证，对人体健康有潜在危险。使用单位在购进医疗器械时，应当依法进行验收，在使用医疗器械前，应当进行质量检查，不得使用未依法注册（或备案）、无合格证明文件以及过期、失效、淘汰的医疗器械。

（三）贮存

1. 医疗器械使用单位应当具有与在用医疗器械品种、数量相适应的贮存场所和条件

使用单位储存医疗器械的场所、设施及条件应当与医疗器械品种、数量相适应，符合产品说明书、标签标示的要求及使用安全、有效的需要。如医用 X 光胶片贮存区应干燥、阴凉，避免潮湿、高温、任何有害气体、X 射线、伽玛射线或

其他任何穿透性射线的辐射，垂直置放，避免任何压力对胶片造成有害影响；医用电子电器设备应严格防潮，一次性使用无菌医疗器械贮存区应阴凉干燥、避光、通风、防尘等。对温度、湿度等环境条件有特殊要求的，应当按照产品说明书、标签标示的储存条件储存，还应当监测和记录贮存区域的温度、湿度等数据。冷链管理医疗器械的运输、贮存应符合《医疗器械冷链（运输、贮存）管理指南》要求。

2. 医疗器械使用单位应当按照贮存条件、医疗器械有效期限等要求对贮存的医疗器械进行定期检查并记录

医疗器械使用单位要制定医疗器械定期检查和记录、有效期管理、过期医疗器械处理等制度。依据制度规定的检查周期，按照贮存条件、医疗器械有效期限等要求对贮存的医疗器械进行定期检查并记录。体外诊断试剂和一次性使用无菌医疗器械等具有效期的产品，使用时按照"近期先出，先进先出"的原则，严禁使用过期医疗器械。

三、使用、维护与转让

（一）使用管理

（1）医疗器械的使用应当遵循产品说明书、标签和操作规范等要求。医疗器械使用单位应当按照产品说明书、技术操作规范等要求使用医疗器械。医疗器械使用单位应当对相关工作人员（包括医疗器械采购、保管、维护、操作使用人员等）进行专业技术培训，建立培训档案。

（2）医疗器械使用单位应当建立医疗器械使用前质量检查制度。在使用医疗器械前，应当按照产品说明书的有关要求进行检查。检查的内容与结果应做相应的记录，并存入医疗器械档案。

使用无菌医疗器械前，应当检查直接接触医疗器械的包装及其有效期限。包装破损、标示不清、超过有效期限或者可能影响使用安全性、有效性的，不得使用。

（3）医疗器械使用单位对植入和介入类医疗器械应当建立使用记录，植入性医疗器械使用记录永久保存，相关资料应当纳入信息化管理系统，确保信息可追溯。使用大型医疗器械以及植入和介入类医疗器械的，使用单位应当将该医疗器械的名称、关键性技术参数等信息以及与使用质量安全密切相关的必要信息记载到病历等相关记录中。

第三类医疗器械是风险最高的一类产品，如果发生功能失效，一般会对人体产生严重伤害，尤其是植入人体类的器械，长期在人体内按照注册批准的预期功能与人体生命系统协同工作，一旦失效产生危害，必须立即追溯产品的所有信息，确定患者位置，及时召回产品，必要时对患者采取相应的治疗、护理措施。因此，医疗器械使用单位应当妥善保存购入第三类医疗器械的原始资料，确保信息具有可追溯性。

医疗器械使用单位应当加强植入和介入类医疗器械等高风险产品的管理，采用信息化管理系统（计算机管理系统），建立真实、完整的质量追溯记录，实施从医疗器械进入使用单位到应用于患者身上的全程信息化监控。

使用单位的医疗器械可追溯性，就是通过所记录的每个医疗器械的原始资料及其他相关信息，包括制造商信息、物流服务信息、使用单位信息、患者信息，实现来源可追溯、去向可查询、责任可追究。

（4）医疗器械使用单位对重复使用的医疗器械，应当按照国务院卫生计生主管部门制定的消毒和管理的规定进行处理。

一次性使用的医疗器械不得重复使用，对使用过的应当按照国家有关规定销毁并记录。

（二）维护维修

（1）医疗器械使用单位应当建立医疗器械维护维修管理制度。定期检查维护是保障医疗器械稳定正常发挥其功效的基础之一。对需要定期检查、检验、校准、保养、维护的医疗器械，应当按照产品说明书的要求进行检查、检验、校准、保养、维护并记录，及时进行分析、评估，确保医疗器械处于良好状态，保证使用质量。

（2）医疗器械的维护维修管理制度，是指使用单位为了保证医疗器械的使用安全，根据质量管理工作的实际需要，按照产品说明书的要求对定期检查、检验、校准、保养、维护、维修等工作制定的一些重要规定、规程。该制度对使用单位的维护和维修工作具有约束力，应明确具体的工作内容及安排，必须明确指出不同部门的各个岗位所从事的具体工作。

使用单位对医疗器械的维护维修管理工作的过程和结果应有记录，做到可追溯、可量化，以便监督和检查。

（3）医疗器械维护是对其技术性能和安全质量的客观要求，一般包括日常保养、一级保养、二级保养等三个层级的维护。

项目	日常保养	一级保养	二级保养
维护内容	对医疗器械进行外观检查、除尘、清洁、消毒和基本参数校正	根据医疗器械的性能要求，参照产品说明书或维护手册，对易发生故障或需定期更换的零部件进行定期的检查和更换	按照计划定期对医疗器械进行全面的功能检查
维护人员	由使用科室的保管人员或操作人员来完成	由保管人员、操作人员和医学工程技术人员相互配合完成	由医学工程技术人员严格按照操作规程进行，必要时可由生产企业或其他有资质的医疗器械维修服务机构协助完成

（4）医疗器械定期检查，是指从事质量管理的有关人员对在用医疗设备定期的巡查。目的是及时发现问题，及时处理；防止和减少医疗器械使用中的意外事故或故障发生。检查周期可根据使用情况、风险等级等因素确定，也可与预防性维护、质量检验工作同时进行。

（5）医疗器械定期检验，是指按照产品说明书的要求对其的各项指标参数进行检测及验证，判断其是否满足相应标准、规程或技术规范的要求，从而对医疗器械质量特性及可用性进行确认。

对于在医疗器械检验中性能指标不合格的医疗器械应立即停止使用，并进行维修使其恢复至最大允差范围内。

（6）大型医疗器械的特殊管理要求。对使用期限长的大型医疗器械，应当逐台建立使用档案，记录其使用、维护、转让、实际使用时间等情况。记录保存期限不得少于医疗器械规定使用期限届满后5年或者使用终止后5年。

使用大型装备类医疗器械的，产品从出厂到终结使用，使用单位应该建立全生命周期的历史档案记录。使用单位的使用记录，是生产历史记录的延续，这些记录用于支持判定该医疗器械是否能够持续提供符合产品说明书和相关标准规定的性能，确保患者在接受医疗服务过程中的安全。

（7）医疗器械使用单位可以按照合同的约定要求医疗器械生产经营企业提供医疗器械维护维修服务，也可以委托有条件和能力的维修服务机构进行医疗器械维护维修，或者自行对在用医疗器械进行维护维修。

《医疗器械注册管理办法》第十四条也明确指出："境外申请人或者备案人应当通过其在中国境内设立的代表机构或者指定中国境内的企业法人作为代理人……代理人还应当承担其他涉及产品质量和售后服务的连带责任。"

医疗器械使用单位委托维修服务机构或者自行对在用医疗器械进行维护维修的，医疗器械生产经营企业应当按照合同的约定提供维护手册、维修手册、软件备份、故障代码表、备件清单、零部件、维修密码等维护维修必需的材料和信息。

由医疗器械生产经营企业或者维修服务机构对医疗器械进行维护维修的，应当在合同中约定明确的质量要求、维修要求等相关事项，医疗器械使用单位应当在每次维护维修后索取相关记录和单据，并存入医疗器械档案中。医疗器械使用单位自行对医疗器械进行维护维修的，应当加强对从事医疗器械维护维修的技术人员的培训考核，并建立培训档案。

（8）医疗器械使用单位发现使用的医疗器械存在安全隐患的，应当立即停止使用，并通知生产企业或者其他负责产品质量的机构进行检修，并对检修过程进行记录；经检修仍不能达到使用安全标准的医疗器械，不得继续使用，并按照有关规定处置。

（三）转让与捐赠

（1）医疗器械使用单位之间转让在用医疗器械，转让方应当确保所转让的医疗器械安全、有效，并提供产品合法证明文件。

转让双方应当签订协议，移交产品说明书、使用和维修记录档案复印件等资料，并经有资质的检验机构检验合格后方可转让。受让方应当参照《医疗器械使用质量监督管理办法》第八条关于进货查验的规定进行查验，符合要求后方可使用。

不得转让未依法注册或者备案、无合格证明文件或者检验不合格以及过期、失效、淘汰的医疗器械。

（2）医疗器械使用单位接受医疗器械生产经营企业或者其他机构、个人捐赠医疗器械的，捐赠方应当提供医疗器械的相关合法证明文件，受赠方应当参照《医疗器械使用质量监督管理办法》第八条关于进货查验的规定进行查验，符合要求后方可使用。

不得捐赠未依法注册或者备案、无合格证明文件或者检验不合格以及过期、失效、淘汰的医疗器械。

医疗器械使用单位之间捐赠在用医疗器械的，参照《医疗器械使用质量监督管理办法》第二十条关于转让在用医疗器械的规定办理。

四、监督管理

1. 监管责任

《医疗器械监督管理条例》第三十九条规定：食品药品监督管理部门和卫生计生主管部门依据各自职责，分别对使用环节的医疗器械质量和医疗器械使用行为进行监督管理。

食品药品监督管理部门的监管核心是医疗器械产品的质量安全，并贯穿使用环节医疗器械采购、验收、储存、使用、质量控制和处置等。卫生计生主管部门负责医疗器械使用行为的监督管理。

食品药品监督管理部门应按照风险管理原则，对使用环节的医疗器械质量实施监督管理。对存在较高风险的医疗器械、有特殊储运要求的医疗器械以及有不良信用记录的医疗器械使用单位等，实施重点监管。

设区的市级食品药品监督管理部门应当编制并实施本行政区域的医疗器械使用单位年度监督检查计划，确定监督检查的重点、频次和覆盖率。通过定期或不定期地对医疗器械使用单位符合医疗器械使用质量监督管理办法要求情况进行检查，发现问题责令整改，并依法处理，保障医疗器械的安全、有效。

设区的市级食品药品监督管理部门应将年度监督检查计划及其执行情况报告省、自治区、直辖市食品药品监督管理部门。

2. 监督检查

食品药品监督管理部门对医疗器械使用单位建立、执行医疗器械使用质量管理制度的情况进行监督检查，应当记录监督检查结果，并纳入监督管理档案。

食品药品监督管理部门对医疗器械使用单位进行监督检查时，可以对相关的医疗器械生产经营企业、维修服务机构等进行延伸检查。

医疗器械使用单位、生产经营企业和维修服务机构等有关单位和个人应当主动配合食品药品监督管理部门，依照法律和行政法规的规定接受监督检查。接受监督检查时，应当向食品药品监督管理部门提供真实情况，不得隐瞒。

食品药品监督管理部门对医疗器械使用单位进行监督检查，应当出示执法证件，保守被检查单位的商业秘密。监督检查中可以采取下列监管措施：①进入现场实施检查、抽取样品；②查阅、复制、查封、扣押有关合同、票据、账簿以及其他有关资料；③查封、扣押不符合法定要求的医疗器械，违法使用的零配件、原材料以及用于违法生产医疗器械的工具、设备；④查封违反《医疗器械监督管理条例》规定从事医疗器械生产经营活动的场所。

3. 自查报告抽查

医疗器械使用单位应当按照《医疗器械使用质量监督管理办法》和本单位建立的医疗器械使用质量管理制度，每年对医疗器械质量管理工作进行全面自查，并形成自查报告。食品药品监督管理部门在监督检查中对医疗器械使用单位的自查报告进行抽查。

4. 抽查检验

食品药品监督管理部门应当加强对医疗器械使用单位使用的医疗器械的抽查检验。抽查检验不得收取检验费和其他任何费用，所需费用纳入本级政府预算。

省级以上人民政府食品药品监督管理部门应当根据抽查检验结论及时发布医疗器械质量公告。

5. 紧急控制措施

当发现对人体造成伤害或者有证据证明可能危害人体健康的医疗器械时，食品药品监督管理部门可以采取暂停使用的紧急控制措施，防止上述医疗器械继续对人体造成伤害或者及时控制可能发生的危害。

第八章 不良事件的处理与医疗器械的召回规定及解析

一、医疗器械不良事件监测概述

（一）法律法规依据

我国医疗器械不良事件监测的法律法规依据主要包括：《医疗器械监督管理条例》（国务院令第 650 号）；《医疗器械不良事件监测和再评价管理办法（试行）》（国食药监械〔2008〕766 号）；《医疗器械不良事件监测工作指南（试行）》（国食药监械〔2011〕425 号）；《关于进一步加强医疗器械不良事件监测体系建设的指导意见》（食药监械监〔2013〕205 号）。

（二）医疗器械不良事件监测的发展历程

美国是全球最早建立医疗器械不良事件监测制度的国家，继美国之后，欧盟各国、日本、澳大利亚、加拿大等国也相继建立了医疗器械不良事件监测制度。1992年成立的全球医疗器械法规协调组织（GHTF），对全球医疗器械监管及不良事件监测相关法规及技术指南进行协调。

我国医疗器械不良事件监测工作始于 2002 年。2002 年底，在北京、上海和广东三个地区以及其他地区部分生产企业、医疗机构，针对血管内支架、心脏瓣膜、医用聚丙烯酰胺水凝胶、角膜塑型镜和骨科植入物等高风险产品开展了医疗器械不良事件监测工作试点。2004 年医疗器械不良事件监测工作在全国全面开展。

2008 年，为加强医疗器械不良事件监测和再评价工作，在借鉴药品不良反应监测管理的经验基础上，根据《医疗器械监督管理条例》，国家食品药品监督管理局和卫生部共同发布了《医疗器械不良事件监测和再评价管理办法（试行）》，标志着中国医疗器械不良事件监测工作正式步入规范化、法制化阶段。

2011 年 9 月 16 日发布《医疗器械不良事件监测工作指南（试行）》，2013 年发布了《关于进一步加强医疗器械不良事件监测体系建设的指导意见》，2014 年组织开展了医疗器械不良事件重点监测工作，2015 年组织开展了医疗器械再评价试点工作。

2014 年新修订《医疗器械监督管理条例》颁布实施后，为加强医疗器械不良事件监测工作，国家食品药品监督管理总局对现行《医疗器械不良事件监测和再评价管理办法（试行）》进行了修订，形成了《医疗器械不良事件监测和再评价管理办法（征求意见稿），拟从规范性文件升格到部门规章，内容中增加法律责任部分，增加约束力。2015 年，该征求意见稿已向社会公开征求意见，目前尚未正式发布。

我国医疗器械监管的历程较短，基础还比较薄弱，尤其是不良事件监测工作起步晚，被各方重视的程度还远远不够，与发达国家相比还存在较大的差距。总体上，医疗器械不良事件监测工作仍处于较为初级的阶段。

（三）医疗器械不良事件监测的主要目的和意义

医疗器械不良事件监测旨在通过对医疗器械使用过程中出现的可疑不良事件进行收集、报告、分析和评价，发现和识别上市后医疗器械存在的不合理风险，对存在安全隐患的医疗器械采取有效的控制措施，提高产品的安全性，防止伤害事件的重复发生和蔓延，从而保障公众用械安全。

医疗器械不良事件监测是发现和控制上市后产品安全隐患的重要举措。通过对医疗器械不良事件的监测和评价，可以为医疗器械监督管理部门提供监管依据；通过采取相应的监管措施，可以减少或者避免同类医疗器械不良事件的重复发生，促进医务人员科学、合理用械，规范医疗操作行为，降低患者、医务人员和其他人员使用医疗器械而造成伤害的风险，有效保障广大人民群众用械安全；可以进一步提高对医疗器械性能和功能的要求，提高医疗器械相关标准，推进企业对新产品的研制和推广，有利于促进我国医疗器械产业的持续、健康发展。

二、医疗器械不良事件监测工作的相关职责要求

《医疗器械监督管理条例》第四十六条规定国家建立医疗器械不良事件监测制度，对医疗器械不良事件及时进行收集、分析、评价、控制。建立医疗器械不良事件监测制度并组织实施，是医疗器械产品上市后监管的重要内容之一，是医疗器械上市前审批的重要补充，是食品药品监管部门实现有效监管的重要制度保障。开展医疗器械不良事件监测，有利于监管部门依据医疗器械风险的变化调整监管策略，有利于医疗器械的持续改进和创新，有利于促进我国医疗器械产业的健康发展。

根据国家法律法规要求食品药品监管部门和卫生计生主管部门应当依法履行监督管理职责；医疗器械不良事件监测技术机构的机构设置和人员应当符合要求，应当建立监测制度和程序，按照工作步骤、程序和时限要求依法承担医疗器械不良事件监测和再评价技术工作；医疗器械生产、经营企业及使用单位应当建立负责机构，

配备人员和设施设备，建立监测制度和程序，按照工作步骤、程序和时限要求依法履行医疗器械不良事件监测工作的责任和义务；国家鼓励公民、法人和其他相关社会组织报告医疗器械不良事件。

（一）国家食品药品监督管理总局

国家食品药品监督管理总局负责全国医疗器械不良事件监测和再评价工作，并履行以下主要职责。

（1）会同国务院卫生计生主管部门制定医疗器械不良事件监测和再评价管理规定，并监督实施。

（2）组织检查医疗器械生产企业、经营企业和使用单位医疗器械不良事件监测和再评价工作的开展情况，并会同国务院卫生计生主管部门组织检查医疗卫生机构的医疗器械不良事件监测工作的开展情况。

（3）会同国务院卫生计生主管部门组织、协调对突发、群发的严重伤害或死亡不良事件进行调查和处理。

（4）会同国务院卫生计生主管部门确定并发布医疗器械不良事件重点监测品种。

（5）通报全国医疗器械不良事件监测情况和再评价结果。

（6）根据医疗器械不良事件监测和再评价结果，依法采取相应管理措施。

（二）省、自治区、直辖市食品药品监督管理部门

省、自治区、直辖市食品药品监督管理部门负责本行政区域内医疗器械不良事件监测和再评价工作，并履行以下主要职责。

（1）组织检查本行政区域内医疗器械生产企业、经营企业和使用单位医疗器械不良事件监测和再评价工作开展情况，并会同同级卫生计生主管部门组织检查本行政区域内医疗卫生机构的医疗器械不良事件监测工作的开展情况。

（2）会同同级卫生计生主管部门组织对本行政区域内发生的突发、群发的严重伤害或死亡不良事件进行调查和处理。

（3）通报本行政区域内医疗器械不良事件监测情况和再评价结果。

（4）根据医疗器械不良事件监测和再评价结果，依法采取相应管理措施。

（三）卫生计生主管部门

卫生计生主管部门负责医疗卫生机构中与实施医疗器械不良事件监测有关的管理工作，并履行以下主要职责。

（1）组织检查医疗卫生机构医疗器械不良事件监测工作的开展情况。

（2）对与医疗器械相关的医疗技术和行为进行监督检查，并依法对产生严重后

果的医疗技术和行为采取相应的管理措施。

（3）协调对医疗卫生机构中发生的医疗器械不良事件的调查。

（4）对产生严重后果的医疗器械依法采取相应管理措施。

（四）国家医疗器械不良事件监测技术机构（国家药品不良反应监测中心）

1. 应履行的责任和义务

国家药品不良反应监测中心承担全国医疗器械不良事件监测和再评价技术工作，履行以下责任和义务。

（1）负责全国医疗器械不良事件监测信息的收集、评价和反馈。

（2）负责医疗器械再评价的有关技术工作。

（3）负责对省（区、市）医疗器械不良事件监测技术机构进行技术指导。

（4）承担国家医疗器械不良事件监测数据库和信息网络的建设和维护工作。

2. 机构设置与人员要求

国家药品不良反应监测中心应根据医疗器械监管工作的需要，设置独立的医疗器械不良事件监测部门，配备必要的办公条件，确保必要的工作经费。

依据工作要求建议配备专职人员 15 人以上，并应具有较强的责任心和使命感，医疗器械、医学相关专业背景，熟悉医疗器械相关法规，熟悉医疗器械不良事件监测方法、评价标准和相关业务处理程序，具有较强的组织能力、协调能力和专业研究能力。

3. 建立相关制度和程序

（1）单位工作职责（应包括医疗器械部分）。

（2）设置的医疗器械不良事件监测部门、负责人及其他人员工作职责。

（3）医疗器械不良事件常规监测工作制度和工作程序（如：医疗器械不良事件报告的分析、评价和调查、核实工作程序）。

（4）医疗器械不良事件监测工作宣贯、培训等工作推动相关制度。

（5）医疗器械不良事件重点监测工作程序（如：监测品种的遴选、监测方法的选择、风险分析报告的形成和同类产品监测要点的编写等）。

（6）严重医疗器械不良事件报告处理程序。

（7）突发、群发医疗器械不良事件处理程序。

（8）医疗器械不良事件数据库的建设、维护及管理制度（包括基础数据标准、数据整理原则及标准等）。

（9）医疗器械不良事件报告信息反馈制度。

（10）医疗器械不良事件监测专家库管理制度。

（11）医疗器械不良事件监测记录档案管理制度。

4. 主要工作步骤要求

（1）国家药品不良反应监测中心在收到省（区、市）医疗器械不良事件监测技术机构的报告后，应当对报告进一步分析、评价，必要时应当组织人员进行调查、核实，并按照以下规定报告。

①个案报告（可疑医疗器械不良事件死亡报告）　收到导致死亡事件的首次报告后，应当立即报告国家食品药品监督管理总局，并于 5 个工作日内提出初步分析意见，报国家食品药品监督管理总局，同时抄送国务院卫生计生主管部门；收到导致死亡事件补充报告和相应的其他信息后，于 15 个工作日内提出分析评价意见，报国家食品药品监督管理总局，同时抄送国务院卫生计生主管部门。

②季度报告　对收到的导致或者可能导致严重伤害或死亡事件报告，应当进行汇总并提出分析评价意见，每季度报国家食品药品监督管理总局，并抄送国务院卫生计生主管部门。

③年度报告　收到年度汇总报告后，于每年 3 月底前进行汇总并提出分析评价意见，报国家食品药品监督管理总局，并抄送国务院卫生计生主管部门。

（2）收到突发、群发医疗器械不良事件报告，应当立即向国家食品药品监督管理总局报告，并按职责积极准备有关后续工作。

对突发、群发医疗器械不良事件的处理应按照国家食品药品监督管理总局有关规定，高度重视，严密组织，积极协助行政监管部门对事件进行调查、核实和处理。

（3）在调查、核实、分析、评价不良事件报告时，需要组织专家论证或者委托医疗器械检测机构进行检测的，应当及时向国家食品药品监督管理总局报告有关工作进展情况。

（4）对上报国家食品药品监督管理总局和国务院卫生计生主管部门的报告应当较为准确地提出关联性意见，分析事件发生的原因。如为不良事件，应当尽可能分清是产品的固有风险（设计因素、材料因素、临床应用）、医疗器械性能、功能故障或损害还是标签、产品说明书中错误或缺陷。如认定为质量事故、医疗事故也应当有充分的证据。

（5）对一些可能会再次发生的严重事件，在调查、核实、分析、报告后应当及时编写"医疗器械不良事件信息通报"报国家食品药品监督管理总局审核发布，以警示他人。

（6）医疗器械不良事件重点监测工作的技术支撑。

（7）应当及时向报告单位反馈相关信息。

（8）每年 3 月底前应当编制完成上一年"医疗器械不良事件监测年度报告"，并报送国家食品药品监督管理总局审核发布。

（9）统一编制医疗器械不良事件报告的相关表格和相应的计算机软件。

（10）按要求对医疗器械不良事件监测和再评价的有关资料建档立案，完整保存。

（11）独立组织有关医疗器械不良事件监测方面的国际交流。

（12）按时完成国家食品药品监督管理总局交办的其他工作事项。

（五）省（区、市）医疗器械不良事件监测技术机构

1. 应履行的责任和义务

省（区、市）医疗器械不良事件监测技术机构承担本行政区域内医疗器械不良事件监测和再评价技术工作，履行以下责任和义务。

（1）负责本行政区域内医疗器械不良事件监测信息的收集、调查、分析、评价、报告、反馈工作。

（2）负责本行政区域内食品药品监督管理部门批准上市的境内第一类、第二类医疗器械再评价的有关技术工作。

（3）负责对地（市）、县级医疗器械不良事件监测技术机构进行指导。

2. 机构设置与人员要求

省级监测技术机构是本行政区域内医疗器械不良事件监测和再评价技术工作的具体组织、实施和管理单位，有条件的应设置独立的医疗器械不良事件监测技术机构，条件暂不允许的也应在其他机构中设立较为独立的医疗器械不良事件监测技术部门，配备必要的办公条件，确保必要的工作经费（在每年预算中应当予以重视）。

建议配备10名以上专职人员，并应具有较强的责任心和使命感，具有医学相关专业背景，熟悉医疗器械相关法规，熟悉医疗器械不良事件监测方法、评价标准和相关业务处理程序，具有一定的沟通、协调及专业研究能力。

3. 建立相关制度和程序

（1）单位工作职责或设置的医疗器械不良事件监测部门、负责人及其他人员工作职责。

（2）医疗器械不良事件常规监测工作制度和工作程序（如：医疗器械不良事件报告的分析、评价和调查、核实等工作程序）。

（3）医疗器械不良事件监测工作宣贯、培训等工作推动相关制度。

（4）严重医疗器械不良事件报告处理程序。

（5）突发、群发医疗器械不良事件处理程序。

（6）医疗器械不良事件监测信息网络的维护和管理制度。

（7）医疗器械重点监测工作的实施程序。

（8）医疗器械不良事件报告信息反馈制度。

（9）医疗器械不良事件监测记录档案管理制度。

4. 主要工作步骤要求

（1）省（区、市）医疗器械不良事件监测技术机构收到不良事件报告后，应当及时通知相关医疗器械生产企业所在地的省（区、市）医疗器械不良事件监测技术机构。接到通知的省（区、市）医疗器械不良事件监测技术机构应当督促本行政区域内的医疗器械生产企业进行不良事件的记录、调查、分析、评价、处理、报告工作。

（2）省（区、市）医疗器械不良事件监测技术机构针对不良事件报告中的一些特定问题，应当书面通知医疗器械生产企业提交相关补充信息；书面通知中应当载明提交补充信息的具体要求、理由和时限。

（3）省（区、市）医疗器械不良事件监测技术机构应当对医疗器械不良事件报告进行调查、核实、分析、评价，并按照以下规定报告。

①个案报告（可疑医疗器械不良事件死亡报告） 收到导致死亡事件的首次报告，应当立即报告省（区、市）食品药品监督管理部门和国家药品不良反应监测中心，同时报省（区、市）卫生计生主管部门，于5个工作日内在《可疑医疗器械不良事件报告表》上填写初步分析意见，报送省（区、市）食品药品监督管理部门和国家药品不良反应监测中心，同时抄送省（区、市）卫生计生主管部门；收到导致死亡事件的补充报告和相关补充信息后，于15个工作日内在《医疗器械不良事件补充报告表》上填写分析评价意见或者形成补充意见，报送省（区、市）食品药品监督管理部门和国家药品不良反应监测中心，同时抄送省（区、市）卫生计生主管部门。

收到导致严重伤害事件、可能导致严重伤害或死亡事件的首次报告后，于15个工作日内在《可疑医疗器械不良事件报告表》上填写初步分析意见，报国家药品不良反应监测中心；收到严重伤害事件、可能导致严重伤害或死亡事件的补充报告和相关补充信息后，于20个工作日内在《医疗器械不良事件补充报告表》上填写分析评价意见或者形成补充意见，报送国家药品不良反应监测中心。

收到突发、群发医疗器械不良事件报告，应当立即向省（区、市）食品药品监督管理部门报告并提出有关建议，按职责积极准备有关后续工作。

②季度报告 对收到的导致或者可能导致严重伤害或死亡事件报告，应当进行汇总并提出分析评价意见，每季度报省（区、市）食品药品监督管理部门和国家药品不良反应监测中心，并抄送省（区、市）卫生计生主管部门。

③年度报告 收到第二类、第三类医疗器械生产企业年度汇总报告后，于30个

工作日内提出分析评价意见，报送国家药品不良反应监测中心，于每年2月底前进行汇总并提出分析评价意见，报省（区、市）食品药品监督管理部门。

（4）对突发、群发医疗器械不良事件的处理应按照国家食品药品监督管理总局、省（区、市）食品药品监督管理部门有关规定，高度重视，严密组织，积极协助行政监管部门对事件进行调查、核实和处理。

（5）在调查、核实、分析、评价不良事件报告时，需要组织专家论证或者委托医疗器械检测机构进行检测的，应当及时向省（区、市）食品药品监督管理部门和国家药品不良反应监测中心报告有关工作进展情况。

（6）对上报省（区、市）食品药品监督管理部门、同级卫生计生主管部门和国家药品不良反应监测中心的报告，应认真、仔细、符合要求，尤其是要较为准确地提出关联性意见，分析事件发生的原因。

（7）对本省（区、市）批准的第一类、第二类医疗器械发生不良事件后，如必要应在分析、评价后及时编写"医疗器械不良事件信息通报"报省（区、市）食品药品监督管理部门审核，并经国家药品不良反应监测中心备案后由国家食品药品监督管理总局发布，以警示他人。

（8）应当及时向报告单位反馈相关信息。

（9）按时完成省（区、市）食品药品监督管理部门、国家药品不良反应监测中心交办的其他工作事项。

（六）地（市）、县医疗器械不良事件监测技术机构

1. 应履行的责任和义务

地（市）、县医疗器械不良事件监测技术机构承担本行政区域内医疗器械不良事件监测和再评价技术工作，履行以下责任和义务。

（1）负责本行政区域内医疗器械不良事件的收集、调查、核实、分析、评价和报告、反馈工作。

（2）负责本行政区域内食品药品监督管理部门批准上市的境内第一类医疗器械再评价的有关技术工作。

（3）地（市）级医疗器械不良事件监测技术机构负责对县级医疗器械不良事件监测技术机构进行指导。

2. 机构设置与人员要求

地（市）、县医疗器械不良事件监测技术机构是本行政区域内医疗器械不良事件监测和再评价技术工作的具体组织、实施和管理单位，应在其他机构中设立较为独立的医疗器械不良事件监测技术部门，且应有独立的办公场所、配备必要的办公条

件，确保必要的工作经费（在每年预算中应当予以重视）。

建议地（市）、县级人员配备分别在 4 名和 2 名专职人员以上，并应具有较强的责任心和使命感，具有医学相关专业背景，熟悉医疗器械相关法规，熟悉医疗器械不良事件监测方法、评价标准和相关业务处理程序，具有一定的沟通、协调及专业研究能力。

3. 建立相关制度和程序

（1）医疗器械监测部门、负责人及其他人员工作职责。

（2）医疗器械不良事件常规监测工作制度和工作程序（如：医疗器械不良事件报告的分析、评价和调查、核实工作程序，医疗器械生产企业、经营企业、使用单位医疗器械不良事件监测日常检查制度等）。

（3）严重医疗器械不良事件报告处理程序。

（4）突发、群发医疗器械不良事件处理程序。

（5）医疗器械不良事件监测工作宣贯、培训制度。

（6）医疗器械不良事件监测信息网络的维护和管理制度。

（7）医疗器械不良事件报告信息反馈制度。

（8）医疗器械不良事件监测记录档案管理制度。

4. 主要工作步骤要求

（1）按照本级食品药品监督管理部门的要求，加强对属地医疗器械生产企业、经营企业、使用单位有关不良事件监测和再评价方面的培训工作。

（2）督促属地医疗器械生产企业、经营企业、使用单位上报医疗器械不良事件报告。

（3）对有关报告进行调查、核实、分析、评价、处理、反馈等工作。

（4）协助本级食品药品监督管理部门先期控制突发、群发医疗器械不良事件。

（七）医疗器械生产企业

1. 应履行的责任和义务

（1）医疗器械安全有效的责任人。

（2）医疗器械不良事件的报告主体之一。

（3）建立并履行本企业医疗器械不良事件监测管理制度；第二类、第三类医疗器械的生产企业应当建立产品可追溯制度。

（4）积极组织宣贯医疗器械不良事件监测相关法规。

（5）指定机构并配备专（兼）职人员负责本企业医疗器械不良事件监测工作。

（6）主动发现、收集、调查、分析和控制所生产医疗器械发生的所有可疑不良事件，按时报告导致或者可能导致严重伤害或死亡的不良事件。

（7）建立并保存医疗器械不良事件监测记录，形成档案。

（8）第一类医疗器械生产企业应建立年度医疗器械不良事件监测情况总结备查制度，第二类、第三类医疗器械生产企业应建立年度医疗器械不良事件监测情况总结报告制度。

（9）积极主动配合监管部门对干预"事件"的处理，并无条件提供相应资料。

（10）其他相关职责。

2. 指定机构与人员配备要求

（1）医疗器械生产企业应当在其建立的医疗器械质量管理体系组织机构中指定部门负责医疗器械不良事件监测工作，并建议由企业的副职及以上人员担任负责人。

（2）医疗器械生产企业应当配备相对稳定的专（兼）职人员负责医疗器械不良事件监测工作。其应具备以下基本条件。

①具有较强的责任心和使命感。

②熟悉医疗器械不良事件监测工作相关法规。

③具有医学、医疗器械相关专业背景。

④熟悉本企业产品的相关信息。

⑤具有较强的沟通和协调能力。

（3）医疗器械生产企业应当配置适宜的资源，如计算机、打印机、传真机、网络、办公设备等，以保障监测工作的开展。

3. 建立相关制度和程序

医疗器械生产企业应当建立医疗器械不良事件监测管理制度和工作程序，并将其纳入建立的医疗器械质量管理体系之中。

（1）医疗器械不良事件监测工作职责，包括部门及各级人员职责。

（2）医疗器械不良事件监测法规宣贯、培训和激励制度。

（3）可疑医疗器械不良事件的发现、收集、调查、分析、评价、报告和控制工作程序。

（4）所生产医疗器械的再评价启动条件、评价程序和方法。

（5）发生突发群发不良事件的应急预案。

（6）医疗器械不良事件监测档案保存管理制度。

（7）便于产品追溯的管理制度。

（8）其他相关制度。

4. 主要工作步骤要求

（1）医疗器械不良事件的发现与收集　医疗器械生产企业应主动向经营、使用单位收集其上市的医疗器械发生的所有可疑医疗器械不良事件，也可通过用户投诉、文献报道、国内外监管部门发布的有关信息等途径收集其发生的所有可疑医疗器械不良事件。

医疗器械生产企业应建立便捷、有效的（电话、传真、书面、网络反馈等形式）收集渠道，以方便用户提供医疗器械不良事件报告。

第三类植入类的医疗器械生产企业应建立医疗器械不良事件报告信息系统（中文）或其他报告渠道，在产品说明书中注明报告收集的方法和途径，并在产品销售的同时，将报告信息系统告知用户。必要时，还应对用户进行报告信息系统的技术培训。

（2）医疗器械不良事件的调查与评价　医疗器械生产企业对收集到的医疗器械不良事件应高度重视，按轻重缓急适时组织有关人员对"事件"进行分析、调查、评价，以确定是否为不良事件和是否需要报告。医疗器械的再评价应按医疗器械生产企业先前设定的再评价启动条件、评价程序和方法适时开展。

（3）医疗器械不良事件的报告　医疗器械生产企业应注册为全国医疗器械不良事件监测系统用户，保证该系统正常运行，并遵循可疑即报的原则，通过该系统上报医疗器械不良事件相关报告。

①个案报告（可疑医疗器械不良事件报告）

a.填报《可疑医疗器械不良事件报告表》　导致死亡的可疑医疗器械不良事件，医疗器械生产企业应于发现或者知悉之日起5个工作日内，填写《可疑医疗器械不良事件报告表》，向所在地医疗器械不良事件监测技术机构报告。

导致严重伤害、可能导致严重伤害或死亡的可疑医疗器械不良事件，医疗器械生产企业应于发现或者知悉之日起15个工作日内，填写《可疑医疗器械不良事件报告表》向所在地医疗器械不良事件监测技术机构报告。

b.填报《医疗器械不良事件补充报告表》　提交可疑医疗器械不良事件报告后，医疗器械生产企业应综合企业信息、事件跟踪信息和产品信息等有关资料，并针对事件的后续处理、调查情况、事件发生原因以及可疑医疗器械不良事件报告中未说明的情况，填报《医疗器械不良事件补充报告表》。

医疗器械生产企业如认为可疑医疗器械不良事件报告中的事件发生原因分析已是最终分析结果，则无须填报《医疗器械不良事件补充报告表》，但应在《可疑医疗器械不良事件报告表》中声明该报告为最终报告。

医疗器械生产企业如认为医疗器械不良事件补充报告中的事件发生原因分析已经是最终分析结果，则应在《医疗器械不良事件补充报告表》中声明该报告为最终报告。否则，应再次提交医疗器械不良事件补充报告，直至得出最终分析结果。

医疗器械生产企业应在提交可疑医疗器械不良事件报告后的20个工作日内，填写《医疗器械不良事件补充报告表》，向所在地监测技术机构报告。

出现可疑医疗器械不良事件报告和医疗器械不良事件补充报告以外的情况或者医疗器械生产企业采取进一步措施时，医疗器械生产企业应及时向所在地省级监测技术机构提交相关补充信息。

接到省级监测技术机构要求提交可疑医疗器械不良事件相关补充信息的书面通知后，医疗器械生产企业应按照通知具体要求和时限及时提交补充信息。

②突发、群发医疗器械不良事件报告 发现或知悉突发、群发医疗器械不良事件后，医疗器械生产企业应立即向所在地省级食品药品监督管理部门、卫生计生主管部门和医疗器械不良事件监测技术机构报告，并在24小时内填写并报送《可疑医疗器械不良事件报告表》。

医疗器械生产企业认为必要时，可以越级报告，但应当及时告知被越过的省级食品药品监督管理部门、卫生计生主管部门和医疗器械不良事件监测技术机构。

③年度汇总报告 第一类医疗器械生产企业应当在每年一月底之前对上一年度的医疗器械不良事件监测工作进行总结，并保存备查。

第二类、第三类医疗器械生产企业应当在每年1月底前对上一年度医疗器械不良事件监测情况进行汇总分析，并填写《医疗器械不良事件年度汇总报告表》，向所在地省级监测技术机构报告。

（4）不良事件的控制

①发现或知悉不良事件后，医疗器械生产企业应适时组织分析、评估，找出事件发生的原因，采取相应的应对措施。

②对需要以个案形式上报的严重"事件"更应及时组织人员开展调查，在尚未查明原因前，医疗器械生产企业应根据事件的严重程度、发生频率、涉及产品数量、销售区域和使用人群等情况，立即采取暂停销售和（或）使用等合理有效的控制措施，并应积极配合医疗卫生机构对已造成伤害的人员进行救治。

③医疗器械生产企业开展的相关调查，应考虑到产品设计的回顾性研究、质量体系自查、产品阶段性风险分析、有关医疗器械安全风险研究文献和事发现场情况、相关用户、监管部门意见，必要时对产品进行质量检测。

a. 企业自查。针对"事件"情况，医疗器械生产企业按照医疗器械质量管理体系的相关要求，重点对不良事件涉及产品的设计、原材料、生产工艺和过程、质量检验记录、销售情况、涉及产品或同类产品不良事件监测情况和文献报道等情况进行回顾性分析，找出设计研发、生产、流通和使用等环节可能存在的问题因素。

b. 现场调查。针对"事件"情况，医疗器械生产企业应安排人员到事件发生现场对患者情况（原患疾病、相关体征及各种检查数据、治疗情况、不良事件后果、出现不良事件的时间及地点、救治措施、转归情况等）、医疗器械使用情况〔目的、使用依据、是否合并用药（械）、使用人员的操作过程、相同或同批次产品的其他用户的情况、安装储存环境、维护和保养情况、使用期限等〕进行调查。

④经调查如属于医疗器械不良事件，按照风险评估的结论，必要时，医疗器械生产企业应对产品采取警示、检查、修理、重新标签、修改说明书、软件升级、替换、收回、销毁等召回措施，并向所在地监督管理部门和监测技术机构报告。

⑤经调查如属产品质量事故，应当按照相关规定（如《医疗器械召回管理办法》）、程序处理，并主动向监管部门报告。

⑥经调查如属于临床使用不当造成的，不属于医疗器械不良事件范畴，医疗器械生产企业也应当详细记录有关情况，完成调查报告并可作为补充报告的附件上报医疗器械不良事件监测技术机构。

⑦突发、群发医疗器械不良事件的处置。医疗器械生产企业应高度重视，在采取以上控制措施的同时应当积极配合各级监管部门的调查、处理，并按照各级食品药品监督管理部门发布的有关应急预案，配合监管部门及时响应。

（5）医疗器械生产企业应建立产品监测档案，保存医疗器械不良事件监测记录 记录应当保存至医疗器械标明的使用期后2年，但是记录保存期限应当不少于5年。记录包括《可疑医疗器械不良事件报告表》《医疗器械不良事件补充报告表》《医疗器械不良事件年度汇总报告表》，医疗器械不良事件发现、收集、调查、报告和控制过程中的其他有关文件记录（如分析评价过的，用于确定该不良事件是否值得报告的有关信息，在准备年度报告过程中的任何分析评价过的信息，能够确保获得的有关信息可以协助监测主管部门采取进一步行动的证明文件及提交给监测主管部门的其他报告和信息等）。

（八）医疗器械经营企业

1. 应履行的责任和义务

（1）医疗器械不良事件的报告主体之一。

（2）建立并履行本医疗器械经营企业医疗器械不良事件监测管理制度，主动发现、收集、报告和控制经营的医疗器械发生的所有可疑不良事件，按时报告导致或者可能导致严重伤害或死亡的不良事件。

（3）指定机构并配备专（兼）职人员负责本企业医疗器械不良事件监测工作。

（4）积极组织宣贯医疗器械不良事件监测相关法规。

（5）建立并保存经营的医疗器械发生不良事件监测记录，形成档案。

（6）主动配合医疗器械生产企业收集其产品发生的所有可疑医疗器械不良事件。

（7）对经营的医疗器械应当建立并履行可追溯制度。

（8）医疗器械经营企业应建立年度医疗器械不良事件监测总结备查制度。

（9）积极主动配合监管部门对干预"事件"的处理。

（10）其他相关职责。

2. 指定机构与人员配备要求

（1）医疗器械经营企业应当在其组织机构中指定部门负责医疗器械不良事件监测工作，并建议由企业的副职及以上人员担任负责人。

（2）医疗器械经营企业应当配备相对稳定的专（兼）职人员负责医疗器械不良事件监测工作。其应具备以下基本条件。

①具有较强的责任心和使命感。

②熟悉医疗器械不良事件监测工作相关法规。

③具有医学、医疗器械相关专业背景。

④熟悉本企业所经营产品的相关信息。

⑤具有较强的沟通和协调能力。

（3）医疗器械经营企业应当备有足够经费以供监测工作的开展。

3. 建立相关制度和程序

（1）医疗器械不良事件监测工作职责，包括部门及各级人员职责。

（2）医疗器械不良事件监测法规宣贯、培训制度。

（3）可疑医疗器械不良事件的发现、收集、报告和控制工作程序。

（4）发生突发群发不良事件的应急预案。

（5）医疗器械不良事件监测档案保存管理制度。

（6）便于产品追溯的管理制度。

（7）其他相关制度。

4. 主要工作步骤要求

（1）医疗器械不良事件的收集与告知

①医疗器械经营企业应主动向使用单位收集其经营的医疗器械发生的所有可疑医疗器械不良事件，也可通过用户投诉等途径收集。

②医疗器械经营企业应建立便捷、有效的（电话、传真、书面、网络反馈等形式）收集渠道，以方便用户提供医疗器械不良事件报告。

③医疗器械经营企业应主动向医疗器械生产企业反馈其收集的所有医疗器械不良事件情况。

（2）医疗器械不良事件的报告　医疗器械经营企业应注册为全国医疗器械不良

事件监测系统用户，保证该系统正常运行，并遵循可疑即报的原则，通过该系统上报医疗器械不良事件相关报告。

①个案报告（可疑医疗器械不良事件报告）　导致死亡的可疑医疗器械不良事件，医疗器械经营企业应于发现或者知悉之日起 5 个工作日内，填写《可疑医疗器械不良事件报告表》，向所在地医疗器械不良事件监测技术机构报告。

导致严重伤害、可能导致严重伤害或死亡的可疑医疗器械不良事件，医疗器械经营企业应于发现或者知悉之日起 15 个工作日内，填写《可疑医疗器械不良事件报告表》向所在地医疗器械不良事件监测技术机构报告。

医疗器械经营企业在向所在地省（区、市）医疗器械不良事件监测技术机构报告的同时，应当告知相关医疗器械生产企业。

医疗器械经营企业认为必要时，可以越级报告，但是应当及时告知被越过的所在地省（区、市）医疗器械不良事件监测技术机构。

②突发、群发医疗器械不良事件报告　发现或知悉突发、群发医疗器械不良事件后，医疗器械经营企业应立即向所在地省级食品药品监督管理部门、卫生计生主管部门和监测技术机构报告，并在 24 小时内填写并报送《可疑医疗器械不良事件报告表》。

医疗器械经营企业应积极配合各级监管部门对"事件"的调查、处理，并按照各级食品药品监督管理部门发布的应急预案及时响应。

医疗器械经营企业应主动配合医疗器械生产企业收集有关突发、群发医疗器械不良事件信息，并提供相关资料。

医疗器械经营企业认为必要时，可以越级报告，但是应当及时告知被越过的所在地省（区、市）食品药品监督管理部门、卫生计生主管部门和医疗器械不良事件监测技术机构。

③年度汇总报告　医疗器械经营企业应当在每年 1 月底之前对上一年度的医疗器械不良事件监测工作进行总结，并保存备查。

（3）医疗器械不良事件的控制　发现或知悉医疗器械不良事件后，医疗器械经营企业应及时告知其产品的生产企业。同时，根据事件的严重性和重复发生的可能性，采取必要的控制措施（如暂停销售、暂停使用），并做好事件涉及产品的停用、封存和记录保存等工作。

获知行政监管部门、医疗器械生产企业针对严重不良事件采取控制措施后，医疗器械经营企业应及时积极配合。

医疗器械经营企业对医疗器械突发、群发不良事件应高度重视，在采取相应控制措施的同时应当积极配合各级监管部门的调查、处理。并按照各级食品药品监督管理部门发布的有关应急预案，配合监管部门、生产企业、使用单位及时响应。

（4）医疗器械不良事件监测档案管理　医疗器械经营企业应建立监测档案，保存医疗器械不良事件监测记录。记录应当保存至医疗器械标明的使用期后2年，但是记录保存期限应当不少于5年。记录包括：《可疑医疗器械不良事件报告表》，医疗器械不良事件发现、收集、报告和控制过程中的有关文件记录。

（九）医疗器械使用单位

1.应履行的责任和义务

（1）医疗器械不良事件的报告主体之一。

（2）建立并履行本使用单位医疗器械不良事件监测管理制度，主动发现、收集、分析、报告和控制所使用的医疗器械发生的所有不良事件，并主动告知医疗器械生产企业、经营企业。

（3）指定机构并配备专（兼）职人员负责本使用单位医疗器械不良事件监测工作，并向临床医师反馈信息。

（4）在单位内积极组织宣贯培训医疗器械不良事件监测相关法规和技术指南。

（5）按时报告所用的医疗器械发生的导致或者可能导致严重伤害或死亡的不良事件，积极主动配合监管部门、医疗器械生产企业、经营企业对干预"事件"的处理。

（6）建立并保存医疗器械不良事件监测记录，并形成档案。

（7）对使用的高风险医疗器械建立并履行可追溯制度。

（8）其他相关职责。

2.指定机构及人员配备要求

各使用单位对医疗器械不良事件监测工作应当给予高度重视，必须指定机构（如医务部门），设置专职监测处（室）（如器械科），配备相对稳定的专（兼）职监测员开展日常监测工作，同时应在各医疗器械使用科室确定1名医疗器械不良事件监测联络员。

单位分管领导、监测部门负责人应充分认识开展医疗器械不良事件监测工作的意义和目的，认真落实《医疗器械不良事件监测和再评价管理办法（试行）》中的有关要求，主动布置、开展本单位的医疗器械不良事件监测工作。

监测员应当具有较强的责任心和使命感，熟悉医疗器械不良事件监测相关法规，具有医疗器械相关专业背景，熟悉产品的相关信息，具有较强的沟通和协调能力。

联络员应当具有医疗器械不良事件监测相关知识和监测意识，熟悉本科室常用医疗器械的性能和使用常识，能及时收集本科室所发生的可疑医疗器械不良事件，并及时与监测人员联系。

3.建立相关制度和程序

（1）本单位医疗器械不良事件监测工作职责，包括部门、监测员、涉械科室联络员工作职责。

（2）本单位医疗器械不良事件监测工作年度考核工作制度和程序。

（3）医疗器械不良事件监测法规宣贯、培训制度。

（4）可疑医疗器械不良事件的发现、收集、调查、分析、评价、报告和控制工作程序。

（5）突发、群发医疗器械不良事件的应急处理程序或预案。

（6）医疗器械不良事件监测记录、档案保存管理制度。

（7）便于产品追溯的管理制度。

（8）其他相关制度。

4.主要工作步骤要求

（1）医疗器械不良事件的发现与收集　使用单位医护等相关人员应接受过本单位和（或）其他相关单位组织的医疗器械不良事件监测法规的相关培训，具有医疗器械不良事件监测意识，了解医疗器械产品的使用常识，发现或者知悉医疗器械不良事件能够完整地予以记录、分析、控制，并及时告知本科室监测联络员。

科室监测联络员获知发生的医疗器械不良事件后应按有关要求向单位监测部门报告，单位监测部门的监测员负责对本单位内发生的所有医疗器械不良事件进行收集汇总，并按规定记录有关情况，填写有关表格如《可疑医疗器械不良事件报告表》。

（2）医疗器械不良事件的分析与确认　单位监测部门的监测员应按有关工作程序组织核实"事件"发生的过程，了解器械使用状况、患者相关信息等，如患者情况（原患疾病、相关体征及各种检查数据、治疗情况、不良事件后果、出现不良事件的时间、救治措施、转归情况等）、使用情况［目的、使用依据、是否合并用药（械）、使用人员的操作过程、相同或同批次产品的其他用户的情况、安装储存环境、维护和保养情况、使用期限］等。必要时与医护人员或器械使用人员及科室监测联络员共同研究分析"事件"发生的原因。如需要还应向监管部门报告后组织单位内或单位外有关专家进行分析讨论。

对能够基本确认为医疗事故的应报单位有关部门按相关规定处理；对能够基本确认为产品质量问题的应按质量事故报属地食品药品监管部门按相关规定处理；对属医疗器械不良事件的应按《医疗器械不良事件监测和再评价管理办法（试行）》有关规定处理。

（3）医疗器械不良事件的报告　使用单位应注册为全国医疗器械不良事件监测系统用户，保证该系统正常运行，并遵循可疑即报的原则，通过该系统上报医疗器械不良事件相关报告。

①个案报告（可疑医疗器械不良事件报告）　导致死亡的事件，使用单位应于发现或者知悉之日起5个工作日内，填写《可疑医疗器械不良事件报告表》，向所在地的省（区、市）医疗器械不良事件监测技术机构报告。

导致严重伤害、可能导致严重伤害或死亡的事件，使用单位应于发现或者知悉之日起15个工作日内，填写《可疑医疗器械不良事件报告表》，向所在地的省（区、市）医疗器械不良事件监测技术机构报告。

使用单位在完成以上报告的同时，应当告知相关医疗器械生产企业。

使用单位认为必要时，可以越级报告，但是应当及时告知被越过的所在地省（区、市）医疗器械不良事件监测技术机构。

②突发、群发医疗器械不良事件报告　发现或知悉突发、群发医疗器械不良事件后，医疗器械使用单位应立即向所在地省级食品药品监督管理部门、卫生计生主管部门和监测技术机构报告，并在24小时内填写并报送《可疑医疗器械不良事件报告表》。

使用单位应积极配合各级监管部门对"事件"的调查、处理，并按照各级食品药品监督管理部门发布的应急预案及时响应。

使用单位应主动配合医疗器械生产企业收集有关医疗器械突发、群发不良事件信息，并提供相关资料。

医疗器械使用单位认为必要时，可以越级报告，但是应当及时告知被越过的所在地省（区、市）食品药品监督管理部门、卫生计生主管部门和医疗器械不良事件监测技术机构。

③年度监测工作总结　医疗器械使用单位应当在每年1月底之前对上一年度的医疗器械不良事件监测工作进行总结，并保存备查。

（4）医疗器械不良事件的控制　发现或知悉医疗器械不良事件后，使用单位应及时分析事件发生的可能原因，详细记录有关监测情况，适时反馈有关医疗器械生产企业。对报告事件，使用单位还应当积极配合医疗器械生产企业和监测主管部门对报告事件的调查，提供相关资料并根据事件的严重性和重复发生的可能性，采取必要的控制措施（如暂停使用、封存"样品"和记录保存等）。

获知行政监管部门、医疗器械生产企业针对严重不良事件采取控制措施后，使用单位应及时积极配合。

使用单位对医疗器械突发、群发不良事件应高度重视，在采取相应控制措施的同时应当积极配合各级监管部门的调查、处理。并按照各级食品药品监督管理部门发布的有关应急预案，配合监管部门、医疗器械生产企业、经营企业及时响应。

（5）医疗器械不良事件监测档案管理 使用单位应建立监测档案，保存医疗器械不良事件监测记录。记录应当保存至医疗器械标明的使用期后 2 年，但是记录保存期限应当不少于 5 年。记录包括：《可疑医疗器械不良事件报告表》，医疗器械不良事件发现、收集、报告和控制过程中的有关文件记录等。

三、医疗器械不良事件的处理

（一）医疗器械不良事件的报告

医疗器械不良事件，是指获准上市的质量合格的医疗器械在正常使用情况下发生的，导致或者可能导致人体伤害的各种有害事件。

医疗器械不良事件监测，是指对医疗器械不良事件的发现、报告、评价和控制的过程。

严重伤害，是指有下列情况之一者：一是危及生命；二是导致机体功能的永久性伤害或者机体结构的永久性损伤；三是必须采取医疗措施才能避免上述永久性伤害或者损伤。

严重医疗器械不良事件，指有下列情况之一者：一是导致死亡；二是危及生命；三是导致机体功能的永久性伤害或者机体结构的永久性损伤；四是必须采取医疗措施才能避免上述永久性伤害或者损伤；五是由于医疗器械故障、可用性等问题可能导致上述所列情况的。

平均百万人口报告数，是指平均每一百万人口中收到的可疑医疗器械不良事件报告数。

医疗器械不良事件监测涵盖医疗器械不良事件收集、分析、评价和控制的过程。根据《医疗器械不良事件监测和再评价管理办法（试行）》，我国医疗器械不良事件监测按照"可疑即报"原则收集报告，即为可疑医疗器械不良事件报告。医疗器械不良事件的报告实行属地管理，逐级上报制度。

（二）医疗器械不良事件的评价

为最大限度地发现医疗器械设计、生产、使用环节的风险，我国医疗器械不良事件的报告原则为可疑即报，医疗器械和不良事件之间并非存在必然的因果关系。因此，需要医疗器械不良事件监测技术人员对上报的大量存在混杂因素的医疗器械不良事件进行分析评价，对医疗器械产品的安全性进行评估，及时对存在的不合理风险进行控制，避免和减少类似不良事件的重复发生，降低患者、医务人员和其他人员使用医疗器械的风险，加强医疗器械上市后风险管理，更加有效地保障公众用械安全。

医疗器械不良事件的评价，是指对《可疑医疗器械不良事件报告表》的真实性、准确性与完整性进行评价，并进一步明确可疑不良事件与医疗器械的关联性及因果关系的过程。评价对象可以是每一份《可疑医疗器械不良事件报告表》，也可以延伸为对《可疑医疗器械不良事件报告表》所涉及医疗器械可能存在的风险进行评价。

1. 医疗器械不良事件个例报告的评价

对每一份《可疑医疗器械不良事件报告表》的评价是医疗器械风险评价的基础。

（1）评价职责

①地（市）、县医疗器械不良事件监测技术机构负责本行政区域内医疗器械不良事件的收集、调查、核实、分析、评价和报告、反馈工作；地（市）级医疗器械不良事件监测技术机构负责对县级医疗器械不良事件监测技术机构进行指导。

②省（区、市）医疗器械不良事件监测技术机构负责本行政区域内医疗器械不良事件监测信息的收集、调查、分析、评价、报告、反馈工作；负责对地（市）、县级医疗器械不良事件监测技术机构进行指导；收到外省反馈的本行政区域内医疗器械生产企业产品发生的不良事件，应当督促相关生产企业进行不良事件的记录、调查、分析、评价、处理、报告工作。

③国家医疗器械不良事件监测技术机构在收到省（区、市）医疗器械不良事件监测技术机构的报告后，应当对报告进一步分析、评价，必要时应当组织人员进行调查、核实。对于收到的可疑医疗器械不良事件死亡报告进行分析评价，并报国家食品药品监督管理总局，同时抄送国务院卫生计生主管部门。

（2）评价内容　医疗器械不良事件个例报告的评价内容主要包括以下三个方面。

①核实报告　即监测技术机构对报告表中的内容进行核实，确认报告的真实性和有效性。经核实无误的可疑医疗器械不良事件个例报告才能归入监测机构的不良事件监测数据库，进行下一步的分析评价。

②关联性评价　即不良事件的发生与医疗器械是否相关。

一是时间的合理性。所使用的医疗器械与已发生和（或）可能发生的伤害事件之间是否具有合理的先后时间顺序。

二是伤害类型的可能性。即已发生和（或）可能发生的伤害事件是否属于所使用的医疗器械可能导致的伤害类型。

三是其他因素的可能性。即已发生和（或）可能发生的伤害事件是否可以用合并用药和（或）器械的作用、患者病情或者其他非医疗器械因素来解释。

通过上述三个方面的分析，关联性评价结论为很有可能、可能有关及可能无关。对于无法判断伤害事件与涉及器械关联性的报告，可保存在数据库中作为同类事件分析评价的数据基础。

③因果关系评价　即对不良事件发生的初步原因进行分析。医疗器械不良事件产生的主要原因有：医疗器械上市前研究的局限性；产品的固有风险；医疗器械性能、功能故障或损坏；在标签、产品使用说明书中存在错误或缺陷；器械使用超出说明书规定范围等。通过原因分析，可以提示医疗器械生产经营企业及使用者如何避免同类伤害事件的再次发生，提高器械使用的安全性和有效性。对于因果关系难以判断的事件，可保存在数据库中作为基础资料。

（3）评价方法　可以在报告回顾的基础上，通过文献资料回顾分析、上市后监测数据与临床试验数据的比较研究、与企业合作研究、回顾相应的临床规范和技术标准、与监测机构内部和外部的专家进行专题讨论等方法，对事件发生的原因及事件与医疗器械的关系进行分析。

（4）医疗器械不良事件与质量事故、医疗事故的区别

①医疗器械不良事件主要是由于产品的设计缺陷、已经注册审核的使用说明书不准确或不充分等原因造成的，但其产品的质量是合格的。

②医疗器械质量事故主要是指其质量不符合注册产品标准等规定造成的事故。

③医疗事故是指医疗机构及其医务人员在医疗活动中，违反医疗卫生管理法律、行政法规、部门规章和诊疗护理规范、常规，过失造成患者人身损害的事故。

2. 医疗器械安全性评价

医疗器械的风险存在于产品的整个生命周期。医疗器械上市前都要经过严格审批，但是由于上市前研究存在时间短、观察例数少等原因，经过审批的医疗器械投放市场，在大量人群中使用时并不意味着"绝对安全""完全有效"，而只是经过风险效益平衡后的"风险可接受"的产品。为了保证医疗器械的安全、有效，保障人体健康和生命安全，必须将风险的监控和管理贯穿于产品上市前和上市后的全过程。

（1）医疗器械风险的产生因素

①医疗器械产品自身固有风险　如设计因素：受科学技术条件、认知水平、工艺等因素的限制，医疗器械在研发过程中不同程度地存在目的单纯、考虑单一、设计与临床实际不匹配、应用定位模糊等问题，造成难以回避的设计缺陷。又如材料因素：医疗器械材料多样，在人体还承受着内、外环境复杂因素的影响，对材料在物理性能、化学性能、生物学评价和临床评价等方面的要求极高。

②产品缺陷　如产品质量、产品使用说明书、标签等信息不准确或不充分等。

③使用风险　在使用中，未能按照医疗器械说明书、标签标明的适用证、使用方法进行使用或者维护。

（2）常用的风险分析方法　风险管理的理念在 20 世纪末被引入医疗器械领域。风险分析工具中故障树分析（FTA）是从果到因的过程，比较适用于不良事件的评价。

在医疗器械不良事件监测和风险分析中引入流行病学研究方法，如描述性研究、病例对照研究、队列研究、贝叶斯统计、Meta 分析等，可以提高监测和风险分析工作的科学性和有效性，为医疗器械不良事件的控制提供科学依据。

（三）医疗器械的再评价

医疗器械再评价，是指对获准上市的医疗器械的安全性、有效性进行重新评价，并实施相应措施的过程。

医疗器械再评价是基于医疗器械上市后发现的风险，对其产品安全性、有效性影响的重新评价，并实施相应处置措施的过程。

国家食品药品监督管理总局和省、自治区、直辖市食品药品监督管理部门负责监督检查医疗器械生产企业的再评价工作，必要时组织开展医疗器械再评价。国家食品药品监督管理总局可以对境内和境外医疗器械，省、自治区、直辖市食品药品监督管理部门可以对本行政区域内批准上市的第一类、第二类医疗器械组织开展再评价。

1. 食品药品监督管理部门组织再评价

（1）再评价的启动条件　省级以上人民政府食品药品监督管理部门应当对有下列情形之一的已注册或备案的医疗器械组织开展再评价。

①根据科学研究的发展，对医疗器械的安全、有效有认识上的改变的。

②医疗器械不良事件监测、评估结果表明医疗器械可能存在缺陷的。

③国务院食品药品监督管理部门规定的其他需要进行再评价的情形。

（2）再评价的组织实施　省级以上人民政府食品药品监督管理部门会同同级卫生计生主管部门组织医疗器械不良事件监测技术机构、医疗器械生产企业、使用单位和相关技术机构、科研机构、有关专家开展再评价工作。同级医疗器械不良事件监测技术机构负责制定再评价方案，组织实施，并形成再评价报告。

（3）再评价结论的处理　根据再评价结论，原医疗器械注册审批部门可以责令生产企业修改医疗器械标签、说明书等事项。再评价结论表明已注册的医疗器械不能保证安全、有效的，由原发证部门注销医疗器械注册证，并向社会公布。被注销医疗器械注册证的医疗器械不得生产、进口、经营、使用。国家食品药品监督管理总局根据再评价结论，可以做出淘汰医疗器械的决定。

国家食品药品监督管理总局和省、自治区、直辖市食品药品监督管理部门做出撤销医疗器械注册证书决定之前，应当告知医疗器械生产企业享有申请听证的权利。

国家食品药品监督管理总局做出淘汰医疗器械决定之前，应当向社会公告，按照国家食品药品监督管理总局听证规则举行听证。

2. 医疗器械生产企业开展再评价

（1）建立再评价制度　医疗器械生产企业应当根据医疗器械产品的技术结构、质量体系等要求设定医疗器械再评价启动条件、评价程序和方法。

（2）再评价的启动条件　医疗器械生产企业通过产品设计回顾性研究、质量体系自查结果、产品阶段性风险分析和有关医疗器械安全风险研究文献、产品不良事件分析等获悉其医疗器械存在安全隐患的，应当开展医疗器械再评价。

（3）实施再评价的要求

①制定再评价方案　医疗器械生产企业开展医疗器械再评价，应当制定再评价方案，明确评价程序和方法等内容。

②报告再评价方案　医疗器械生产企业应当在再评价开始实施前30个工作日内向食品药品监管部门提交再评价方案。境内第三类医疗器械和境外医疗器械的生产企业，向国家食品药品监督管理总局报告；境内第一类和第二类医疗器械生产企业，向所在地省、自治区、直辖市食品药品监督管理部门报告。

③再评价的实施　在开展医疗器械再评价的过程中，应当根据产品上市后获知和掌握的产品安全有效信息和使用经验，对原医疗器械注册或备案资料中的安全风险分析报告、产品技术报告、适用的产品标准及说明、临床试验报告、标签、说明书等技术数据和内容进行重新评价。

④再评价结果的报告和处理　医疗器械生产企业应当根据再评价的结论，采取相应的风险控制措施，必要时应当依据医疗器械注册（备案）相关规定履行注册（备案）手续。医疗器械生产企业根据再评价结论申请注销医疗器械注册证书的，原注册审批部门应当在办理完成后30个工作日内将情况逐级上报至国家食品药品监督管理总局。

医疗器械生产企业应当在再评价结束后30个工作日内向食品药品监管部门提交再评价结果报告，再评价方案实施期限超过1年的，应当报告年度进展情况。境内第三类医疗器械和境外医疗器械的生产企业，向国家食品药品监督管理总局报告；境内第一类和第二类医疗器械生产企业，向所在地省、自治区、直辖市食品药品监督管理部门报告。

（四）医疗器械不良事件的控制

1. 监管部门

食品药品监督管理部门应当根据医疗器械不良事件评估结果及时采取发布警示信息以及责令暂停生产、销售、进口和使用等控制措施。国家食品药品监督管理总局可以对境内和境外医疗器械，省、自治区、直辖市食品药品监督管理部门可以对本行政区域内食品药品监督管理部门批准上市的境内第一类、第二类医疗器械，采取控制措施。

省级以上人民政府食品药品监督管理部门应当会同同级卫生计生主管部门和相关部门组织对引起突发、群发的严重伤害或者死亡的医疗器械不良事件及时进行调查和处理，并组织对同类医疗器械加强监测。

国家食品药品监督管理总局定期通报或专项通报医疗器械不良事件监测和再评价结果，公布对有关医疗器械采取的控制措施。

2. 监测技术机构

各级医疗器械不良事件监测技术机构负责对医疗器械不良事件开展调查、核实、处理等工作，包括发布《医疗器械不良事件信息通报》等警示信息。

对突发、群发医疗器械不良事件，应高度重视，严密组织，按照省级以上人民政府食品药品监督管理部门的规定，积极协助食品药品监管部门对事件进行调查、核实、处理。

3. 生产企业

医疗器械生产企业应当对医疗器械不良事件进行调查核实，根据医疗器械不良事件的危害程度，必要时应当采取警示、检查、修理、重新标签、修改说明书、软件升级、替换、收回、销毁等控制措施。

经调查如属医疗器械质量事故，应当按照《医疗器械召回管理办法》等规定、程序进行处理，并主动向食品药品监管部门报告。

经调查如属医疗器械质量事故或临床使用不当，不属于医疗器械不良事件范畴，应当详细记录有关情况，调查报告可以作为补充报告的附件上报医疗器械不良事件监测技术机构。

对突发、群发医疗器械不良事件，应高度重视，在采用一般控制措施的同时，按照省级以上人民政府食品药品监督管理部门的规定，积极配合食品药品监管部门对事件进行调查、核实、处理。

4. 经营企业和使用单位

医疗器械经营企业和使用单位应当配合医疗器械生产企业和主管部门对报告事件进行调查，提供相关资料并采取必要的控制措施（如暂停销售、暂停使用），并做好不良事件涉及产品的封存、记录保存等工作。

对突发、群发医疗器械不良事件，应高度重视，在采用一般控制措施的同时，按照省级以上人民政府食品药品监督管理部门的规定，积极配合食品药品监管部门对事件进行调查、核实、处理。

（五）医疗器械不良事件监测信息发布形式

目前，我国医疗器械不良事件监测信息的发布形式主要有《医疗器械不良事件监测信息通报》《医疗器械警戒快讯》《国家医疗器械不良事件年度报告》等。

1.《医疗器械不良事件监测信息通报》

《医疗器械不良事件监测信息通报》是监督管理部门面向社会公开发布的及时反馈有关医疗器械安全隐患的主要方式，旨在提示医疗器械生产、经营企业、医疗器械使用单位和使用者注意被通报的医疗器械品种的安全性隐患，并为食品药品监督管理部门、卫生计生主管部门的监督管理和医疗器械使用单位和使用者的安全用械提供参考。

2009~2016 年，国家食品药品监督管理总局药品评价中心（原国家药品不良反应监测中心）一共发布 35 期《医疗器械不良事件监测信息通报》。

📝 **实例**

医疗器械不良事件信息通报（2015 年第 3 期）
关注低频电磁治疗设备的电能危害风险

低频电磁治疗设备是利用频率 1000Hz 以下低频电流产生的电脉冲效应来治疗疾病的医疗器械。该类产品主要由主机、导联线、电极等组成。临床上用于缓解疼痛、兴奋神经和肌肉、改善局部血液循环等。

2010 年 1 月至 2015 年 6 月 30 日，国家药品不良反应监测中心共收到该类产品有效可疑不良事件报告 768 份。经统计，此类产品的不良事件主要以电能危害为主，其中表现为人员伤害的报告 358 份，占 46.6%，主要伤害表现为皮肤过敏、烫伤、灼伤、刺痛、疼痛及肌肉麻木等；表现为器械故障的报告 410 份，占 53.4%，主要表现有：漏电，无输出或输出不稳定，电极片、导联线损坏等。典型案例如下。

案例 1：患者男性，65 岁。2012 年 9 月 26 日低频治疗仪治疗后，腰部皮肤灼伤，皮肤潮红、触痛。分析原因，可能是由于电极板老化导致输出功率过高所致。

案例 2：患者男性，24 岁。2014 年 11 月 2 日使用低频脉冲治疗仪治疗约 10 分钟，患者突然感受强烈刺激，有刺痛及触电感。分析原因，可能由于电脉冲刺激强度过大所致。

案例3：患者男性，6岁。使用低频电子治疗仪3分钟后发现肌肉无明显的节律性收缩，停止治疗检查器械，发现电极片处无电流输出，更换器械。

为加强低频电磁治疗设备的安全使用，减少不良事件的发生，提醒使用者：①严格控制适应证及禁忌证，按照产品使用说明书正确使用，切勿超输出功率、超时长等非正常使用，确保设备的使用环境和使用条件符合要求；②加强设备的日常检查和维护保养，及时更换易损、易耗件。提醒生产企业：①进一步优化产品设计（如提高电极接触可靠性，加强电击伤害的防护等），提高产品安全性；②加强产品的售后维护保养服务工作和对使用者的技术支持。

2.《医疗器械警戒快讯》

《医疗器械警戒快讯》是及时传递国际医疗器械安全信息的主要方式，旨在对国内上市的医疗器械提出警示，提醒生产企业及时采取相应的纠正措施；提醒医疗机构与用户在使用中引以为戒，从而避免潜在伤害事件的发生。

2008年至2016年，国家食品药品监督管理总局药品评价中心（原国家药品不良反应监测中心）一共发布130期《医疗器械警戒快讯》。快讯内容主要来自于美国食品药品监管局（FDA）、英国药物和保健产品管理局（MHRA）、加拿大国务院卫生计生主管部门（Health Canada）、澳大利亚治疗物品管理局（TGA）等官方网站发布的医疗器械安全性信息，有效推动了我国医疗器械安全性监测工作的开展。

3.国家医疗器械不良事件监测年度报告

2014年起国家食品药品监督管理总局每年发布《国家医疗器械不良事件监测年度报告》，至今已发布2013年度、2014年度、2015年度3期年度报告。年度报告主要包括全国医疗器械不良事件报告概况、医疗器械不良事件报告统计分析、年度医疗器械风险评价及采取的主要措施情况等，比较全面地反映了我国医疗器械不良事件监测工作开展情况。

四、医疗器械召回概述

（一）法律法规依据

我国医疗器械召回的法律法规依据主要包括：《医疗器械监督管理条例》（国

务院令第 650 号);《医疗器械召回管理办法》(总局局令第 29 号);《食品药品监管总局办公厅关于进一步做好医疗器械召回信息公开工作的通知》(食药监办械监〔2014〕107 号);《医疗器械不良事件监测和再评价管理办法》(国食药监械〔2008〕766 号)。

（二）医疗器械召回制度和监管体制

1. 医疗器械召回制度

医疗器械作为一种特殊的商品，在提高人民健康水平、改善人们生活质量方面，发挥着重要的不可替代的作用。医疗器械的安全有效，直接关系到人民群众的身体健康和社会和谐稳定，是重大的民生和公共安全问题。上市后的产品如果存在缺陷且不能及时地被召回并加以控制，就有可能危害消费者的健康和安全。因此，国家建立并实施医疗器械产品召回制度，对控制上市后存在缺陷的医疗器械产品风险，消除器械安全隐患，保护公众安全具有重要作用。在其他国家和其他领域的实践也表明，召回制度是维护消费者安全和权益的有力保证。

美国是最早建立医疗器械召回制度的国家，目前实行医疗器械召回制度的国家还有日本、韩国、加拿大、英国和澳大利亚等国。2011 年，我国借鉴药品召回制度，根据《医疗器械监督管理条例》《国务院关于加强食品等产品安全监督管理的特别规定》，制定《医疗器械召回管理办法（试行）》(卫生部令第 82 号)(以下简称《办法（试行）》)，从监管体制、召回的分级与分类、法律责任等方面确立医疗器械召回管理的主要制度。《办法(试行)》版的发布与执行，为及时控制上市后的医疗器械风险，保护公众用械安全提供了法律保障。

新修订《医疗器械监督管理条例》颁布实施后，为强化医疗器械召回的监督管理，切实推动企业召回主体责任的落实，国家食品药品监督管理总局对《办法（试行)》进行了修订，于 2017 年 1 月 25 日颁布了《医疗器械召回管理办法》(总局局令第 29 号)，自 2017 年 5 月 1 日起施行。2011 年 7 月 1 日起施行的《医疗器械召回管理办法（试行）》(中华人民共和国卫生部令第 82 号) 同时废止。

医疗器械召回制度的施行，不仅是控制医疗器械风险、促进生产技术进步、完善产品设计的有效方法，也是推动生产企业提高产品质量意识，规范市场竞争秩序的重要措施。

医疗器械召回，是指医疗器械生产企业按照规定的程序对其已上市销售的某一类别、型号或者批次的存在缺陷的医疗器械产品，采取警示、检查、修理、重新标签、修改并完善说明书、软件更新、替换、收回、销毁等方式进行处理的行为。上述医疗器械生产企业，是指境内医疗器械产品注册人或者备案人、进口医疗器械的境外制造厂商在中国境内指定的代理人。

存在缺陷的医疗器械产品包括：①正常使用情况下存在可能危及人体健康和生命安全的不合理风险的产品；②不符合强制性标准、经注册或者备案的产品技术要求的产品；③不符合医疗器械生产、经营质量管理有关规定导致可能存在不合理风险的产品；④其他需要召回的产品。

2. 医疗器械召回监管体制

（1）食品药品监管部门的监管责任　《医疗器械召回管理办法》第八条规定了以省级食品药品监督管理部门为主的医疗器械召回监管体制。

召回医疗器械的生产企业所在地省、自治区、直辖市食品药品监督管理部门负责医疗器械召回的监督管理，其他省、自治区、直辖市食品药品监督管理部门应当配合做好本行政区域内医疗器械召回的有关工作。

省、自治区、直辖市食品药品监督管理部门收到辖区内医疗器械经营企业、使用单位发现其经营、使用的医疗器械可能为缺陷产品的报告后，应当及时通报医疗器械生产企业所在地省、自治区、直辖市食品药品监督管理部门。

国家食品药品监督管理总局监督全国医疗器械召回的管理工作。

医疗器械生产经营企业未依照规定实施召回或者停止经营的，食品药品监督管理部门可以责令其召回或者停止经营。

（2）生产企业的召回义务　新修订《医疗器械监督管理条例》第五十二条规定医疗器械生产企业发现其生产的医疗器械不符合强制性标准、经注册或者备案的产品技术要求或者存在其他缺陷的，应当立即停止生产，通知相关生产经营企业、使用单位和消费者停止经营和使用，召回已经上市销售的医疗器械，采取补救、销毁等措施，记录相关情况，发布相关信息，并将医疗器械召回和处理情况向食品药品监督管理部门和卫生计生主管部门报告。医疗器械经营企业发现其经营的医疗器械不符合强制性标准、经注册或者备案的产品技术要求或者存在其他缺陷的，应当立即停止经营，通知相关生产经营企业、使用单位、消费者，并记录停止经营和通知情况。医疗器械生产企业认为属于依照规定需要召回的医疗器械，应当立即召回。

医疗器械生产企业是控制与消除产品缺陷的责任主体，应当主动对缺陷产品实施召回。对缺陷产品实施主动召回是生产企业所承担的社会责任，是企业维护医疗器械全生命周期质量安全的法定义务。

医疗器械生产企业是其生产医疗器械质量安全的负责主体，应当按照规定建立健全医疗器械召回管理制度，收集医疗器械安全相关信息，对可能的缺陷产品进行调查、评估，及时召回缺陷产品。

医疗器械生产企业一旦发现所生产的医疗器械不符合强制性标准、经注册或者备案的产品技术要求或者存在其他缺陷时，首先应当立即停止生产，立即通知相关生产经营企业、使用单位和消费者，停止经营和使用，并通过召回存在缺陷的医疗器械，控制风险的继续扩大。医疗器械生产企业应当根据产品存在缺陷的不同，对已经上市销售的产品采取补救、销毁等处理措施，做好相关记录并及时发布信息，并主动向食品药品监督管理部门报告医疗器械召回的情况。根据《医疗器械召回管理办法》医疗器械召回后的处理措施包括采取警示、检查、修理、重新标签、修改并完善说明书、软件更新、替换、收回、销毁等方式。

进口医疗器械的境外制造厂商在中国境内指定的代理人应当将仅在境外实施医疗器械召回的有关信息及时报告国家食品药品监督管理总局；凡涉及在境内实施召回的，中国境内指定的代理人应当按照规定组织实施。

（3）经营企业的召回义务　医疗器械经营企业是连接生产企业和使用单位、消费者的关键环节，在发现产品缺陷和协助生产企业履行召回义务中发挥着不可替代的作用。医疗器械经营企业应当按法定要求建立健全质量管理体系，在医疗器械采购、验收、贮存、销售、运输、售后服务等环节采取有效的质量控制措施，保障经营过程中的质量安全。

当发现所经营的医疗器械不符合强制性标准、经注册或者备案的产品技术要求或者存在其他缺陷时，经营企业应当采取"立即停止经营，通知相关生产经营企业、使用单位和消费者"等控制措施，做好停止经营和通知情况等记录，并向所在地省、自治区、直辖市食品药品监督管理部门报告。医疗器械生产企业在收到经营企业的通知后，应当认真核对与检查，确属按规定需要召回的医疗器械，应当立即召回。

医疗器械经营企业应当积极协助医疗器械生产企业对缺陷产品进行调查、评估，主动配合生产企业履行召回义务，按照召回计划及时传达、反馈医疗器械召回信息，控制和收回缺陷产品。

（4）使用单位的召回义务　医疗器械使用单位应当积极协助医疗器械生产企业对缺陷产品进行调查、评估，主动配合生产企业履行召回义务，按照召回计划及时传达、反馈医疗器械召回信息，控制和收回缺陷产品。

医疗器械使用单位发现其使用的医疗器械可能为缺陷产品的，应当立即暂停销售或者使用该医疗器械，及时通知医疗器械生产企业或者供货商，并向所在地省、自治区、直辖市食品药品监督管理部门报告；使用单位为医疗机构的，还应当同时向所在地省、自治区、直辖市卫生行政部门报告。

3.医疗器械召回信息通报和信息公开制度

国家食品药品监督管理总局和省、自治区、直辖市食品药品监督管理部门应当按照医疗器械召回信息通报和信息公开有关制度，采取有效途径向社会公布缺陷产品信息和召回信息，必要时向同级卫生行政部门通报相关信息。

（1）各省、自治区、直辖市食品药品监督管理部门应监督本行政区域内医疗器械生产企业按照《医疗器械召回管理办法》的规定及时报告医疗器械召回信息，并依据召回分级按照要求其在企业官方网站及省级以上食品药品监督管理部门网站、中央主要媒体等其他有效途径向社会发布产品召回信息。

进口医疗器械的境外制造厂商在中国境内指定的代理人应当将仅在境外实施医疗器械召回的有关信息及时报告国家食品药品监督管理总局。

医疗器械生产企业以及进口医疗器械的境外制造厂商在境内外同时实施医疗器械召回的，生产企业或境内代理人应及时报告所在地省、自治区、直辖市食品药品监督管理部门。

（2）各省、自治区、直辖市食品药品监督管理部门应按照《医疗器械召回管理办法》的规定，加强医疗器械召回监督管理工作，建立和完善医疗器械召回信息通报和公开制度。食品药品监督管理部门做出责令召回决定的，应当在其网站向社会公布责令召回信息。

各省、自治区、直辖市食品药品监督管理部门应在官方网站设置"医疗器械召回"专栏，及时公布本行政区域内责令召回信息和主动召回信息。"医疗器械召回"专栏应分设"主动召回信息"和"责令召回信息"栏目，按照规定格式发布召回信息。如企业对已报信息进行修正或补充，食品药品监督管理部门应及时更新。

（3）各省、自治区、直辖市食品药品监督管理部门发布召回信息时应同时将所发布信息的电子版（包括发布信息的链接）报送总局。总局官方网站设有"医疗器械召回"专栏，对省、自治区、直辖市食品药品监督管理部门报送的召回信息予以转发，并发布仅在境外实施医疗器械召回的信息和总局责令召回信息。

总局将加强对各省、自治区、直辖市医疗器械召回信息公开工作的监督检查，督促及时公开医疗器械召回信息。

（三）医疗器械召回分类

根据医疗器械召回的启动情况不同，医疗器械召回分为主动召回和责令召回。

主动召回是医疗器械生产企业按照有关要求或根据产品不良事件等信息对生产的医疗器械产品进行质量评估，确定医疗器械产品存在缺陷的，由生产企业主动实施的召回，是企业的法定义务。责令召回是食品药品监督管理部门经过调查评估，认为医疗器械生产企业应当召回存在缺陷的医疗器械产品而未主动召回的，责令医疗器械生产企业实施的医疗器械召回。在实践中，应当以企业主动召回为主，政府部门责令召回为辅。

医疗器械生产经营企业未按规定实施召回或者停止经营的，食品药品监督管理部门可以责令其召回或停止经营。国家对已经上市销售的存在缺陷的医疗器械进行责令召回，最大限度地减少可能对消费者造成的伤害，体现了政府对百姓用械安全的一种负责态度，是政府履行监管职能的一种手段，有利于消费者权益的保护。

五、医疗器械缺陷的调查与评估

（一）医疗器械缺陷调查评估

医疗器械生产企业应当按照规定建立健全医疗器械质量管理体系和医疗器械不良事件监测系统，收集、记录医疗器械的质量投诉信息和医疗器械不良事件信息，对收集的信息进行分析，对可能存在的缺陷进行调查和评估。医疗器械经营企业、使用单位应当配合医疗器械生产企业对有关医疗器械缺陷进行调查，并提供有关资料。

医疗器械生产企业应当按照规定及时将收集的医疗器械不良事件信息向食品药品监督管理部门报告，食品药品监督管理部门可以对医疗器械不良事件或者可能存在的缺陷进行分析和调查，医疗器械生产企业、经营企业、使用单位应当予以配合。

对存在缺陷的医疗器械产品进行评估主要包括以下内容。

①产品是否符合强制性标准、经注册或者备案的产品技术要求。

②在使用医疗器械过程中是否发生过故障或者伤害。

③在现有使用环境下是否会造成伤害，是否有科学文献、研究、相关试验或者验证能够解释伤害发生的原因。

④伤害所涉及的地区范围和人群特点。

⑤对人体健康造成的伤害程度。

⑥伤害发生的概率。

⑦发生伤害的短期和长期后果。

⑧其他可能对人体造成伤害的因素。

（二）医疗器械召回的分级

根据医疗器械缺陷的严重程度，医疗器械召回分为三级。

（1）一级召回：使用该医疗器械可能或者已经引起严重健康危害的。

（2）二级召回：使用该医疗器械可能或者已经引起暂时的或者可逆的健康危害的。

（3）三级召回：使用该医疗器械引起危害的可能性较小但仍需要召回的。

医疗器械生产企业应当根据具体情况确定召回级别并根据召回级别与医疗器械的销售和使用情况，科学设计召回计划并组织实施。

六、主动召回与责令召回

（一）主动召回

医疗器械生产企业按照要求调查评估后，确定医疗器械产品存在缺陷的，应当立即决定并实施召回。进口医疗器械的境外制造厂商在中国境内指定的代理人应当将仅在境外实施医疗器械召回的有关信息及时报告国家食品药品监督管理总局；凡涉及在境内实施召回的，中国境内指定的代理人应当按照规定组织实施。医疗器械主动召回程序如下。

1. 发布召回公告

医疗器械生产企业做出医疗器械召回决定的，应同时向社会发布产品召回信息。

实施一级召回的，医疗器械召回公告应当在国家食品药品监督管理总局网站和中央主要媒体上发布；实施二级、三级召回的，医疗器械召回公告应当在省、自治区、直辖市食品药品监督管理部门网站发布，省、自治区、直辖市食品药品监督管理部门网站发布的召回公告应当与国家食品药品监督管理总局网站链接。

2. 送达召回通知

医疗器械生产企业做出医疗器械召回决定的，一级召回应当在 1 日内，二级召回应当在 3 日内，三级召回应当在 7 日内，通知到有关医疗器械经营企业、使用单位或者告知使用者。召回通知应当包括以下内容。

（1）召回医疗器械名称、型号规格、批次等基本信息。

（2）召回的原因。

（3）召回的要求，如立即暂停销售和使用该产品、将召回通知转发到相关经营企业或者使用单位等。

（4）召回医疗器械的处理方式。

3. 提交书面报告

医疗器械生产企业做出医疗器械召回决定的，应当立即向所在地省、自治区、直辖市食品药品监督管理部门和批准该产品注册或者办理备案的食品药品监督管理部门提交医疗器械召回事件报告表。

医疗器械生产企业所在地省、自治区、直辖市食品药品监督管理部门应当在收到召回事件报告表 1 个工作日内将召回的有关情况报告国家食品药品监督管理总局。

4. 提交书面备案

医疗器械生产企业应在做出医疗器械召回决定 5 个工作日内，将调查评估报告和召回计划提交至所在地省、自治区、直辖市食品药品监督管理部门和批准注册或者办理备案的食品药品监督管理部门备案。

召回计划变更的，医疗器械生产企业应当及时报所在地省、自治区、直辖市食品药品监督管理部门备案。

5. 召回计划评估

医疗器械生产企业所在地省、自治区、直辖市食品药品监督管理部门可以对生产企业提交的召回计划进行评估，认为生产企业所采取的措施不能有效消除产品缺陷或者控制产品风险的，应当书面要求其采取提高召回等级、扩大召回范围、缩短召回时间或者改变召回产品的处理方式等更为有效的措施进行处理。医疗器械生产企业应当按照食品药品监督管理部门的要求修改召回计划并组织实施。

6. 定期情况汇报

医疗器械生产企业在实施召回的过程中，应当根据召回计划定期向所在地省、自治区、直辖市食品药品监督管理部门提交召回计划实施情况报告。

7. 上报保存记录

医疗器械生产企业对召回医疗器械的处理应当有详细的记录，并向医疗器械生产企业所在地省、自治区、直辖市食品药品监督管理部门报告。召回记录应当保存至医疗器械注册证失效后5年，第一类医疗器械召回的处理记录应当保存5年。

8. 消除缺陷措施

医疗器械生产企业应当采取有效措施消除产品缺陷。对通过警示、检查、修理、重新标签、修改并完善说明书、软件更新、替换、销毁等方式能够消除产品缺陷的，可以在产品所在地完成上述行为。需要销毁的，应当在食品药品监督管理部门监督下销毁。

9. 召回效果评估

医疗器械生产企业应当在召回完成后10个工作日内对召回效果进行评估，并向所在地省、自治区、直辖市食品药品监督管理部门提交医疗器械召回总结评估报告。

医疗器械生产企业所在地省、自治区、直辖市食品药品监督管理部门应当自收到总结评估报告之日起10个工作日内对报告进行审查，并对召回效果进行评估；认为召回尚未有效消除产品缺陷或者控制产品风险的，应当书面要求生产企业重新召回。医疗器械生产企业应当按照食品药品监督管理部门的要求进行重新召回。

（二）责令召回

食品药品监督管理部门经过调查评估，认为医疗器械生产企业应当召回存在缺陷的医疗器械产品而未主动召回的，应当责令医疗器械生产企业召回医疗器械。

必要时,食品药品监督管理部门可以要求医疗器械生产企业、经营企业和使用单位立即暂停生产、销售和使用,并告知使用者立即暂停使用该缺陷产品。

1. 责令召回的监管机构

医疗器械生产企业所在地省、自治区、直辖市食品药品监督管理部门和批准该医疗器械注册或者办理备案的食品药品监督管理部门都可以做出责令召回的决定。

2. 公布责令召回信息

食品药品监督管理部门做出责令召回决定的,应当在其网站向社会公布责令召回信息。

3. 送达责令召回通知

食品药品监督管理部门做出责令召回决定,应当将责令召回通知书送达医疗器械生产企业,通知书包括以下内容。

（1）召回医疗器械的具体情况,包括名称、型号规格、批次等基本信息。

（2）实施召回的原因。

（3）调查评估结果。

（4）召回要求,包括范围和时限等。

4. 组织实施责令召回

医疗器械生产企业收到责令召回通知书后,应当按照食品药品监督管理部门的要求和医疗器械主动召回相关程序规定实施召回,包括按照规定向社会公布产品召回信息;通知医疗器械经营企业和使用单位或者告知使用者,制定、提交召回计划,并组织实施;向食品药品监督管理部门报告医疗器械召回的相关情况,进行召回医疗器械的后续处理等。

5. 责令召回效果评价

食品药品监督管理部门应当按照规定对医疗器械生产企业提交的医疗器械召回总结评估报告进行审查,并对召回效果进行评价,必要时通报同级卫生行政部门。经过审查和评价,认为召回不彻底、尚未有效消除产品缺陷或者控制产品风险的,食品药品监督管理部门应当书面要求医疗器械生产企业重新召回。医疗器械生产企业应当按照食品药品监督管理部门的要求进行重新召回。

（三）召回相关问题处理

（1）召回的医疗器械已经植入人体的,医疗器械生产企业应当与医疗机构和患者共同协商,根据召回的不同原因,提出对患者的处理意见和应当采取的预案措施。

（2）召回的医疗器械给患者造成损害的，患者可以向医疗器械生产企业要求赔偿，也可以向医疗器械经营企业、使用单位要求赔偿。患者向医疗器械经营企业、使用单位要求赔偿的，医疗器械经营企业、使用单位赔偿后，有权向负有责任的医疗器械生产企业追偿。

第九章 日常监督检查规定及解析

一、医疗器械生产监管法律法规依据

我国医疗器械生产监管的法律法规依据主要包括：①《中华人民共和国行政处罚法》；②《中华人民共和国行政强制法》；③《医疗器械监督管理条例》（国务院令第 650 号）；④《医疗器械生产监督管理办法》（总局局令第 7 号）；⑤《医疗器械注册管理办法》（总局局令第 4 号）；⑥《体外诊断试剂注册管理办法》（总局局令第 5 号）；⑦《医疗器械说明书和标签管理规定》（总局局令第 6 号）；⑧《药品医疗器械飞行检查办法》（总局局令第 14 号）；⑨《医疗器械通用名称命名规则》（总局局令第 19 号）；⑩《医疗器械召回管理办法》（总局局令第 29 号）；⑪《医疗器械生产企业分类分级监督管理规定》（食药监械监〔2014〕234 号）；⑫《医疗器械质量监督抽查检验管理规定》（食药监械监〔2013〕212 号）；⑬《医疗器械不良事件监测和再评价管理办法（试行）》（国食药监械〔2008〕766 号）；⑭《国家食品药品监督管理总局关于贯彻实施〈医疗器械监督管理条例〉有关事项的公告》（2014年第 23 号）；⑮《国家食品药品监督管理总局关于医疗器械生产质量管理规范执行有关事宜的通告》（2014 年第 15 号）；⑯《医疗器械生产质量管理规范》（总局 2014年第 64 号公告）；⑰《医疗器械生产企业供应商审核指南》（总局 2015 年第 1 号通告）；⑱《医疗器械生产质量管理规范附录无菌医疗器械》（总局 2015 年第 101 号公告）；⑲《医疗器械生产质量管理规范附录植入性医疗器械》（总局 2015 年第 102 号公告）；⑳《医疗器械生产质量管理规范附录体外诊断试剂》（总局 2015 年第 103 号公告）；㉑《食品药品监管总局关于印发医疗器械生产质量管理规范现场检查指导原则等 4 个指导原则的通知》（食药监械监〔2015〕218 号）；㉒《总局关于印发医疗器械生产质量管理规范定制式义齿现场检查指导原则的通知》（食药监械监〔2016〕165 号）；㉓《国家食品药品监督管理总局关于生产一次性使用无菌注、输器具产品有关事项的通告》（2015 年第 71 号）；㉔《医疗器械工艺用水质量管理指南》（总局 2016 年第 14 号公告）；㉕《医疗器械冷链（运输、贮存）管理指南》（总局 2016 年第 154 号公告）；㉖《医疗器械生产企业质量控制与成品放行指南》（总局 2016 年第 173 号通告）。

2014 年新修订《医疗器械监督管理条例》颁布实施以来，国家食品药品监督管理总局积极开展与《条例》相配套的规章、规范、指南等文件的制修订工作。目前，以《医疗器械监督管理条例》为核心，以医疗器械生产监督管理办法、国家重点监管医疗器械目录、禁止委托生产医疗器械目录、医疗器械生产企业分类分级监督管理规定等法规规章为基础，以规范检查指导原则，无菌、植入性医疗器械、体外诊断试剂、定制式义齿规范附录及检查指导原则等规范性文件为手段，以生产企业供应商审核指南、工艺用水质量管理指南、质量控制与成品放行指南等指南性文件为补充的医疗器械生产环节监管的"法规－规章－规范－指导性文件"的四级监管法规体系已形成并在不断完善中。

二、医疗器械生产监督管理

（一）食品药品监管部门的监管职责

《医疗器械生产监督管理办法》第三条规定：国家食品药品监督管理总局负责全国医疗器械生产监督管理工作。县级以上食品药品监督管理部门负责本行政区域的医疗器械生产监督管理工作。

上级食品药品监督管理部门负责指导和监督下级食品药品监督管理部门开展医疗器械生产监督管理工作。

（二）分类分级监管

为提高医疗器械生产企业监督管理科学化水平，明确各级食品药品监督管理部门的监管责任，提高监管效能，依法保障医疗器械安全有效，国家对医疗器械生产企业实施分类分级监督管理。

1.各级食品药品监管部门的分类分级监管职责

《医疗器械生产监督管理办法》第五十条规定：食品药品监督管理部门依照风险管理原则，对医疗器械生产实施分类分级管理。

医疗器械生产企业分类分级监督管理，是指根据医疗器械的风险程度、医疗器械生产企业的质量管理水平，并结合医疗器械不良事件、企业监管信用及产品投诉状况等因素，将医疗器械生产企业分为不同的类别，并按照属地监管原则，实施分级动态管理的活动。

国家食品药品监督管理总局负责制定《国家重点监管医疗器械目录》，指导和检查全国医疗器械生产企业分类分级监督管理工作。

省级食品药品监督管理部门负责制定《省级重点监管医疗器械目录》，并根据

《国家重点监管医疗器械目录》《省级重点监管医疗器械目录》和本行政区域内生产企业的质量管理水平，确定生产企业的监管级别，组织实施分类分级监督管理工作。

设区的市及以下食品药品监督管理部门负责本行政区域内医疗器械生产企业分类分级监督管理的具体工作。

2. 生产企业监管级别的确定原则

依据《医疗器械生产企业分类分级监督管理规定》，医疗器械生产企业分为四个监管级别。

四级监管是对《国家重点监管医疗器械目录》涉及的生产企业和质量管理体系运行状况差、存在较大产品质量安全隐患的生产企业进行的监管活动。

三级监管是对《省级重点监管医疗器械目录》涉及的生产企业和质量管理体系运行状况较差、存在产品质量安全隐患的生产企业进行的监管活动。

二级监管是对除《国家重点监管医疗器械目录》和《省级重点监管医疗器械目录》以外的第二类医疗器械涉及的生产企业进行的监管活动。

一级监管是对除《国家重点监管医疗器械目录》和《省级重点监管医疗器械目录》以外的第一类医疗器械涉及的生产企业进行的监管活动。

医疗器械生产企业涉及多个监管级别的，按最高级别对其进行监管。

省级食品药品监督管理部门依据上述原则对本行政区域内医疗器械生产企业进行评估，并确定监管级别。医疗器械生产企业监管级别评定工作每年进行一次，对于企业出现重大质量事故或新增高风险产品等情况可即时评定并调整企业监管级别。各级食品药品监督管理部门按照评定的级别进行相应的监督管理。

3. 重点监管医疗器械目录的制定

国家食品药品监督管理总局根据产品风险程度和监管工作实际，并根据风险较高的部分第三类产品以及不良事件监测、风险监测和监督抽验等发现普遍存在严重问题的产品，制定《国家重点监管医疗器械目录》。

省级食品药品监督管理部门根据除《国家重点监管医疗器械目录》以外的其他第三类产品和部分第二类产品以及不良事件监测、风险监测和监督抽验发现存在较严重问题的产品，制定《省级重点监管医疗器械目录》。

（三）监督检查

1. 制定监管计划

省级食品药品监督管理部门应当编制本行政区域的医疗器械生产企业监督检查计划，确定医疗器械监管的重点、检查频次和覆盖率，并监督实施。

各级食品药品监督管理部门对医疗器械生产企业按照监管级别确定监督检查的层级、方式、频次和其他管理措施，并综合运用全项目检查、飞行检查、日常检查、跟踪检查和监督抽验等多种形式强化监督管理。

2. 实施分类分级监管

四级监管：省级食品药品监督管理部门确定本行政区域内四级监管企业的检查频次，实施重点监管，每年对每家企业的全项目检查不少于一次。各级食品药品监督管理部门应当采取特别严格的措施，加强四级监管企业监管。

三级监管：省级食品药品监督管理部门确定本行政区域内三级监管企业的检查频次，每两年对每家企业的全项目检查不少于一次。各级食品药品监督管理部门应当采取严格的措施，防控三级监管企业风险。

二级监管：设区的市级食品药品监督管理部门确定本行政区域内二级监管企业的检查频次，每四年对每家企业的全项目检查不少于一次。

一级监管：设区的市级食品药品监督管理部门在第一类产品生产企业备案后三个月内须组织开展一次全项目检查，并每年安排对本行政区域内一定比例的一级监管企业进行抽查。

地方各级食品药品监督管理部门对于监管中发现的共性问题、突出问题或企业质量管理薄弱环节，要结合本行政区域的监管实际，制定加强监管的措施并组织实施。涉及重大问题的，应当及时向上一级食品药品监督管理部门报告。

对于处于停产状态的生产企业，食品药品监督管理部门应当根据实际情况约谈企业负责人了解相关情况，以便开展后续监管工作。

各级食品药品监督管理部门应当督促医疗器械生产企业加强风险管理，做好风险评估和风险控制，预防系统性风险，防止发生重大医疗器械质量事故。

对于生产企业发生产品重大质量事故并造成严重后果的，省级食品药品监督管理部门应当及时组织检查，检查结果上报国家食品药品监督管理总局。一般质量事故由设区的市级食品药品监督管理部门组织检查。

对于未按医疗器械产品技术要求组织生产，生产质量管理体系运行状况差，擅自降低生产条件，不能执行医疗器械相关法律法规的医疗器械生产企业，可视其情节依法责令其整改、限期整改、停产整改，直至吊销医疗器械生产许可证。

3. 监督检查的类别

各级食品药品监督管理部门对医疗器械生产企业实施的监督检查主要包括全项目检查、飞行检查、日常检查和跟踪检查等。

全项目检查是指按照医疗器械生产质量管理规范逐条开展的检查。

飞行检查是指根据监管工作需要，对医疗器械生产企业开展的突击性有因检查。

日常检查是指对医疗器械生产企业开展的一般性监督检查或有侧重的单项监督检查。

跟踪检查是指对医疗器械生产企业有关问题的整改措施与整改效果的复核性检查。

食品药品监督管理部门组织监督检查，应当制定检查方案，明确检查标准，如实记录现场检查情况，将检查结果书面告知被检查企业。需要整改的，应当明确整改内容及整改期限，并实施跟踪检查。

（四）责任约谈

医疗器械生产企业有下列情形之一的，食品药品监督管理部门可以对其法定代表人或者企业负责人进行责任约谈。

①生产存在严重安全隐患的。

②生产产品因质量问题被多次举报投诉或者媒体曝光的。

③信用等级评定为不良信用企业的。

④食品药品监督管理部门认为有必要开展责任约谈的其他情形。

（五）建立监管档案

地方各级食品药品监督管理部门应当建立本行政区域内医疗器械生产企业分类监督管理档案。监督管理档案应当包括医疗器械生产企业产品注册和备案，生产许可和备案，委托生产，监督检查，监督抽验，不良事件监测，产品召回、处罚情况，不良行为记录和投诉举报等信息，同时应当录入医疗器械生产企业监管信息系统并定期更新，确保相关信息及时、准确。

（六）国家重点监管医疗器械目录

1. 一次性使用输血、输液、注射用医疗器械

（1）一次性使用无菌注射器（含自毁式、胰岛素注射、高压造影用）。

（2）一次性使用无菌注射针（含牙科、注射笔用）。

（3）一次性使用输液器（含精密、避光、压力输液等各型式）。

（4）一次性使用静脉输液针。

（5）一次性使用静脉留置针。

（6）一次性使用真空采血器。

（7）一次性使用输血器。

（8）一次性使用塑料血袋。

（9）一次性使用麻醉穿刺包。

2. 植入材料和人工器官类医疗器械

（1）普通骨科植入物（含金属、无机、聚合物等材料的板、钉、针、棒、丝、填充、修复材料等）。

（2）脊柱内固定器材。

（3）人工关节。

（4）人工晶体。

（5）血管支架（含动静脉及颅内等中枢及外周血管用支架）。

（6）心脏缺损修补（封堵）器械。

（7）人工心脏瓣膜。

（8）血管吻合器械（含血管吻合器、动脉瘤夹）。

（9）组织填充材料（含乳房、整形及眼科填充等）。

3. 同种异体医疗器械

4. 动物源医疗器械

5. 计划生育用医疗器械

（1）宫内节育器。

（2）避孕套（含天然胶乳橡胶和人工合成材料）。

6. 体外循环及血液处理医疗器械

（1）人工心肺设备辅助装置（含接触血液的管路、滤器等）。

（2）血液净化用器具［含接触血液的管路、过滤（透析、吸附）器械］。

（3）透析粉、透析液。

（4）氧合器。

（5）人工心肺设备。

（6）血液净化用设备。

7. 循环系统介入医疗器械

（1）血管内造影导管。

（2）球囊扩张导管。

（3）中心静脉导管。

（4）外周血管套管。

（5）动静脉介入导丝、鞘管。

（6）血管内封堵器械（含封堵器、栓塞栓子、微球）。

8. 高风险体外诊断试剂

（1）人间传染高致病性病原微生物（第三、四类危害）检测相关的试剂。

（2）与血型、组织配型相关的试剂。

9. 其他

（1）角膜接触镜（含角膜塑形镜）。

（2）医用可吸收缝线。

（3）婴儿保育设备（含各类培养箱、抢救台）。

（4）麻醉机（麻醉呼吸机）。

（5）生命支持用呼吸机。

（6）除颤仪。

（7）心脏起搏器。

（8）医用防护口罩、医用防护服。

（9）一次性使用非电驱动式输注泵。

（10）电驱动式输注泵。

（七）禁止委托生产医疗器械目录

1. 部分植入材料和人工器官类医疗器械

（1）血管支架、血管支架系统（外周血管支架除外）。

（2）心脏封堵器、心脏封堵器系统。

（3）人工心脏瓣膜。

（4）整形植入物（剂）。

2. 同种异体医疗器械

3. 部分动物源医疗器械

（1）心脏、神经、硬脑脊膜修补材料。

（2）人工皮肤。

（3）体内用止血、防粘连材料。

（4）骨修复材料。

（5）其他直接取材于动物组织的植入性医疗器械。

4.其他

（1）心脏起搏器。

（2）植入式血泵。

（2）植入式胰岛素泵。

（八）一次性使用无菌注、输器具产品目录

序号	产品名称	产品类别
1	一次性使用无菌注射器	三类
2	一次性使用输液器	三类
3	一次性使用输血器	三类
4	一次性使用滴定管式输液器	三类
5	一次性使用无菌注射针	三类
6	一次性使用静脉输液针	三类
7	一次性使用塑料血袋	三类
8	一次性使用采血器	三类

三、医疗器械经营监管法律法规依据

我国医疗器械经营监管的法律法规依据主要包括：①《中华人民共和国行政处罚法》；②《中华人民共和国行政强制法》；③《医疗器械监督管理条例》（国务院令第650号）；④《医疗器械经营监督管理办法》（总局局令第8号）；⑤《医疗器械注册管理办法》（总局局令第4号）；⑥《体外诊断试剂注册管理办法》（总局局令第5号）；⑦《医疗器械说明书和标签管理规定》（总局局令第6号）；⑧《药品医疗器械飞行检查办法》（总局局令第14号）；⑨《医疗器械召回管理办法》（总局局令第29号）；⑩《医疗器械经营企业分类分级监督管理规定》（食药监械监〔2015〕158号）；⑪《食品药品监管总局关于印发医疗器械经营环节重点监管目录及现场检查重点内容的通知》（食药监械监〔2015〕159号）；⑫《医疗器械经营质量管理规范》（总局2014年第58号公告)；⑬《医疗器械经营质量管理规范现场检查指导原则》（食药监械监〔2015〕239号）；⑭《医疗器械质量监督抽查检验管理规定》（食药监械监〔2013〕212号）；⑮《医疗器械不良事件监测和再评价管理办法（试行）》（国食药监械〔2008〕766号）；⑯《国家食品药品监督管理总局关于贯彻实施〈医疗器械监督管理条例〉有关事项的公告》（2014年第23号）；⑰《医疗器械冷链（运输、贮存）管理指南》（总局2016年第154号公告）。

四、医疗器械经营监督管理

（一）食品药品监管部门的监管责任

《医疗器械经营监督管理办法》第三条规定：国家食品药品监督管理总局负责全国医疗器械经营监督管理工作。县级以上食品药品监督管理部门负责本行政区域的医疗器械经营监督管理工作。

上级食品药品监督管理部门负责指导和监督下级食品药品监督管理部门开展医疗器械经营监督管理工作。

省、自治区、直辖市食品药品监督管理部门应当编制本行政区域的医疗器械经营企业监督检查计划，并监督实施。设区的市级食品药品监督管理部门应当制定本行政区域的医疗器械经营企业的监管重点、检查频次和覆盖率，并组织实施。

食品药品监督管理部门应当建立医疗器械经营日常监督管理制度，定期或者不定期对医疗器械经营企业符合经营质量管理规范要求的情况进行监督检查，督促企业规范经营活动。对上一年度监督检查中存在严重问题的，因违反有关法律、法规受到行政处罚的，新开办的第三类医疗器械经营企业应当加强现场检查。对第三类医疗器械经营企业按照医疗器械经营质量管理规范要求进行全项目自查的年度自查报告，应当进行审查，必要时开展现场核查。

（二）分类分级监管

为提高医疗器械经营企业监督管理科学化水平，明确各级食品药品监督管理部门的监管责任，提升监管效能，保证公众用械安全，国家对医疗器械经营企业实施分类分级监督管理。

1.各级食品药品监管部门的分类分级监管职责

医疗器械经营企业分类分级监督管理，是指食品药品监督管理部门根据医疗器械的风险程度、医疗器械经营企业业态、质量管理水平和遵守法规的情况，结合医疗器械不良事件及产品投诉状况等因素，将医疗器械经营企业分为不同的类别，并按照属地监管的原则，实施分级动态管理的活动。

国家食品药品监督管理总局负责指导和检查全国医疗器械经营企业分类分级监督管理工作。

省级食品药品监督管理部门负责编制本省的医疗器械经营企业监督检查计划，并监督实施医疗器械经营企业分类分级监督管理工作。

设区的市级食品药品监督管理部门结合实际确定本行政区域内医疗器械经营企业的监管级别，明确监管重点，规定检查频次和覆盖率，并组织实施。

县（区）级食品药品监督管理部门负责本行政区域内医疗器械经营企业分类分级监督管理的具体工作。

上级食品药品监督管理部门应采取措施，对下级食品药品监督管理部门开展医疗器械经营企业分类分级监督管理工作进行督查，落实监管责任。对监管责任落实不到位的，可以通报当地政府。

2. 经营企业监管级别的确定原则

依据《医疗器械经营企业分类分级监督管理规定》，医疗器械经营企业分为三个监管级别。

三级监管为风险最高级别的监管，主要是对医疗器械经营环节重点监管目录涉及的经营企业，为其他医疗器械生产经营企业提供贮存、配送服务的经营企业，上年度存在行政处罚且整改不到位和存在不良信用记录的经营企业进行的监管。

二级监管为风险一般级别的监管，主要是对除三级监管外的经营第二、三类医疗器械的批发企业进行的监管。

一级监管为风险较低级别的监管，主要是对除二、三级监管外的其他医疗器械经营企业进行的监管。

医疗器械经营企业涉及多个监管级别的，按最高级别对其进行监管。

医疗器械经营企业监管级别确定工作每年度进行一次，确定结果向社会公布，对于企业存在严重违法违规行为或新增经营业态等特殊情况可即时确定并调整企业监管级别。各级食品药品监督管理部门按照确定的级别进行相应的监督管理。

3. 经营环节重点监管目录的制定

国家食品药品监督管理总局根据经营环节产品的特殊储运要求和监督抽验、不良事件监测、风险监测、召回等情况以及针对质量投诉多、社会关注度高的产品，制定公布《医疗器械经营环节重点监管目录及现场检查重点内容》。

（三）监督检查

1. 制定监管计划

地方各级食品药品监督管理部门根据监管级别，制定监督计划，综合运用全项目检查、飞行检查、跟踪检查和监督抽验等多种形式强化监督管理。

地方各级食品药品监督管理部门应当督促医疗器械经营企业按照《医疗器械经营质量管理规范》要求，采取有效的质量控制措施，保障经营过程中产品的质量安全，防止发生重大医疗器械质量事故。

2. 实施分类分级监管

设区的市级食品药品监督管理部门应结合监管实际，依据确定的监管级别，制定本行政区域内医疗器械经营企业的监督检查频次和覆盖率，原则要求如下。

（1）实施三级监管的经营企业，设区的市级食品药品监督管理部门组织每年检查不少于一次，角膜接触镜类和计划生育类产品各地可根据监管需要确定检查频次。对整改企业跟踪检查覆盖率要达到100%，直至企业整改到位。

（2）实施二级监管的经营企业，县（区）级食品药品监督管理部门每两年检查不少于一次。对整改企业跟踪检查覆盖率要达到100%，直至企业整改到位。

（3）实施一级监管的经营企业，县（区）级食品药品监督管理部门按照有关要求，随机抽取本行政区域内30%以上的企业进行监督检查，3年内达到全覆盖。

省级食品药品监督管理部门应当每年随机抽取本行政区域内一定比例的医疗器械经营企业进行监督检查。

对于经营企业发生重大质量事故，省级食品药品监督管理部门应当及时组织检查，并同时上报国家食品药品监督管理总局。一般质量事故由设区的市级食品药品监督管理部门组织检查。

地方各级食品药品监督管理部门对于监管中发现的共性问题、突出问题或企业质量管理薄弱环节，要结合本行政区域的监管实际，制定加强监管的措施并组织实施。涉及重大问题的，应当及时向上一级食品药品监督管理部门报告。

地方各级食品药品监督管理部门应当及时主动向社会公开监督检查的结果、对企业经营的产品开展抽验的结果、查处的意见等监管信息，合格的、不合格的企业都要公开。

3. 监督检查的类别

地方各级食品药品监督管理部门对医疗器械经营企业实施的监督检查主要包括全项目检查、飞行检查、跟踪检查等。

（四）责任约谈

医疗器械经营企业有下列情形之一的，食品药品监督管理部门可以对其法定代表人或者企业负责人进行责任约谈。

①经营存在严重安全隐患的。

②经营产品因质量问题被多次举报投诉或者媒体曝光的。

③信用等级评定为不良信用企业的。

④食品药品监督管理部门认为有必要开展责任约谈的其他情形。

（五）建立监管档案

食品药品监督管理部门应当建立医疗器械经营企业监管档案，对有不良信用记录的医疗器械经营企业实施重点监管。设区的市级及以下食品药品监督管理部门应当建立本行政区域内医疗器械经营企业分类分级监督管理档案。监督管理档案应当包括医疗器械经营企业许可和备案、监督检查、监督抽验、不良事件监测、产品召回、处罚情况和投诉举报等信息，同时应当录入医疗器械经营企业监管信息系统并定期更新，确保相关信息及时、准确。

五、随机抽查及信息公开

（一）随机抽查制度

食品药品监管部门按照《医疗器械监督管理条例》等法律法规要求，建立医疗器械监管"双随机、一公开"（随机抽取检查对象、随机选取检查人员、抽取情况及查处结果及时向社会公开）的随机抽查制度，进一步强化医疗器械安全事中事后监管。

1. 随机抽查的适用范围

随机抽查主要适用于对医疗器械生产经营者的事中事后监管事项。医疗器械产品注册以及生产经营许可等事项不适用随机抽查。

按照分级分类监管的原则，总局和省级食品药品监管部门研究确定医疗器械领域必须检查的项目，其他检查项目按照一定比例和频次开展随机抽查。各市、县级食品药品监管部门在落实属地监管责任和"网格化"管理基础上，采取"双随机"方式进行检查；各级食品药品监管部门组织开展的专项监督检查，采取"双随机"方式进行；上级食品药品监管部门对下级食品药品监管部门开展的执法监督检查，采取"双随机"方式进行；各级食品药品监管部门对必须检查的项目，检查人员可以随机选取。

2. 建立随机抽查工作机制

（1）建立随机抽查事项清单　总局确定以下项目为必须检查项目：一是法律、法规、规章明确规定的高风险产品；二是被投诉举报存在质量安全问题的产品；三是被纳入"黑名单"企业生产经营的产品；四是发生医疗器械安全事故的产品。各省级食品药品监管部门可结合本地实际，补充在本行政区域内必须检查的项目。除上述必须检查项目外，其余各项均纳入抽查事项清单。各省级食品药品监管部门，除建立必须检查项目清单外，还需要建立随机抽查事项清单。

总局和各省级食品药品监管部门建立随机抽查事项清单时应明确抽查依据、抽查主体、抽查内容、抽查方式等，实行动态调整，及时向社会公布。

（2）建立检查对象名录库和检查人员名录库　各省级食品药品监管部门要指导本行政区域内市、县两级食品药品监管部门，建立健全医疗器械生产经营者名录库、检查人员名录库，实行动态管理，及时更新。

对专业技术特殊的检查事项，各省级食品药品监管部门可组织本行政区域内市、县两级食品药品监管部门分类建立医疗器械生产经营者名录库、检查人员名录库。同时也可聘请专家，协助检查人员进行检查，提供专业咨询意见。检查人员力量不足的地方，可探索实施跨区域随机抽查。

（3）建立随机抽查工作规范　各省级食品药品监管部门组织制定医疗器械随机抽查工作规范，明确医疗器械检查事项和检查人员的抽查基数、抽查比例、抽查方式、操作流程，突出随机抽查的可操作性和实效性，确保抽查程序和结果公平公正。

各省级食品药品监管部门在医疗器械年度监督检查计划中要明确随机抽查事项中的重点抽查和一般抽查的比例和频次。随机抽查对象的抽取、检查人员的选派，要通过适当方式，分别在医疗器械生产经营者名录库、检查人员名录库中随机产生。随机抽取的检查人员属于法定回避情形的，应当及时调整，另行抽选。

（4）合理确定随机抽查比例和频次　各省级食品药品监管部门组织本行政区域内市、县两级食品药品监管部门，根据被检查对象的信用状况确定随机抽查事项中的重点抽查和一般抽查的比例和频次。对生产经营异常、投诉举报多、有失信行为、有违法违规记录等情况的医疗器械生产经营者，应当纳入重点抽查，增加抽查的比例和频次，加大随机抽查力度；对其他大多数的检查对象，纳入一般抽查，以一定比例和频次进行随机抽查。同时，对守法经营信誉好的，可适当降低抽查比例和频次，具体比例和频次由组织实施随机检查的食品药品监管部门确定。

不具备对检查对象、检查人员"双随机"抽查的地方，应当结合本地实际情况，确定随机抽查的推进方式和实现形式，可以探索由上一级监管部门组织在行政区域内开展"双随机"抽查，也可以在本行政区域内先进行检查对象或者检查人员的随机，明确推进"双随机"的时间表，并报上一级食品药品监管部门。

（5）加强随机抽查结果公开力度　各级食品药品监管部门要按照政府信息公开的要求，进一步规范随机抽查工作的流程、方式、时限等具体要求，及时向社会公布抽查结果以及被抽查对象违法处理情况，充分发挥社会和新闻媒体的监督作用。同时，要建立健全医疗器械监管对象的诚信档案，将检查结果纳入企业的社会诚信档案，并按照多部门联合惩戒的要求及时公布"黑名单"，让失信者一处违规、处处受限。

（二）监管信息化建设

国务院食品药品监督管理部门建立统一的医疗器械监督管理信息平台。地方各级食品药品监督管理部门应当加强信息化建设，保证信息衔接。食品药品监督管理部门应当通过信息平台依法及时公布医疗器械许可、备案、抽查检验、违法行为查处情况等日常监督管理信息，但是，不得泄露当事人的商业秘密。

（三）信用体系建设

食品药品监督管理部门应当根据监督管理的有关记录，对医疗器械注册人和备案人、生产经营企业、使用单位进行信用评价，建立信用档案。对有不良信用记录的，应当增加监督检查频次。对列入"黑名单"的企业，按照国家食品药品监督管理总局的相关规定执行。

六、抽查检验

（一）法律法规依据

我国医疗器械抽查检验的法律法规依据主要包括：《医疗器械监督管理条例》（国务院令第 650 号）；《药品医疗器械飞行检查办法》（总局局令第 14 号）；《医疗器械质量监督抽查检验管理规定》（食药监械监〔2013〕212 号）；《总局办公厅关于进一步加强医疗器械抽验工作的通知》（食药监办械监〔2016〕9 号）；《国家医疗器械抽查检验工作程序》（食药监办械监〔2014〕213 号）。

《医疗器械监督管理条例》第五十六条第一款规定："食品药品监督管理部门应当加强对医疗器械生产经营企业和使用单位生产、经营、使用的医疗器械的抽查检验。抽查检验不得收取检验费和其他任何费用，所需费用纳入本级政府预算"，明确食品药品监督管理部门开展医疗器械抽查检验的职责和权利。

医疗器械质量监督抽查检验（以下称监督抽验），是指由食品药品监督管理部门依法定程序抽取、确认样品，并指定具有资质的医疗器械检验机构进行标准符合性检验，根据抽验结果进行公告和监督管理的活动。

（二）各级食品药品监督管理部门的职责

国家食品药品监督管理总局负责全国监督抽验工作的管理。地方各级食品药品监督管理部门负责组织实施行政区域内的监督抽验工作。

国家食品药品监督管理总局负责制定国家年度监督抽验工作方案，并对抽样单位和检验机构的工作进行协调、指导、督查和质量考核。

　　地方各级食品药品监督管理部门应当加强对行政区域内生产、经营、使用医疗器械产品的监督抽验，并依据国家食品药品监督管理总局的工作部署，结合本地区实际制定本行政区域年度监督抽验工作方案。

　　各省级食品药品监管部门在执行国家医疗器械监督抽验计划的同时，应按照目标一致、互为补充、避免重复的原则，科学制定省级医疗器械监督抽验计划。省级医疗器械抽验品种选择应当主要考虑《国家重点监管医疗器械目录》中未列入当年度国家抽验品种的产品、《省级重点监管医疗器械目录》品种以及列入上一年抽验计划但实际未抽到样品的产品。同时，对上一年抽验不符合标准规定的产品组织开展跟踪抽验。

（三）检验机构

　　经国务院认证认可监督管理部门会同国务院食品药品监督管理部门认定的检验机构，方可对医疗器械实施检验。医疗器械检验机构资质认定工作按照国家有关规定实行统一管理。

　　食品药品监督管理部门在执法工作中需要对医疗器械进行检验的，应当委托有资质的医疗器械检验机构进行，并支付相关费用。

（四）监督抽验品种遴选的基本原则

　　（1）对人体有潜在危险，对其安全性、有效性必须严格控制的医疗器械。

　　（2）使用量大、使用范围广，可能造成大面积危害的医疗器械。

　　（3）出现过质量问题的医疗器械。

　　（4）投诉举报较集中的医疗器械。

　　（5）通过医疗器械风险监测发现存在产品质量风险，需要开展监督抽验的医疗器械。

　　（6）在既往监督抽验中被判不符合标准规定的医疗器械。

　　（7）其他需要重点监控的医疗器械。

（五）监督抽验工作方案

　　各级食品药品监督管理部门应当根据医疗器械监管的需要，制定年度监督抽验工作方案，提供必要的经费支持和保障。

　　监督抽验工作方案应当包括抽验的范围、方式、数量、检验项目和判定原则、工作要求和完成时限（含复检完成时限）等。

（六）检验依据

《医疗器械监督管理条例》第二十四条规定：医疗器械生产企业应当按照医疗器械生产质量管理规范的要求，建立健全与所生产医疗器械相适应的质量管理体系并保证其有效运行；严格按照经注册或者备案的产品技术要求组织生产，保证出厂的医疗器械符合强制性标准以及经注册或者备案的产品技术要求。

监督抽验的检验依据主要包括医疗器械强制性国家标准、医疗器械强制性行业标准、注册产品标准（产品技术要求）等。

医疗器械产品应当符合医疗器械强制性国家标准；尚无强制性国家标准的，应当符合医疗器械强制性行业标准。

产品技术要求是载明产品性能指标和检验方法的文件，可作为监督抽验的抽验依据。产品技术要求主要包括医疗器械成品的性能指标和检验方法，其中性能指标是指可进行客观判定的成品的功能性、安全性指标以及与质量控制相关的其他指标。在中国上市的医疗器械应当符合经注册核准或者备案的产品技术要求。

（七）补充检验项目和检验方法

国家标准和行业标准是保证产品质量的最低要求，但不能完全覆盖产品所具有的风险，特别是在质量管理体系未有效运行的情况下，评估一个产品的质量风险，单凭国家标准、行业标准是不够的，即使按国家标准、行业标准、产品技术要求进行检验，也很可能无法判断产品的实际质量状况。

对可能存在有害物质或者擅自改变医疗器械设计、原材料和生产工艺并存在安全隐患的医疗器械，按照医疗器械国家标准、行业标准规定的检验项目和检验方法无法检验的，医疗器械检验机构可以补充检验项目和检验方法进行检验；使用补充检验项目、检验方法得出的检验结论，经国务院食品药品监督管理部门批准，可以作为食品药品监督管理部门认定医疗器械质量的依据。

（八）复检

当事人对检验结论有异议的，可以申请复检。申请复检必须在自收到检验结论之日起7个工作日内，向有资质的医疗器械检验机构申请。逾期视为当事人认可该检验结果，检验机构也不再受理其复检申请。

复检机构接受复检申请后，应当通知原承检机构，原承检机构应当及时将样品及产品注册标准（产品技术要求）寄、送复验机构。复检应当按照监督抽验工作方案进行，承担复检工作的医疗器械检验机构应当在食品药品监督管理部门规定的时间内做出复检结论。复检机构出具的复检结论为最终检验结论。

国家食品药品监督管理总局组织的监督抽验中，复检结束后，复验机构应当在2个工作日内将复检报告分别寄送申请人、原承检机构、抽样单位和标示生产企业所在地的省级食品药品监督管理部门。

省级及省级以下食品药品监督管理部门组织的监督抽验中，复检报告及相关文件的送达应当按照各省监督抽验有关规定执行。

（九）检验结果处理

对抽验中发现的不符合标准规定产品，相关食品药品监管部门应当依据《医疗器械监督管理条例》（国务院令第650号）第六十六条进行处理，并监督生产企业严格按照《医疗器械监督管理条例》第五十二条开展召回相关工作。对抽验中多次不符合标准规定或跟踪抽验仍不符合标准规定等情节严重的，应当依法从严查处，立即采取停产整改，责令召回产品等措施。

同时，相关食品药品监督管理部门收到检验报告后，应当及时对不符合标准规定产品的相关生产、经营企业、使用单位开展监督检查，采取控制措施，对违法行为依法查处。对不符合标准规定产品生产企业开展监督检查中，如发现可能影响其他产品质量问题，应立即责令生产企业全面停产停业整改。对于原因未查明、整改未到位的，一律不得恢复生产。涉嫌犯罪的，应当及时移交公安机关。

省级以上人民政府食品药品监督管理部门应当根据抽查检验结论及时发布医疗器械质量公告。

（十）抽查检验人员需要特别注意的法律责任

（1）《医疗器械监督管理条例》第七十条规定：医疗器械检验机构出具虚假检验报告的，由授予其资质的主管部门撤销检验资质，10年内不受理其资质认定申请；处5万元以上10万元以下罚款；有违法所得的，没收违法所得；对直接负责的主管人员和其他直接责任人员，依法给予撤职或者开除的处分；受到开除处分的，自处分决定做出之日起10年内不得从事医疗器械检验工作。

（2）《医疗器械质量监督抽查检验管理规定》第二十九条规定：抽样人员在监督抽验中向被抽样单位索取超过检验需要的样品或收取检验费用的，由其所在部门或上级主管部门责令退还；情节严重的，应当给予行政处分。

（3）《医疗器械质量监督抽查检验管理规定》第三十条规定：承检机构违反纪律泄露和对外公布检验结果的，对有关责任人员给予行政处分。

（4）《医疗器械质量监督抽查检验管理规定》第三十一条规定：抽样、检验和相关工作人员应当对被抽样单位提供的有关资料保密，不得擅自泄露和对外公布检验结果。

（十一）检验信息上报和公开工作

各级食品药品监管部门要高度重视抽验和处置信息的上报工作，做到专人负责，信息上报及时、准确。省级食品药品监管部门要及时向社会公布国家医疗器械质量公告中对不符合标准规定产品的处置结果以及省级医疗器械抽验和处置结果。

（十二）强化对抽验结果的综合分析和运用

各级食品药品监管部门要加强对监督抽验数据的统计分析的组织工作，强化检验结果的横向对比与纵向分析，及时发现系统性、区域性的监管风险，掌握产品质量安全趋势。各省级食品药品监管部门要不断加大对抽验结果的分析和运用，做好省级抽验产品质量评估工作。对抽验中发现的可能影响产品质量安全性、可靠性、有效性的风险因素，进行识别、分析和评价，制定并落实风险防控措施。

（十三）规范抽验工作

各省级食品药品监管部门要加强对抽样和检验工作的规范管理，要指派专人负责，在收到检验报告书之日起 5 个工作日内送达标示生产企业或被抽样企业和单位，及时将相关工作情况录入抽验系统，确保抽验工作的质量与效率。各省级食品药品监管部门要加强对相关医疗器械检验机构内部工作流程的管理，严格按照检验方案开展监督抽验。

中国食品药品检定研究院要加强对国家医疗器械监督抽验中不符合标准产品复检合格情况的收集和分析。

食品药品监管总局将组织各省级食品药品监管部门承担国家医疗器械抽验工作以及组织开展省级医疗器械抽验工作的督查和考核。各省级食品药品监管部门要对所组织开展或承担的抽验工作进行督查和自查，确保各项工作按计划顺利推进。此外，省级及以上食品药品监管部门要对承担抽验工作的检验机构加强管理，对于检验机构在检测过程中违反《国家医疗器械抽查检验工作程序》和《医疗器械质量监督抽查检验管理规定》，并直接影响检测结果的，一律予以通报批评，并在一年内不再委托监督抽验任务。

七、强制措施

（一）行政强制措施的种类

（1）《行政强制法》规定了五种类型行政强制措施。

①限制公民人身自由。

②查封场所、设施或者财务。

③扣押财物。

④冻结存款、汇款。

⑤其他行政强制措施。

（2）《医疗器械监督管理条例》第五十四条规定：食品药品监督管理部门在监督检查中有下列职权。

①进入现场实施检查、抽取样品。

②查阅、复制、查封、扣押有关合同、票据、账簿以及其他有关资料。

③查封、扣押不符合法定要求的医疗器械，违法使用的零配件、原材料以及用于违法生产医疗器械的工具、设备。

④查封违反本条例规定从事医疗器械生产经营活动的场所。

食品药品监督管理部门进行监督检查，应当出示执法证件，保守被检查单位的商业秘密。

有关单位和个人应当对食品药品监督管理部门的监督检查予以配合，不得隐瞒有关情况。

（二）行政强制措施的实施程序

1.行政强制措施的实施主体

（1）行政机关履行行政管理职责，必须依照法律、法规的规定，实施行政强制措施；违法行为情节显著轻微或者没有明显社会危害的，可以不采取行政强制措施。

（2）行政强制措施由法律、法规规定的行政机关在法定职权范围内实施。

（3）行政强制措施权不得委托。

（4）依据《中华人民共和国行政处罚法》的规定行使相对集中行政处罚权的行政机关，可以实施法律、法规规定的与行政处罚权有关的行政强制措施。

（5）行政强制措施应当由行政机关具备资格的行政执法人员实施，其他人员不得实施。

2.行政强制措施实施的基本程序

根据《中华人民共和国行政强制法》，行政机关实施行政强制措施必须遵守程序法定的原则，执法人员在实施查封、扣押等强制措施时，应当遵守下列规定。

（1）实施前须向行政机关负责人报告并经批准。

（2）由两名以上行政执法人员实施。

（3）出示执法身份证件。

（4）通知当事人到场。

（5）当场告知当事人采取行政强制措施的理由、依据以及当事人依法享有的权利、救济途径。

（6）听取当事人的陈述和申辩。

（7）制作现场笔录。

（8）现场笔录由当事人和行政执法人员签名或者盖章，当事人拒绝的，在笔录中予以注明。

（9）当事人不到场的，邀请见证人到场，由见证人和行政执法人员在现场笔录上签名或者盖章。

（10）法律、法规规定的其他程序。

3. 特殊情况下的法定程序

行政机关当场实施行政强制措施（或称即时强制）应当遵循下列要求。

（1）情况紧急，即如果不采取强制措施就会损害公共利益或其他人合法权益的情形。

（2）当场实施行政强制措施后，行政执法人员应当在二十四小时内向行政机关负责人报告，并补办批准手续。

（3）当场实施行政强制措施，也需执行《中华人民共和国行政强制法》第十八条规定的基本程序。

（4）补办批准手续时，行政机关负责人认为不应当采取行政强制措施的，应当立即解除。

（三）查封、扣押

实施查封、扣押除需要遵守行政强制措施基本实施程序外，还有其特殊适用条件和程序。

1. 查封、扣押的实施主体

查封、扣押应当由法律、法规规定的行政机关实施，其他任何行政机关或者组织不得实施。

2. 查封、扣押的实施范围

（1）查封、扣押限于涉案的场所、设施或者财物。

（2）禁止查封、扣押的情形。

①与违法行为无关的场所、设施或者财物。

②公民个人及其所扶养家属的生活必需品。

③已被其他国家机关依法查封的当事人的场所、设施或者财物。

3. 查封、扣押的实施程序

（1）首先必须履行行政强制措施基本实施程序。

（2）制作并当场交付查封、扣押决定书。查封、扣押决定书应当载明下列事项。

①当事人的姓名或者名称、地址。

②查封、扣押的理由、依据和期限。

③查封、扣押场所、设施或者财物的名称、数量等。

④申请行政复议或者提起行政诉讼的途径和期限。

⑤行政机关的名称、印章和日期。

（3）制作并当场交付查封、扣押清单　查封、扣押清单由行政执法人员根据现场查封、扣押情况当场制作，至少一式二份，由当事人和行政机关分别保存。

4. 查封、扣押的期限

（1）一般期限　查封、扣押的期限不得超过三十日。三十日包括法定节假日。

（2）延长期限　情况复杂的，经行政机关负责人批准，可以延长三十日。延长查封、扣押的决定应当及时书面告知当事人，并说明理由。

（3）特殊规定的期限　其他法律、行政法规对查封、扣押的期限另有规定的，适用特殊规定。

（4）除外期间　查封、扣押的期间不包括检测、检验、检疫或者技术鉴定的期间。检测、检验、检疫或者技术鉴定的期间应当明确，并书面告知当事人。

5. 查封、扣押财物的保管

对查封、扣押的场所、设施或者财物，行政机关应当妥善保管，不得使用或者损毁；造成损失的，应当承担赔偿责任。

对查封的场所、设施或者财物，行政机关可以委托第三人保管，第三人不得损毁或者擅自转移、处置。因第三人的原因造成的损失，行政机关先行赔付后，有权向第三人追偿。

因查封、扣押发生的保管费用由行政机关承担。

6. 查封、扣押财物的处理

行政机关采取查封、扣押措施后，应当及时查清事实，在规定的期限内做出处理决定。

查封、扣押财物的两类处理方式：

（1）先行处理　指对不易保管的物品在做出解除查封、扣押决定或者处理决定前拍卖或者变卖。

（2）依据行政决定处理

①对违法事实清楚，依法应当没收的非法财物予以没收。

②法律、行政法规规定应当销毁的，依法销毁。

③解除查封、扣押。有下列情形之一的，行政机关应当及时做出解除查封、扣押决定：一是当事人没有违法行为；二是查封、扣押的场所、设施或者财物与违法行为无关；三是行政机关对违法行为已经做出处理决定，不再需要查封、扣押；四是查封、扣押期限已经届满；五是其他不再需要采取查封、扣押措施的情形。

解除查封、扣押后应当立即退还财物；已将鲜活物品或者其他不易保管的财物拍卖或者变卖的，退还拍卖或者变卖所得款项。变卖价格明显低于市场价格，给当事人造成损失的，应当给予补偿。

八、质量公告

《医疗器械监督管理条例》第五十六条第二款规定：省级以上人民政府食品药品监督管理部门应当根据抽查检验结论及时发布医疗器械质量公告。

医疗器械质量公告，是指国家食品药品监督管理总局、省级食品药品监督管理部门及时审核抽查检验结论，按程序发布的抽检医疗器械产品质量安全相关信息。

抽查检验可由国家、省（自治区、直辖市）以及地市、县（区）的食品药品监督管理部门根据实际情况组织，但是地市、县（区）的食品药品监督管理部门所组织的抽查检验的结果必须统一上报至相应的省级人民政府食品药品监督管理部门，由其统一发布医疗器械质量公告。

医疗器械质量公告在发布前，组织监督抽验的部门应当对公告内容进行核实。公告不当的，应当在原公告范围内予以更正。

第十章 行政处罚

一、概述

（一）行政处罚的概念及特征

1.行政处罚的概念

行政处罚是指享有行政处罚权的行政主体，对实施违反行政管理法律法规，尚未构成犯罪，且应当承担行政法律责任的公民、法人或其他组织依法进行的行政法律制裁。

2.行政处罚的特征

（1）行政处罚的主体是依法享有行政处罚权的行政机关和法律法规授权的组织。具有行政处罚权的行政机关，才能在法定职权或者授权范围内实施行政处罚。《食品药品行政处罚程序规定》中明确，食品药品监督管理部门对违反食品、药品、医疗器械和化妆品管理法律、法规、规章的单位或者个人实施行政处罚。

（2）行政处罚的行为是违反了行政法律规范且应承担行政法律责任的行为。行政违法行为与犯罪都是危害社会的行为，行政处罚与刑罚都是维护国家公共利益和法律秩序的方法。

行政处罚是以违法行为人的惩戒和教育为目的，使行为人今后不再重犯。

（二）行政处罚的基本原则

1.处罚法定原则

《行政处罚法》第三条规定："公民、法人或者其他组织违反行政管理秩序的行为，应当给予行政处罚的，依照本法由法律、法规或者规章规定，并由行政机关依照本法规定的程序实施。没有法定依据或者不遵守法定程序的，行政处罚无效。"

（1）能够实施行政处罚的主体有三类：法律、法规、规章规定的有行政处罚权的行政机关；法律、法规授权的组织；受委托实施行政处罚的事业组织。除上述机关和组织外，其他任何机关、组织和个人不得实施行政处罚。

（2）公民、法人或者其他组织的行为，只有法律明文规定应给予行政处罚的，才可以予以行政处罚，否则，不受处罚。行政处罚的设定只能由法律规定的国家机关在法定职权范围内行使。

（3）行政处罚的实施和执行，必须严格依照有关行政违法依据的实体法和相关程序法进行，否则行政处罚违法。

2. 公正公开原则

《行政处罚法》第四条规定："行政处罚遵循公正、公开的原则。设定和实施行政处罚必须以事实为依据，与违法行为的事实、性质、情节以及社会危害程度相当。对违法行为给予行政处罚的规定必须公布；未经公布的，不得作为行政处罚的依据。"

公正原则的基本要求是公民、法人或者其他组织所应承担的违法责任与所受到的行政处罚相适应。首先，要坚持以事实为根据，行政处罚所对应的违法行为必须是客观存在的；其次，行政处罚机关应当首先查明违法事实和情节，并对违法行为的性质和社会危害程度做出正确评价，然后再依法给予相应的行政处罚，做到责罚相当；三是坚持法律面前人人平等，对所有违法者平等予以追究，对所有受罚者同一尺度对待。

公开原则的基本要求是关于行政处罚的有关规定必须向社会公开。有关行政处罚的法律、法规、规章都应当以适当方式公开，使行政相对人有了解的可能。行政处罚的程序要公开，包括执法人员的身份应当公开，立案、调查、取证、听证、做出处罚决定等过程除依法另有规定外应当公开。未经公布的规定，不能作为行政处罚的依据。

3. 处罚与教育相结合原则

《行政处罚法》第五条规定："实施行政处罚，纠正违法行为，应当坚持处罚与教育相结合，教育公民、法人或者其他组织自觉守法。"

处罚与教育相结合原则基本要求是行政处罚的设定和实施要同时发挥其强制制裁与促进认识转变的作用，使被处罚者不再危害社会和自觉守法。

4. 权利保障原则

《行政处罚法》第六条规定："公民、法人或者其他组织对行政机关所给予的行政处罚，享有陈述权、申辩权；对行政处罚不服的，有权依法申请行政复议或者提起行政诉讼。公民、法人或者其他组织因行政机关违法给予行政处罚受到损害的，有权依法提出赔偿要求。"对当事人的权利保障主要体现在以下几个方面。

（1）知情权　当事人有权了解行政机关的法律规定，行政处罚的事实、理由和依据。

（2）陈述权和申辩权　陈述是指当事人对自己的行为或者有关情况进行客观的说明和介绍，申辩是指当事人对自己的行为申述理由和辩解或者对行政机关的指控予以否认。

（3）听证权　当事人要求听证的，行政机关应当在听证的七日前通知当事人举行听证的时间、地点，给当事人以必要的准备期限。听证过程中，当事人有权申辩和质证。

（4）申请行政复议或者提起行政诉讼的权利　行政相对人对行政处罚不服的，可以依法申请行政复议或者提起行政诉讼。

（5）行政赔偿请求权　行政相对人因行政机关违法实施行政处罚而受到损害的，有权依法请求赔偿。

（三）行政处罚的种类

《行政处罚法》将行政处罚的种类规定为六类。

（1）警告。

（2）罚款。

（3）没收违法所得或非法财物。

（4）责令停产停业。

（5）暂扣或者吊销许可证、暂扣或者吊销执照。

（6）行政拘留。

（7）法律、行政法规规定的其他行政处罚。

二、管辖

管辖是指行政处罚由违法行为发生地的县级以上地方人民政府具有行政处罚权的行政机关管辖。法律、行政法规管辖对于及时处理行政处罚案件、预防和解决行政机关之间权限冲突具有重要作用。

（一）级别管辖

级别管辖，是指不同层级的行政机关在管辖和处理行政违法行为上的分工和权限。原则上，行政处罚案件由县级以上地方政府的具有行政处罚权的职能部门管辖，但是法律、行政法规另有规定除外。

《食品药品行政处罚程序规定》明确，县（区）、市（地、州）食品药品监督管理部门依职权管辖本行政区域内的食品药品行政处罚案件。省、自治区、直辖市食品药品监督管理部门依职权管辖本行政区域内重大、复杂的食品药品行政处罚案件。国家食品药品监督管理总局依职权管辖应当由自己实施行政处罚的案件及全国范围内发生的重大、复杂的食品药品行政处罚案件。

（二）地域管辖

地域管辖，又称区域管辖，是指在同级行政处罚机关之间处理违法行为的分工和权限。

《行政处罚法》第二十条规定："行政处罚由违法行为发生地的行政机关管辖，法律、行政法规另有规定的除外。"这一规定确定了行政处罚地域管辖的一般原则。违法行为发生地，又称违法行为的实时地、结果发生地和发现地。

（三）指定管辖

指定管辖是指由两个或两个以上行政机关对管辖权发生争议时，由共同的上一级行政机关以决定的方式制定某一行政机关管辖。

《行政处罚法》第二十一条规定："对管辖权发生争议的，报请共同的上一级行政机关指定管辖。"指定管辖的决定一经做出，被指定管辖的机关就必须遵守执行共同上一级机关的确定规则。

（1）如果争议各方是同一政府所属的两个职能部门，则行使指定管辖权的是本级政府。

（2）如果争议各方是不同级政府所属的两个以上职能部门，则行使指定管辖权的是争议各方中级别最高的职能部门所属的政府。

（3）如果争议各方是两个以上政府，则行使指定管辖权的是共同的上一级政府。

《食品药品行政处罚程序规定》明确，当事人的同一违法行为，两个以上食品药品监督管理部门均有管辖权的，由先行立案的食品药品监督管理部门管辖。对管辖权有争议的，应当协商解决；协商不成的，报请共同的上一级食品药品监督管理部门指定管辖。上级食品药品监督管理部门认为必要时可以直接查处下级食品药品监督管理部门管辖的案件，也可以将自己管辖的案件移交下级食品药品监督管理部门查处。下级食品药品监督管理部门对本部门管辖的案件由于特殊原因不能行使管辖权的，可以报请上级食品药品监督管理部门管辖或者指定管辖。

三、立案

立案，是指行政执法机关对自己发现的违法案件材料，依照自己的管辖范围进行审查，以确定有无违法事实和是否需要追究责任，并决定是否进行调查处理的专门活动。

1. 程序

立案主要包括四个程序：受理、呈报、立案决定、交办。

2. 内容

《食品药品行政处罚程序规定》第十七条明确，食品药品监督管理部门应当对下列事项及时调查处理。

（1）在监督检查及抽验中发现案件线索的。

（2）公民、法人或者其他组织投诉、举报的。

（3）上级机关交办或者下级机关报请查处的。

（4）有关部门移送或者经由其他方式、途径披露的。

符合立案条件的，应当在 7 个工作日内立案。

3. 条件

（1）有明确的违法嫌疑人。

（2）有违法事实。

（3）属于食品药品监督管理行政处罚的范围。

（4）属于本部门管辖。

符合立案条件的，应当报分管负责人批准立案，并确定 2 名以上执法人员为案件承办人。

4. 回避

办案人员有下列情形之一的，应当自行回避；当事人也有权申请其回避。

（1）是本案的当事人或者当事人的近亲属。

（2）与本案有直接利害关系。

（3）与本案当事人有其他关系，可能影响案件公正处理的。

办案人员的回避由食品药品监督管理部门分管负责人决定，负责人的回避由部门其他负责人集体研究决定。回避决定做出前，被申请回避人员不得擅自停止对案件的调查处理。

四、调查取证

调查取证是指行政机关对于立案处理的案件，为查明案情、收集证据和查获违法行为人而依法定程序进行的专门活动和依法采取的有关强制措施。

1. 有关要求

（1）进行案件调查时，执法人员不得少于两人。

（2）出示证件。调查过程中执法人员，应当向当事人和有关人员出示行政执法证件，表明执法身份。

（3）实行回避。执法人员与当事人有直接利害关系的，应当回避。

（4）办案过程中涉及国家机密、商业秘密和个人隐私的，执法人员应当保守秘密。

2. 方式方法

（1）收集证据　证据包括书证、物证、视听资料、证人证言、当事人陈述、检验报告、鉴定意见、调查笔录、电子数据、现场检查笔录等。调取的证据应当是原件、原物。调取原件、原物确有困难的，可以由提交证据的单位或者个人在复制品上签字或者加盖公章，并注明"此件由×××提供，经核对与原件（物）相同"的字样或者文字说明。

（2）依法进行检查　检查是行政机关在行政执法过程中，对于与案件有关的场所、物品等进行查看和检验，以发现、收集和核查证据的活动。必要时，依照法律、法规规定，可以进行检查。

（3）抽样取证　抽样取证是指行政机关在收集证据的过程中，依据科学方法，从总体物证中抽取具有代表性的部分物品进行认定或者提请有关部门进行检验、鉴定，从而推定物体总体特征的活动。所抽取样品必须妥善保管，检验完毕后应归还当事人，需要作为证据和扣押查封的，应当出具扣押物品清单。

（4）先行登记保存　先行登记保存证据是指在证据可能灭失或者以后难以取得的情况下，经分管负责人批准，可以先行登记保存，并向当事人出具先行登记保存物品通知书。先行登记保存期间，当事人或者有关人员不得损毁、销毁或者转移证据。

（5）证据保全　条件是证据可能灭失或者以后难以取得。程序是执法人员向本机关负责人提出保全意见，负责人审查并批准保全，保存登记、制作一式两份清单，做出处理决定、采取保全措施7日内，认为需要查封扣押的做出查封扣押决定，应当返还的及时予以退还。

（6）制作笔录　执法人员进行现场调查时，应当制作笔录。笔录应当注明执法人员身份、证件名称、证件编号及调查目的。执法人员应当在笔录上签字。笔录经核对无误后，被调查人应当在笔录上逐页签字或者按指纹，并在笔录上注明对笔录真实性的意见。笔录修改处，应当由被调查人签字或者按指纹。

五、处罚决定

《行政处罚法》第三十条规定，公民、法人或者其他组织违反行政管理秩序的行为，依法应当给予行政处罚的，行政机关必须查明事实；违法事实不清的，不得给予行政处罚。行政处罚的决定应当由行政机关的负责人做出，对于复杂、重大的处罚案件，还需要由行政机关的负责人集体讨论做出决定。

1. 做出行政处罚决定

调查终结，行政机关负责人应当对调查结果进行审查，根据不同情况，分别做出如下决定。

（1）确有应受行政处罚的违法行为的，根据情节轻重及具体情况，做出行政处罚决定。

（2）违法行为轻微，依法可以不予行政处罚的，不予行政处罚。

（3）违法实施不能成立的，不得给予行政处罚。

（4）违法行为已构成犯罪的，移送公安机关。

对情节复杂或者重大违法行为给予较重的行政处罚，行政机关的负责人应当集体讨论决定。集体讨论过程应当有书面记录。重大、复杂案件标准由各省、自治区、直辖市行政机关部门根据实际确定。

2. 制作行政处罚决定书

食品药品监督管理部门做出行政处罚决定，应当制作行政处罚决定书。行政处罚决定书应当载明下列事项。

（1）当事人的姓名或者名称、地址。

（2）违反法律、法规或者规章的事实和证据。

（3）行政处罚的种类和依据。

（4）行政处罚的履行方式和期限。

（5）不服从行政处罚决定，申请行政复议或者提起行政诉讼的途径和期限。

（6）做出行政处罚决定的食品药品监督管理部门名称和做出决定的日期。

行政处罚决定中涉及没收食品药品或者其他有关物品的，应当附没收物品凭证。行政处罚决定书必须盖有做出行政处罚决定的行政机关的印章。

3. 送达

送达是指行政机关依照法律规定的程序，将行政处罚决定书送交当事人的行为。

行政处罚决定书应当在宣告后当场交付当事人；当事人不在场的，应当在 7 日内将行政处罚决定书送达当事人。行政处罚决定书由承办人直接送交当事人签收。受送达人是公民的，本人不在时，交其同住成年家属签收；受送达人是法人的，应当由其法定代表人签收；受送达人是其他组织的，由其主要负责人签收。受送达人有代理人的，可以送交其代理人签收。受送达人应当在送达回执上注明收到日期并签字或者盖章。签收日期即为送达日期。

受送达人或者其同住成年家属拒收行政处罚决定书的，送达人可以邀请有关基层组织或者所在单位人员到场并说明情况，在送达回执上注明拒收事由和日期，由送达人、见证人签字或者盖章，将行政处罚决定书留在受送达人的住所，即视为送达。

受送达人下落不明，或者其他方式无法送达的，公告送达。自发出公告之日起60日即视为送达。

4. 执行与结案

行政处罚决定依法做出后，当事人应当在行政处罚决定的期限内，予以履行。行政处罚的执行包括两种方式。

（1）当事人自愿履行　行政处罚决定依法做出后即对当事人产生拘束力，当事人应当在规定的期限内完全地实际履行处罚决定书确定的义务。如果当事人逾期不予履行或者拒绝履行的，做出行政处罚决定的行政机关就可以强制执行。

（2）行政机关强制执行　在当事人不自觉履行行政处罚决定的情形下，行政机关可以依法采取强制执行措施促使当事人履行行政处罚决定的内容。

《行政处罚法》对行政处罚的执行做出了明确具体的规定。

第四十五条规定，当事人对行政处罚决定不服申请行政复议或者提起行政诉讼的，行政处罚不停止执行，法律另有规定的除外。

第五十一条规定，当事人逾期不履行行政处罚决定的，做出行政处罚决定的行政机关可以采取下列措施。

①到期不缴纳罚款的，每日按罚款数额的百分之三加处罚款。

②根据法律规定，将查封、扣押的财物拍卖或者将冻结的存款划拨抵缴罚款。

③申请人民法院强制执行。

第五十四条规定，行政机关应当建立健全对行政处罚的监督制度。县级以上人民政府应当加强对行政处罚的监督检查。公民、法人或者其他组织对行政机关做出的行政处罚，有权申诉或者检举；行政机关应当认真审查，发现行政处罚有错误的，应当主动改正。

行政处罚决定履行或者执行后，办案人应当填写行政处罚结案报告，将有关案件材料进行整理装订，归档保存。

监管实务篇

第十一章　医疗器械注册

一、境内第三类和进口医疗器械注册审批操作规范

境内第三类和进口第二类、第三类医疗器械注册审批（指产品注册、许可事项变更注册和延续注册）包括受理、技术审评、行政审批和批件制作四个环节。受理和批件制作、登记事项变更由国家总局行政事项受理服务和投诉举报中心负责；技术审评由国家总局医疗器械技术审评中心负责；行政审批由国家总局负责。体外诊断试剂相关受理、审评、审批程序及规定，参照本规范执行。

（一）境内第三类和进口医疗器械注册审批

1. 受理

（1）受理的申报资料格式要求

①申报资料应有所提交资料目录，包括申报资料的一级和二级标题。每项二级标题对应的资料应当单独编制页码。

②申报资料应当按目录顺序排列并装订成册。

③申报资料一式一份，其中产品技术要求一式两份，应当使用 A4 规格纸张打印，内容完整、清楚，不得涂改，政府部门及其他机构出具的文件按照原件尺寸提供。凡装订成册的，不得自行拆分。

④申报资料使用复印件的，复印件应当清晰并与原件一致。

⑤各项申报资料中的申请内容应当具有一致性。

⑥各项文件除证明性文件外，均应当以中文形式提供，如证明性文件为外文形式，还应当提供中文译本并由代理人签章。根据外文资料翻译的申报资料，应当同时提供原文。

⑦境内产品申报资料如无特殊说明的，应当由申请人签章。"签章"是指：申请人盖公章或者其法定代表人、负责人签名加盖公章。

⑧进口产品申报资料如无特别说明，原文资料均应由申请人签章，中文资料由代理人签章。原文资料"签章"是指：申请人的法定代表人或者负责人签名或者签名并加盖组织机构印章，并且应当提交由申请人所在地公证机构出具的公证件；中

文资料"签章"是指：代理人盖公章或者其法定代表人、负责人签名并加盖公章。

⑨注册申报资料还需同时提交以下电子文档

a. 申请表。

b. 产品技术要求　应为 word 文档，并且可编辑、修改。同时还应提交单独的仅包含技术要求性能指标部分的电子文档。

c. 综述资料、研究资料概述以及体外诊断试剂产品的说明书　应为 word 文档。体外诊断试剂综述资料电子文档内容应当包括产品预期用途、与预期用途相关的临床适应证背景情况、相关的临床或实验室诊断方法、产品描述、有关生物安全性方面的说明、产品主要研究结果的总结和评价、同类产品在国内外批准上市情况以及申报产品需要说明的其他情况等。

（2）岗位职责

①负责对境内第三类和进口第二类、第三类医疗器械注册申报资料的完整性和规范性进行形式审查。

②申请事项属于本部门职权范围，申报资料齐全、符合形式审查要求或者申请人按照要求提交全部补充资料的，予以受理，填写《受理通知书》，加盖专用章并注明日期。

③申报资料存在可以当场更正的错误的，应当允许申请人当场更正。

④申报资料不齐全或者不符合形式审查要求的，应当在 5 个工作日内一次告知申请人需要补正的全部内容，并出具《补正材料通知书》，逾期不告知的，自收到申报资料之日起即为受理。

⑤对申报事项依法不属于本部门职权范围的，应当即时告知申请人不予受理，填写《不予受理通知书》，加盖专用章并注明日期。

⑥自受理申请之日起 3 个工作日内将申报资料转交国家总局医疗器械技术审评中心。

2. 技术审评（60/90 个工作日）

国家总局医疗器械技术审评中心对境内第三类医疗器械及进口第二类、第三类医疗器械安全性、有效性研究和结果进行系统评价，提出结论性意见，并对技术审评阶段出具的审评意见负责。

（1）主审

责任人：国家总局医疗器械技术审评中心技术审评人员。

主审要求和职责：按照相关法律法规、法定程序和技术审评要求，根据申请人的申请，对其拟上市销售产品的安全性和有效性研究及其结果进行系统评价；对医疗器械许可事项变更注册内容进行审查，确定变更注册内容是否符合许可事项变更注册的相关规定；对延续注册内容进行审查，确定是否符合延续注册的相关规定，出具审评意见。

（2）复核

责任人：国家总局医疗器械技术审评中心各审评处处长或其委托的人员。

复核要求和职责：对审评意见进行审查，必要时复核注册申报资料，确定审评意见的完整性、规范性和准确性，并提出复核意见。确定审评过程符合有关审评程序的规定，做到审评尺度一致。

（3）签发

责任人：国家总局医疗器械技术审评中心主任或其委托的人员。

签发要求和职责：对审评意见和复核意见进行审核，确认审评结论，签发审评报告。

（4）其他要求

①技术审评过程中，必要时可调阅原始研究资料。

②需要进行专家审评咨询的事项，专家审评时间不计算在规定的审评时限内。

③需要补正资料的，国家总局医疗器械技术审评中心应当一次告知申请人需要补正的全部内容。申请人应当在1年内按照补正通知的要求一次提供补充资料；国家总局医疗器械技术审评中心应当自收到补充资料之日起60个工作日内完成技术审评。申请人补充资料的时间不计算在审评时限内。

④应当依法进行注册质量管理体系核查的，依据有关规定启动。

3. 行政审批（20个工作日）

对受理、技术审评的审查内容和审评过程进行行政复核，并根据技术审评结论做出批准注册或不予行政许可的决定。

（1）审核

责任人：国家总局医疗器械注册管理司注册处审核人员。

审核要求：确定本次申请属于本部门审批职责范围；审评程序是否符合相关法规和工作程序的规定；技术审评报告是否完整和规范；技术审评结论是否明确。

职责：根据审核要求，提出审核意见，填写审查记录后将技术审评报告、审查记录报送核准人员。

（2）核准

责任人：国家总局医疗器械注册管理司处负责人或司负责人。

核准要求：对审核人员出具的审核意见进行审查；确定本次申请注册的产品是否注册。

岗位职责：对符合核准要求的境内第三类和进口医疗器械注册延续注册、许可事项变更注册申请和进口第二类医疗器械注册申请项目，由处负责人提出核准意见，填写审查记录后将审评材料和审查记录报送司负责人。对符合核准要求的境内和进口第三类医疗器械注册申请项目，由处和司负责人提出核准意见，填写审查记录后将审评材料和审查记录报送主管局领导。对不符合核准要求的，提出核准意见，填写审查记录后将技术审评报告、审查记录退回审核人员。

（3）审定

责任人：国家总局医疗器械注册管理司负责人或国家总局主管局领导。

审定要求：对核准人员出具的核准意见进行审查；最终批准本次申请注册的产品是否注册。

岗位职责：国家总局医疗器械注册管理司负责人负责对境内第三类和进口医疗器械延续注册、许可事项变更注册和进口第二类医疗器械注册申请项目，符合审定要求的做出批准注册或不予行政许可的决定，签发相关文件。国家总局主管局领导负责对境内和进口第三类医疗器械注册申请项目，符合审定要求的做出批准注册或不予行政许可的决定，签发相关文件。

4. 批件制作和送达（10个工作日）

制证人员应当按照行政审批结论制作批件。

批件制作要求，一是制作的《医疗器械注册证》《医疗器械注册变更文件》内容完整、准确无误，加盖的医疗器械注册专用章准确、无误。二是制作的《不予行政许可决定书》中须写明不予行政许可的理由，并注明申请人依法享有申请行政复议或者提起行政诉讼的权利以及投诉渠道。三是其他许可文书等应当符合公文的相关要求。

岗位职责：对准予许可的，制作《医疗器械注册证》或《医疗器械注册变更文件》，加盖医疗器械注册专用章。对不予许可的，制作《不予行政许可决定书》，加盖医疗器械注册专用章。

（二）登记事项变更

对境内第三类注册人名称和住所、生产地址以及进口第二类、第三类医疗器械注册人名称和住所、代理人名称和住所等登记事项变更申报资料的完整性和规范性进行形式审查。

1. 申报资料格式要求

应当符合"境内第三类和进口医疗器械注册审批"受理中所提申报资料格式要求。

2. 岗位职责

申请事项属于本部门职权范围，申报资料齐全、符合形式审查要求的，将申报资料转制证部门。

申报资料不齐全或者不符合规定形式的，应当一次告知备案人需要补正的全部内容。

对不属于本部门职权范围的，不予接收，同时告知申请人并说明理由。

3. 工作时限

即时。

4. 文件制作

制证人员按照申请表中的变更内容制作《医疗器械注册变更文件》。

文件制作要求：制作的《医疗器械注册变更文件》内容完整、准确无误，加盖的专用章准确、无误。

岗位职责：制作《医疗器械注册变更文件》，加盖专用章。

工作时限：10 个工作日。

二、境内第二类医疗器械注册审批操作规范

境内第二类医疗器械注册审批（指产品注册、许可事项变更注册和延续注册）包括受理、技术审评、行政审批和批件制作四个环节。体外诊断试剂相关受理、审评、审批程序及规定参照本规范执行。

（一）境内第二类医疗器械注册审批

1. 受理

（1）受理的申报资料格式应当符合下列要求

①申报资料应有所提交资料目录。

②申报资料应当按目录顺序排列并装订成册。

③申报资料一式一份，其中产品技术要求一式两份，应当使用 A4 规格纸张打印，内容完整、清楚，不得涂改，政府部门及其他机构出具的文件按原件尺寸提供。凡装订成册的，不得自行拆分。

④申报资料使用复印件的，复印件应当清晰并与原件一致。

⑤各项申报资料中的申请内容应当具有一致性。

⑥申报资料均应加盖申请人公章。

⑦注册申报资料还需同时提交以下电子文档。

a. 申请表。

b. 产品技术要求　应为 word 文档，并且可编辑、修改。同时还应提交单独的仅包含技术要求性能指标部分的电子文档。

c. 综述资料、研究资料概述以及体外诊断试剂产品的说明书　应为 word 文档。体外诊断试剂综述资料电子文档内容应当包括产品预期用途、与预期用途相关的临床适应证背景情况、相关的临床或实验室诊断方法、产品描述、有关生物安全性方面的说明、产品主要研究结果的总结和评价、同类产品在国内外批准上市情况以及申报产品需要说明的其他情况等。

（2）岗位职责

①负责对境内第二类医疗器械注册申报资料的完整性和规范性进行形式审查。

②申请事项属于本部门职权范围，申报资料齐全、符合形式审查要求或者申请人按照要求提交全部补充资料的，应当予以受理，填写《受理通知书》，加盖专用章并注明受理日期。

③申报资料存在可以当场更正的错误的，应当允许申请人当场更正。

④申报资料不齐全或者不符合形式审查要求的，应当在 5 个工作日内一次告知申请人需要补正的全部内容，并出具《补正材料通知书》，逾期不告知的，自收到申报资料之日起即为受理。

⑤对申报事项依法不属于本部门职权范围的，应当即时告知申请人不予受理，填写《不予受理通知书》，加盖专用章并注明日期。

⑥自受理申请之日起 3 个工作日内将申报资料转交医疗器械技术审评机构。

2. 技术审评（60 个工作日）

技术审评机构对境内第二类医疗器械安全性、有效性研究和结果进行系统评价，提出结论性意见，并对技术审评阶段出具的审评意见负责。

（1）主审

责任人：技术审评机构技术审评人员。

主审要求和职责：按照相关法律法规、法定程序和技术审评要求，根据申请人的申请，对其拟上市销售产品的安全性和有效性研究及其结果进行系统评价；对医疗器械许可事项变更注册内容进行审查，确定变更注册内容是否符合许可事项变更注册的相关规定；对延续注册内容进行审查，确定是否符合延续注册的相关规定，出具审评意见。

（2）复核

责任人：技术审评机构部门负责人。

复核要求和职责：对审评意见进行审查，必要时复核注册申报资料，确定审评意见的完整性、规范性和准确性，并提出复核意见。确定审评过程符合有关审评程序的规定，做到审评尺度一致。

（3）签发

责任人：技术审评机构负责人。

签发要求和职责：对审评意见和复核意见进行审核，确认审评结论，签发审评报告。

（4）其他要求

①技术审评过程中，必要时可调阅原始研究资料。

②需要进行专家审评咨询的事项，专家审评时间不计算在规定的审评时限内。

③需要补正资料的，技术审评机构应当一次告知申请人需要补正的全部内容。申请人应当在 1 年内按照补正通知的要求一次提供补充资料；技术审评机构应当自收到补充资料之日起 60 个工作日内完成技术审评。申请人补充资料的时间不计算在审评时限内。

④应当依法进行注册质量管理体系核查的，依据有关规定启动。

3. 行政审批（20 个工作日）

对受理、技术审评的审查内容和审评过程进行行政复核，并根据技术审评结论做出批准注册或不予行政许可的决定。

（1）审核

责任人：省级食品药品监督管理部门注册处室审核人员。

审核要求：确定本次申请属于本部门审批职责范围；审评程序是否符合相关法规和工作程序的规定；技术审评报告是否完整和规范；技术审评结论是否明确。

职责：根据审核要求，提出审核意见，填写审查记录后将技术审评报告、审查记录报送核准人员。

（2）核准

责任人：省级食品药品监督管理部门注册处室负责人。

核准要求：对审核人员出具的审核意见进行审查；确定本次申请注册的产品是否注册。

岗位职责：对符合核准要求的境内第二类医疗器械注册申请项目，提出核准意见，填写审查记录后将审评材料和审查记录报送审定人员；对不符合核准要求的，提出核准意见，填写审查记录后将技术审评报告、审查记录退回审核人员。

（3）审定

责任人：省级食品药品监督管理部门主管局领导。

审定要求：对核准人员出具的核准意见进行审查；最终批准本次申请注册的产品是否注册。

岗位职责：对境内第二类医疗器械注册申请项目，符合审定要求的做出批准注册或不予行政许可的决定，签发相关文件。

4. 批件制作和送达（10个工作日）

制证人员应当按照行政审批结论制作批件。

（1）批件制作要求　制作的《医疗器械注册证》或《医疗器械注册变更文件》内容完整、准确、无误，加盖的医疗器械注册专用章准确、无误。制作的《不予行政许可决定书》中须写明不予行政许可的理由，并注明申请人依法享有申请行政复议或者提起行政诉讼的权利以及投诉渠道。其他许可文书等应当符合公文的相关要求。

（2）岗位职责　对准予许可的，制作《医疗器械注册证》或《医疗器械注册变更文件》，加盖医疗器械注册专用章。对不予许可的，制作《不予行政许可决定书》，加盖医疗器械注册专用章。

（二）登记事项变更

对境内第二类医疗器械注册人名称和住所、生产地址等登记事项变更申报资料的完整性和规范性进行形式审查。

1. 申报资料格式要求

应当符合"境内第二类医疗器械注册审批"受理中所提申报资料格式要求。

2. 岗位职责

申请事项属于本部门职权范围，申报资料齐全、符合形式审查要求的，将申报资料转制证部门。

申报资料不齐全或者不符合规定形式的，应当一次告知备案人需要补正的全部内容。

对不属于本部门职权范围的，不予接收，同时告知申请人并说明理由。

3. 工作时限

即时。

4. 文件制作

制证人员按照申请表中的变更内容制作《医疗器械注册变更文件》。

文件制作要求：制作的《医疗器械注册变更文件》内容完整、准确、无误，加盖的专用章准确、无误。

岗位职责：制作《医疗器械注册变更文件》，加盖专用章。

工作时限：10 个工作日。

三、优先审批程序

为进一步落实国务院《关于改革药品医疗器械审评审批制度意见》，保障医疗器械临床使用需求，国家总局经深入研究并广泛征求意见，于 2016 年 10 月 25 日发布了《医疗器械优先审批程序》，自 2017 年 1 月 1 日起施行。

根据该程序，食品药品监管总局对下列医疗器械实施优先审批：一是诊断或治疗罕见病、恶性肿瘤且具有明显临床优势的医疗器械、诊断或治疗老年人特有和多发疾病且目前尚无有效诊断或治疗手段的医疗器械、专用于儿童且具有明显临床优势的医疗器械、临床急需且在我国尚无同品种产品获准注册的医疗器械；二是列入国家科技重大专项或国家重点研发计划的医疗器械。此外，食品药品监管总局将根据各方面情况和意见，组织专家审查后，确定对"其他应当优先审批的医疗器械"予以优先审批。

国家总局医疗器械注册申请受理部门对优先审批申请材料进行形式审查，对优先审批申请材料齐全且予以受理的注册申请项目，注明优先审批申请，转交国家总局医疗器械技术审评中心进行审核。

国家总局医疗器械技术审评中心将拟定优先审批项目的申请人、产品名称、受理号在其网站上予以公示，公示时间应当不少于 5 个工作日。公示期内无异议的，即优先进入审评程序，并告知申请人。经审核不予优先审批的，将不予优先审批的意见和原因告知申请人，并按常规审批程序办理。

对于优先审批的项目，国家总局医疗器械技术审评中心优先进行技术审评，省级食品药品监督管理部门优先安排医疗器械注册质量管理体系核查，国家总局优先进行行政审批。

对于优先审批的项目，国家总局医疗器械技术审评中心确认该产品属于第二类医疗器械的，受理部门及时将第二类医疗器械注册申报资料和分类意见转申请人所在地省级食品药品监督管理部门审评审批。各省、自治区、直辖市食品药品监督管理部门可参照本程序开展行政区域内第二类医疗器械注册优先审批工作。

四、创新医疗器械特别审批程序

为了保障医疗器械的安全、有效，鼓励医疗器械的研究与创新，促进医疗器械新技术的推广和应用，推动医疗器械产业发展，国家总局组织制定了《创新医疗器械特别审批程序（试行）》，2014 年 2 月 7 日发布，3 月 1 日起施行。该程序是在确保上市产品安全、有效的前提下，针对创新医疗器械设置的审批通道。

国家总局在实施本程序过程中，应当加强与国务院各有关部门的沟通和交流，及时了解创新医疗器械的研发进展。各级食品药品监督管理部门及相关技术机构，根据各自职责和本程序规定，按照早期介入、专人负责、科学审批的原则，在标准不降低、程序不减少的前提下，对创新医疗器械予以优先办理，并加强与申请人的沟通交流。

食品药品监督管理部门对同时符合下列情形的医疗器械按本程序实施审评审批，一是申请人经过其技术创新活动，在中国依法拥有产品核心技术发明专利权，或者依法通过受让取得在中国发明专利权或其使用权，或者核心技术发明专利的申请已由国务院专利行政部门公开。二是产品主要工作原理（作用机制）为国内首创，产品性能或者安全性与同类产品比较有根本性改进，技术上处于国际领先水平，并且具有显著的临床应用价值。三是申请人已完成产品的前期研究并具有基本定型产品，研究过程真实和受控，研究数据完整和可溯来源。

境内申请人应当向其所在地的省级食品药品监督管理部门提出创新医疗器械特别审批申请。省级食品药品监督管理部门对申报项目是否符合本程序第二条要求进行初审，并于 20 个工作日内出具初审意见。经初审不符合要求的，省级食品药品监督管理部门应当通知申请人；符合要求的，省级食品药品监督管理部门将申报资料和初审意见一并报送国家总局行政受理服务中心。境外申请人应当向国家总局提出创新医疗器械特别审批申请，国家总局行政受理服务中心对申报资料进行形式审查，对符合规定的形式要求的予以受理。

国家总局医疗器械技术审评中心设立创新医疗器械审查办公室（以下简称创新医疗器械审查办公室），对创新医疗器械特别审批申请进行审查。创新医疗器械审查办公室在审查创新医疗器械特别审批申请时一并对医疗器械管理类别进行界定。

国家总局受理创新医疗器械特别审批申请后，由创新医疗器械审查办公室组织专家进行审查，并于受理后 40 个工作日内出具审查意见。创新医疗器械审查办公室做出审查决定后，将审查结果书面通知申请人，对境内企业的申请，同时抄送申请人所在地省级食品药品监督管理部门。对于境内企业申请，如产品被界定为第二类或第一类医疗器械，相应的省级或者设区市级食品药品监督管理部门可参照本程序进行后续工作和审评审批。

对创新医疗器械，国家总局医疗器械技术审评中心应当优先进行技术审评；技术审评结束后，食品药品监管总局优先进行行政审批。在产品注册申请受理前以及技术审评过程中，国家总局医疗器械技术审评中心应当指定专人，应申请人的要求及时沟通、提供指导，共同讨论相关技术问题。申请人所在地食品药品监督管理部门应当指定专人，应申请人的要求及时沟通、提供指导。在接到申请人质量管理体系检查（考核）申请后，应当予以优先办理。医疗器械检测机构应当在接受样品后优先进行医疗器械注册检测，并出具检测报告。

创新医疗器械的临床试验应当按照医疗器械临床试验相关规定的要求进行，食品药品监督管理部门应当根据临床试验的进程进行监督检查。如临床研究工作需重大变更的，如临床试验方案修订、使用方法、规格型号、预期用途、适用范围或人群的调整等，申请人应当评估变更对医疗器械安全性、有效性和质量可控性的影响。产品主要工作原理或作用机制发生变化的创新医疗器械，应当按照本审批程序重新申请。

对于以下情形，国家总局可终止本程序并告知申请人，一是申请人主动要求终止的；二是申请人未按规定的时间及要求履行相应义务的；三是申请人提供伪造和虚假资料的；四是经专家审查会议讨论确定不宜再按照本程序管理的。

五、医疗器械注册申报材料要求

（一）医疗器械（不含体外诊断试剂）注册申报材料及说明

为规范医疗器械注册管理，指导企业做好注册申报工作，根据《医疗器械监督管理条例》（国务院令第650号）和《医疗器械注册管理办法》（国家食品药品监督管理总局令第4号），总局组织制定了医疗器械注册申报资料要求和批准证明文件格式，于2014年9月5日公布，2014年10月1日施行。

1. 医疗器械注册申报资料要求及说明

医疗器械注册申报资料表

申报资料一级标题	申报资料二级标题
1. 申请表	
2. 证明性文件	
3. 医疗器械安全有效基本要求清单	
4. 综述资料	4.1 概述
	4.2 产品描述
	4.3 型号规格
	4.4 包装说明
	4.5 适用范围和禁忌证
	4.6 参考的同类产品或前代产品的情况（如有）
	4.7 其他需说明的内容

申报资料一级标题	申报资料二级标题
5. 研究资料	5.1 产品性能研究 5.2 生物相容性评价研究 5.3 生物安全性研究 5.4 灭菌和消毒工艺研究 5.5 有效期和包装研究 5.6 动物研究 5.7 软件研究 5.8 其他
6. 生产制造信息	6.1 无源产品（有源产品）生产过程信息描述 6.2 生产场地
7. 临床评价资料	
8. 产品风险分析资料	
9. 产品技术要求	
10. 产品注册检验报告	10.1 注册检验报告 10.2 预评价意见
11. 说明书和标签样稿	11.1 说明书 11.2 最小销售单元的标签样稿
12. 符合性声明	

　　注册申报资料应有所提交资料目录，包括申报资料的一级和二级标题。每项二级标题对应的资料应单独编制页码。

　　（1）申请表。

　　（2）证明性文件　境内申请人应当提交：①企业营业执照副本复印件和组织机构代码证复印件。②按照《创新医疗器械特别审批程序审批》的境内医疗器械申请注册时，应当提交创新医疗器械特别审批申请审查通知单，样品委托其他企业生产的，应当提供受托企业生产许可证和委托协议。生产许可证生产范围应涵盖申报产品类别。

　　境外申请人应当提交：①境外申请人注册地或生产地址所在国家（地区）医疗器械主管部门出具的允许产品上市销售的证明文件、企业资格证明文件。②境外申请人注册地或者生产地址所在国家（地区）未将该产品作为医疗器械管理的，申请人需要提供相关证明文件，包括注册地或者生产地址所在国家（地区）准许该产品上市销售的证明文件。③境外申请人在中国境内指定代理人的委托书、代理人承诺书及营业执照副本复印件或者机构登记证明复印件。

　　（3）医疗器械安全有效基本要求清单　说明产品符合《医疗器械安全有效基本要求清单》各项适用要求所采用的方法以及证明其符合性的文件。对于《医疗器械安全有效基本要求清单》中不适用的各项要求，应当说明其理由。

对于包含在产品注册申报资料中的文件，应当说明其在申报资料中的具体位置；对于未包含在产品注册申报资料中的文件，应当注明该证据文件名称及其在质量管理体系文件中的编号备查。

（4）综述资料

①概述　描述申报产品的管理类别、分类编码及名称的确定依据。

②产品描述

无源医疗器械：描述产品工作原理、作用机制（如适用）、结构组成（含配合使用的附件）、主要原材料以及区别于其他同类产品的特征等内容；必要时提供图示说明。

有源医疗器械：描述产品工作原理、作用机制（如适用）、结构组成（含配合使用的附件）、主要功能及其组成部件（关键组件和软件）的功能以及区别于其他同类产品的特征等内容；必要时提供图示说明。

③型号规格　对于存在多种型号规格的产品，应当明确各型号规格的区别。应当采用对比表及带有说明性文字的图片、图表，对于各种型号规格的结构组成（或配置）、功能、产品特征和运行模式、性能指标等方面加以描述。

④包装说明　包括有关产品包装的信息以及与该产品一起销售的配件包装情况。对于无菌医疗器械，应当说明与灭菌方法相适应的最初包装的信息。

⑤适用范围和禁忌证　适用范围：应当明确产品所提供的治疗、诊断等符合《医疗器械监督管理条例》第七十六条定义的目的，并可描述其适用的医疗阶段（如治疗后的监测、康复等）；明确目标用户及其操作该产品应当具备的技能（知识、培训）；说明产品是一次性使用还是重复使用；说明预期与其组合使用的器械。

预期使用环境：该产品预期使用的地点如医疗机构、实验室、救护车、家庭等以及可能会影响其安全性和有效性的环境条件（如，温度、湿度、功率、压力、移动等）。

适用人群：目标患者人群的信息（如成人、儿童或新生儿），患者选择标准的信息以及使用过程中需要监测的参数、考虑的因素。

禁忌证（如适用）：应当明确说明该器械不适宜应用的某些疾病、情况或特定的人群（如儿童，老年人，孕妇及哺乳期妇女，肝、肾功能不全者）。

⑥参考的同类产品或前代产品应当提供同类产品（国内外已上市）或前代产品（如有）的信息，阐述申请注册产品的研发背景和目的。对于同类产品，应当说明选择其作为研发参考的原因。同时列表比较说明产品与参考产品（同类产品或前代产

品）在工作原理、结构组成、制造材料、性能指标、作用方式（如植入、介入）以及适用范围等方面的异同。

⑦其他需说明的内容　对于已获得批准的部件或配合使用的附件，应当提供批准文号和批准文件复印件；预期与其他医疗器械或通用产品组合使用的应当提供说明；应当说明系统各组合医疗器械间存在的物理、电气等连接方式。

（5）研究资料　根据所申报的产品，提供适用的研究资料。

①产品性能研究　应当提供产品性能研究资料以及产品技术要求的研究和编制说明，包括功能性、安全性指标（如电气安全与电磁兼容、辐射安全）以及与质量控制相关的其他指标的确定依据所采用的标准或方法、采用的原因及理论基础。

②生物相容性评价研究　应对成品中与患者和使用者直接或间接接触的材料的生物相容性进行评价。

生物相容性评价研究资料应当包括：生物相容性评价的依据和方法；产品所用材料的描述及与人体接触的性质；实施或豁免生物学试验的理由和论证；对于现有数据或试验结果的评价。

③生物安全性研究　对于含有同种异体材料、动物源性材料或生物活性物质等具有生物安全风险类产品，应当提供相关材料及生物活性物质的生物安全性研究资料。包括说明组织、细胞和材料的获取、加工、保存、测试和处理过程；阐述来源（包括捐献者筛选细节），并描述生产过程中对病毒、其他病原体及免疫源性物质去除或灭活方法的验证试验；工艺验证的简要总结。

④灭菌（消毒）工艺研究

生产企业灭菌：应明确灭菌工艺（方法和参数）和无菌保证水平（SAL），并提供灭菌确认报告。

终端用户灭菌：应当明确推荐的灭菌工艺（方法和参数）及所推荐的灭菌方法确定的依据；对可耐受两次或多次灭菌的产品，应当提供产品相关推荐的灭菌方法耐受性的研究资料。

残留毒性：如灭菌使用的方法容易出现残留，应当明确残留物信息及采取的处理方法，并提供研究资料。

终端用户消毒：应当明确推荐的消毒工艺（方法和参数）以及所推荐消毒方法确定的依据。

⑤产品有效期和包装研究

有效期的确定：如适用，应当提供产品有效期的验证报告。对于有限次重复使用的医疗器械，应当提供使用次数验证资料。

包装及包装完整性：在宣称的有效期内以及运输储存条件下，保持包装完整性的依据。

⑥临床前动物试验 如适用，应当包括动物试验研究的目的、结果及记录。

⑦软件研究 含有软件的产品，应当提供一份单独的医疗器械软件描述文档，内容包括基本信息、实现过程和核心算法，详尽程度取决于软件的安全性级别和复杂程度。同时，应当出具关于软件版本命名规则的声明，明确软件版本的全部字段及字段含义，确定软件的完整版本和发行所用的标识版本。

⑧其他资料 证明产品安全性、有效性的其他研究资料。

（6）生产制造信息

①无源医疗器械 应当明确产品生产加工工艺，注明关键工艺和特殊工艺，并说明其过程控制点。明确生产过程中各种加工助剂的使用情况及对杂质（如残留单体、小分子残留物等）的控制情况。

②有源医疗器械 应当明确产品生产工艺过程，可采用流程图的形式，并说明其过程控制点。

③生产场地 有多个研制、生产场地，应当概述每个研制、生产场地的实际情况。

（7）临床评价资料 按照相应规定提交临床评价资料。进口医疗器械应提供境外政府医疗器械主管部门批准该产品上市时的临床评价资料。

（8）产品风险分析资料 产品风险分析资料是对产品的风险管理过程及其评审的结果予以记录所形成的资料。应当提供对于每项已判定危害的下列各个过程的可追溯性。

①风险分析 包括医疗器械适用范围和与安全性有关特征的判定、危害的判定、估计每个危害处境的风险。

②风险评价 对于每个已判定的危害处境，评价和决定是否需要降低风险。

③风险控制措施的实施和验证结果，必要时应当引用检测和评价性报告，如医用电气安全、生物学评价等。

④任何一个或多个剩余风险的可接受性评定。

（9）产品技术要求 医疗器械产品技术要求应当按照《医疗器械产品技术要求编写指导原则》的规定编制。产品技术要求一式两份，并提交两份产品技术要求文本完全一致的声明。

（10）产品注册检验报告 提供具有医疗器械检验资质的医疗器械检验机构出具的注册检验报告和预评价意见。

（11）产品说明书和最小销售单元的标签样稿 应当符合相关法规要求。

（12）符合性声明

①申请人声明本产品符合《医疗器械注册管理办法》和相关法规的要求；声明本产品符合《医疗器械分类规则》有关分类的要求；声明本产品符合现行国家标准、行业标准，并提供符合标准的清单。

②所提交资料真实性的自我保证声明（境内产品由申请人出具，进口产品由申请人和代理人分别出具）。

2. 医疗器械延续注册申报资料要求及说明

（1）申请表

（2）证明性文件　境内注册人应当提交企业营业执照的副本复印件和组织机构代码证复印件；境外注册人应当提交其在中国指定代理人的委托书、代理人承诺书及营业执照副本复印件或者机构登记证明复印件。

（3）关于产品没有变化的声明　注册人提供产品没有变化的声明。

（4）原医疗器械注册证及其附件的复印件、历次医疗器械注册变更文件复印件。

（5）注册证有效期内产品分析报告

①产品临床应用情况，用户投诉情况及采取的措施。

②医疗器械不良事件汇总分析评价报告，报告应对本产品上市后发生的可疑不良事件列表、说明在每一种情况下生产企业采取的处理和解决方案。对上述不良事件进行分析评价，阐明不良事件发生的原因并对其安全性、有效性的影响予以说明。

③在所有国家和地区的产品市场情况说明。

④产品监督抽验情况（如有）。

⑤如上市后发生了召回，应当说明召回原因、过程和处理结果。

⑥原医疗器械注册证中载明要求继续完成工作的，应当提供相关总结报告，并附相应资料。

（6）产品检验报告　如医疗器械强制性标准已经修订，应提供产品能够达到新要求的产品检验报告。产品检验报告可以是自检报告、委托检验报告或符合强制性标准实施通知规定的检验报告。其中，委托检验报告应由具有医疗器械检验资质的医疗器械检验机构出具。

（7）符合性声明

①注册人声明本产品符合《医疗器械注册管理办法》和相关法规的要求；声明本产品符合现行国家标准、行业标准，并提供符合标准的清单。

②所提交资料真实性的自我保证声明（境内产品由注册人出具，进口产品由注册人和代理人分别出具）。

（8）其他　如在原医疗器械注册证有效期内发生了涉及产品技术要求变更的，

应当提交依据注册变更文件修改的产品技术要求一式两份。

3. 医疗器械临床试验审批申报资料要求及说明

（1）申请表。

（2）证明性文件

境内申请人应当提交：企业营业执照副本复印件；组织机构代码证复印件。

境外申请人应当提交：境外申请人注册地或生产地址所在国家（地区）医疗器械主管部门出具的允许产品上市销售的证明文件和合法资格证明文件。境外申请人在中国境内指定代理人的委托书、代理人承诺书及营业执照副本复印件或者机构登记证明复印件。

（3）试验产品描述　应当包括试验用医疗器械的设计原理、工作原理、产品特征、结构组成及图示、制造材料、包装材料、型号规格及其划分依据、主要生产工艺、交付状态、作用机制、适用范围等内容。

（4）临床前研究资料

①申请人对试验用医疗器械进行的临床前研究资料。例如，实验室研究、动物试验等。

②与评价试验用医疗器械安全性和有效性相关的已发表文献及评论性综述。

③国内外同类产品研发、上市及临床应用情况及试验用医疗器械与国内外已上市同类产品在工作原理、结构组成、制造材料、技术参数及适用范围等方面的异同比较资料。

④与试验用医疗器械相关的不良事件信息。

⑤临床试验受益与风险对比分析报告。

⑥其他要求提交的研究资料。

（5）产品技术要求。

（6）医疗器械检验机构出具的注册检验报告和预评价意见。

（7）说明书及标签样稿。

（8）临床试验方案　应当符合国家食品药品监督管理总局发布的《医疗器械临床试验质量管理规范》相关要求，并提交证明临床试验方案科学合理性的分析资料。

（9）伦理委员会同意临床试验开展的书面意见　应当提交全部临床试验机构的伦理委员会同意临床试验开展的书面意见。

（10）符合性声明

①申请人声明本产品符合《医疗器械注册管理办法》和相关法规的要求。

②申请人声明所提交资料的真实性。

（三）体外诊断试剂注册申报材料及说明

为规范体外诊断试剂注册管理，指导企业做好注册申报工作，根据《医疗器械监督管理条例》（国务院令第650号）和《体外诊断试剂注册管理办法》（国家食品药品监督管理总局令第5号），总局组织制定了体外诊断试剂注册申报资料要求和批准证明文件格式，于2014年9月5日公布，2014年10月1日施行。

1. 体外诊断试剂注册申报资料要求及说明

体外诊断试剂注册申报资料

	第三类产品	第二类产品
1. 申请表	∨	∨
2. 证明性文件	∨	∨
3. 综述资料	∨	∨
4. 主要原材料的研究资料	∨	△
5. 主要生产工艺及反应体系的研究资料	∨	△
6. 分析性能评估资料	∨	∨
7. 阳性判断值或参考区间确定资料	∨	∨
8. 稳定性研究资料	∨	∨
9. 生产及自检记录	∨	∨
10. 临床评价资料	∨	∨
11. 产品风险分析资料	∨	∨
12. 产品技术要求	∨	∨
13. 产品注册检验报告	∨	∨
14. 产品说明书	∨	∨
15. 标签样稿	∨	∨
16. 符合性声明	∨	∨

注：申请人应当根据产品类别按照上表要求提交申报资料。

∨：必须提供的资料。

△：注册申请时不需要提供，由申报单位保存，如技术审评需要时提供。

（1）申请表。

（2）证明性文件

境内申请人应当提交：企业营业执照副本复印件和组织机构代码证复印件。

境外申请人应提交：①申请人注册地或者生产地址所在国家（地区）医疗器械主管部门出具的允许产品上市销售的证明文件和可以合法生产申报产品的资格证明文件，如该证明文件中有产品类别描述，其类别应当覆盖申报产品。②申请人注册地或者生产地址所在国家（地区）未将该产品作为医疗器械管理的，申请人需要提供相关证明文件，包括注册地或者生产地址所在国家（地区）准许该产品上市销售的证明文件。③申请人符合注册地或者生产地址所在国家（地区）医疗器械质量管理体系要求或者通过其他质量管理体系认证的证明文件。④申请人在中国境内指定代理人的委托书、代理人承诺书及营业执照副本复印件或者机构登记证明副本复印件。

（3）综述资料

产品预期用途。描述产品的预期用途，与预期用途相关的临床适应证背景情况，如临床适应证的发生率、易感人群、相关的临床或实验室诊断方法等。

产品描述。描述产品所采用的技术原理，主要原材料的来源及制备方法，主要生产工艺过程，质控品、校准品的制备方法及溯源（定值）情况。

有关生物安全性方面说明。由于体外诊断试剂中的主要原材料可能是由各种动物、病原体、人源的组织和体液等生物材料经处理或者添加某些物质制备而成，人源性材料须对有关传染病（HIV、HBV、HCV 等）病原体检测予以说明，并提供相关的证明文件。其他动物源及微生物来源的材料，应当提供相应的说明文件，证明其在产品运输、使用过程中对使用者和环境是安全的，并对上述原材料所采用的灭活等试验方法予以说明。

有关产品主要研究结果的总结和评价。

其他包括同类产品在国内外批准上市的情况。相关产品所采用的技术方法及临床应用情况，申请注册产品与国内外同类产品的异同等。对于新研制的体外诊断试剂产品，需要提供被测物与预期适用的临床适应证之间关系的文献资料。

（4）**主要原材料的研究资料**　包括主要反应成分、质控品、校准品等的选择、制备及其质量标准的研究资料，质控品、校准品的定值试验资料，校准品的溯源性文件等。

（5）**主要生产工艺及反应体系的研究资料**

主要生产工艺包括：工作液的配制、分装和冻干，固相载体的包被和组装，显色（发光）系统等的描述及确定依据等；反应体系包括样本采集及处理、样本要求、样本用量、试剂用量、反应条件、校准方法（如有）、质控方法等。

（6）**分析性能评估资料**

①体外诊断试剂的分析性能评估主要包括精密度、准确度、灵敏度、特异性、线性范围或测定范围等项目。应当对多批产品进行性能评估，对结果进行统计分析，以有效地控制产品生产工艺及产品质量的稳定。

如注册申请中包括不同适用机型，需要提交在不同机型上进行上述项目评估的试验资料及总结。

如注册申请中包含不同的包装规格，需要对不同包装规格之间的差异进行分析或验证。如不同的包装规格产品间存在性能差异，需要提交采用每个包装规格产品进行的上述项目评估的试验资料及总结。如不同包装规格之间不存在性能差异，需要提交包装规格之间不存在性能差异的详细说明，具体说明不同包装规格之间的差别及可能产生的影响。

②校准品应当提交完整的溯源性文件。

③质控品应当提交在所有适用机型上进行的定值资料。

（7）阳性判断值或参考区间确定资料　应当详细说明阳性判断值或参考区间确定的方法或依据，说明确定阳性判断值或者参考区间所采用的样本来源，并提供阳性判断值或参考区间确定的详细试验资料及总结。

校准品和质控品不需要提交阳性判断值或参考区间确定资料。

（8）稳定性研究资料　包括至少三批样品在实际储存条件下保存至成品有效期后的实时稳定性研究资料，并应当充分考虑产品在储存、运输和使用过程中的不利条件，进行相应的稳定性研究。应当详细说明稳定性研究方法的确定依据及具体试验方法、过程。

（9）生产及自检记录　提供连续三批产品生产及自检记录的复印件。

（10）临床评价资料

①临床试验。需要进行临床试验的体外诊断试剂，申请人应当参考有关技术指导原则开展临床试验，并提供以下临床试验资料，一是伦理委员会同意临床试验开展的书面意见。二是临床试验方案。由各承担临床试验的主要研究者签名、临床试验机构盖章、统计学负责人签名及单位盖章、申请人盖章。三是各临床试验机构的临床试验报告。各临床试验机构的试验报告应由临床试验机构签章；报告封面包括试验用体外诊断试剂的通用名称、试验开始日期、试验完成日期、主要研究者（签名）、试验机构（盖章）、统计学负责人签名及单位（盖章）、申请人（盖章）、申请人的联系人及联系方式、报告日期、原始资料保存地点。四是对所有临床试验结果的总结报告。总结报告由临床试验机构的牵头单位或者申请人完成，封面内容与各临床试验机构的临床试验报告的封面内容相同。五是临床试验报告附件。临床试验的详细资料，包括临床试验中所采用的其他试验方法或者其他诊断试剂产品的基本信息，如试验方法、诊断试剂产品来源、产品说明书及注册批准情况，临床试验中所有试验数据（需由临床试验操作者、复核者签字，临床试验机构盖章），主要参考文献，主要研究者简历以及申请人需要说明的其他情况等。

②国家总局发布的免于进行临床试验的体外诊断试剂目录中的产品，应当提交相应的临床评价资料。依据相应指导原则（如有），通过对涵盖预期用途及干扰因素的临床样本的评估、综合文献资料、临床经验数据等产品安全性和有效性数据，对体外诊断试剂的临床性能进行的评价资料以及所使用临床样本的来源信息。

③进口产品还应当提交在境外完成的临床试验资料或境外临床使用情况的总结报告。

④校准品、质控品不需要提供临床试验资料。

⑤本部分所称临床试验机构盖章是指临床试验机构公章。

（11）产品风险分析资料　对体外诊断试剂产品寿命周期的各个环节，从预期用途、可能的使用错误、与安全性有关的特征、已知和可预见的危害等方面的判定以及对患者风险的估计进行风险分析、风险评价和相应的风险控制基础上，形成风险管理报告。应当符合相关行业标准的要求。

（12）产品技术要求　申请人应当在原材料质量和生产工艺稳定的前提下，根据申请人产品研制、前期临床评价等结果，依据国家标准、行业标准及有关文献，按照《医疗器械产品技术要求编写指导原则》的有关要求，编写产品技术要求，内容主要包含产品性能指标和检验方法。第三类产品技术要求中还应当以附录形式明确主要原材料、生产工艺及半成品要求。

进口产品的产品技术要求应当包括英文版和中文版，英文版应当由申请人签章，中文版由申请人或其代理人签章。中文版产品技术要求一式两份，并提交两份产品技术要求文本完全一致的声明。

（13）产品注册检验报告　具有相应医疗器械检验资质的医疗器械检验机构出具的注册检验报告和产品技术要求预评价意见。有国家标准品、参考品的产品，应当使用国家标准品、参考品进行注册检验，并符合相关要求。

（14）产品说明书

对于境内产品，申请人应当按照《体外诊断试剂说明书编写指导原则》的有关要求，并参考有关技术指导原则编写产品说明书。

对于进口产品，申请人应当提交境外政府主管部门批准或者认可的说明书原文及其中文译本，由代理人按照《体外诊断试剂说明书编写指导原则》的要求，并参考有关技术指导原则编写在中国境内使用的产品说明书。

按照指导原则编写的产品说明书应当提交一式两份，并提交两份产品说明书文本完全一致的声明。

（15）标签样稿　应当符合《医疗器械说明书和标签管理规定》的要求。

产品外包装上的标签必须包括产品通用名称、申请人名称、生产地址、产品批号、注意事项、储存条件及有效期等。

对于体外诊断试剂产品中的各种组分如校准品、质控品、清洗液等，其标签上必须标注该组分的中文名称和批号。如批号产品、不同批号的各种组分不能替换，则既要注明产品批号，也要注明各种组分的批号。

进口产品应当提交境外政府主管部门批准或者认可的标签及其中文译本，并依据上述要求提交中文标签样稿。

（16）符合性声明

①申请人声明本产品符合《体外诊断试剂注册管理办法》和相关法规的要求；声明本产品的类别符合《体外诊断试剂注册管理办法》和《体外诊断试剂分类子目录》的要求；声明本产品符合现行国家标准、行业标准，并提供符合标准的清单。

②所提交资料真实性的自我保证声明（境内产品由申请人出具，进口产品由申请人和代理人分别出具）。

（17）其他 进口产品注册申报资料项目中的第（3）（4）（5）（6）（7）（8）（9）（11）项资料为申请人出具的资料。

2. 体外诊断试剂延续注册申报资料要求及说明

（1）申请表。

（2）证明性文件 境内注册人企业营业执照的副本和组织机构代码证复印件；境外注册人在中国指定代理人的委托书、代理人承诺书及营业执照副本复印件或者机构登记证明复印件。

（3）关于产品没有变化的声明 注册人提供产品没有变化的声明。

（4）原医疗器械注册证及其附件的复印件、历次医疗器械注册变更文件复印件。

（5）注册证有效期内产品分析报告 产品临床应用情况、用户投诉情况及采取的措施。

医疗器械不良事件汇总分析评价报告，报告应对医疗器械上市后发生的可疑不良事件列表、说明在每一种情况下生产企业采取的处理和解决方案。对上述不良事件进行分析评价，阐明不良事件发生的原因并对其安全性、有效性的影响予以说明。

在所有上市国家和地区的产品市场情况说明。

产品监督抽验情况（如有）。

如上市后发生了召回，应当说明召回原因、过程和处理结果。

原医疗器械注册证中载明要求继续完成工作的，应当提供相关总结报告，并附相应资料。

（6）产品检验报告 如医疗器械强制性标准已经修订，应提供产品能够达到新要求的产品检验报告。产品检验报告可以是自检报告、委托检验报告或符合强制性标准实施通知规定的检验报告。其中，委托检验报告应由具有医疗器械检验资质的医疗器械检验机构出具。

如有国家标准品、参考品发布或者更新的，应提供产品能够符合国家标准品、参考品要求的产品检验报告。产品检验报告可以是自检报告、委托检验报告或符合相应通知规定的检验报告。

（7）符合性声明

①注册人声明本产品符合《体外诊断试剂注册管理办法》和相关法规的要求；声明本产品符合现行国家标准、行业标准，并提供符合标准的清单。

②所提交资料真实性的自我保证声明（境内产品由注册人出具，进口产品由注册人和代理人分别出具）。

（8）其他　如在原注册证有效期内发生了涉及产品说明书和（或）产品技术要求变更的，应当提交依据注册变更文件修改的产品说明书和（或）产品技术要求各一式两份。

3. 登记事项变更申报资料要求及说明

（1）申请表。

（2）证明性文件。

境内注册人提供：企业营业执照副本复印件。组织机构代码证复印件。

境外注册人提供：如变更事项在注册人注册地或者生产地址所在国家（地区），需要获得新的医疗器械主管部门出具的允许产品上市销售证明文件和新的企业资格证明文件的，应当提交相应文件；如变更事项不需要获得注册人注册地或者生产地址所在国家（地区）医疗器械主管部门批准的，应当予以说明。注册人在中国境内指定代理人的委托书、代理人承诺书及营业执照副本复印件或者机构登记证明复印件。

（3）注册人关于变更情况的声明。

（4）原医疗器械注册证及其附件复印件、历次医疗器械注册变更文件复印件。

（5）关于变更情况相关的申报资料要求

①注册人名称变更　企业名称变更核准通知书（境内注册人）和（或）相应详细变更情况说明及相应证明文件。

②注册人住所变更　相应详细变更情况说明及相应证明文件。

③境内体外诊断试剂生产地址变更　应当提供相应变更后的生产许可证。

④代理人变更　注册人出具变更代理人的声明。注册人出具新代理人的委托书、新代理人出具的承诺书。变更后代理人的营业执照副本复印件或者机构登记证明复印件。

⑤代理人住所变更　变更前后营业执照副本复印件或者机构登记证明复印件。

（6）符合性声明

①注册人声明本产品符合《体外诊断试剂注册管理办法》和相关法规的要求；声明本产品符合现行国家标准、行业标准，并提供符合标准的清单。

②所提交资料真实性的自我保证声明（境内产品由注册人出具，进口产品由注册人和代理人分别出具）。

4. 许可事项变更申报资料要求及说明

（1）申请表。

（2）证明性文件

境内注册人提供：企业营业执照副本复印件。组织机构代码证复印件。

境外注册人提供：如变更事项在境外注册人注册地或生产地址所在国家（地区），需要获得新的医疗器械主管部门出具的允许产品上市销售证明文件和新的企业资格证明文件的，应当提交相应文件；如变更事项不需要获得注册人注册地或生产地址所在国家（地区）医疗器械主管部门批准的，应当予以说明。境外注册人在中国境内指定代理人的委托书、代理人承诺书及营业执照副本复印件或者机构登记证明复印件。

（3）注册人关于变更情况的声明　变更的原因及目的说明。变更可能对产品性能产生影响的技术分析。与产品变化相关的产品风险分析资料。

（4）原医疗器械注册证及其附件复印件、历次医疗器械注册变更文件复印件。

（5）具体变更情况的其他技术资料要求

变更抗原、抗体等主要材料的供应商，应当提交下列资料：变更后抗原、抗体等主要材料的研究资料，分析性能评估资料，临床试验资料，变更前、后的产品技术要求、产品说明书。

变更检测条件、阳性判断值或参考区间，应当提交下列资料：变更后的检测条件、阳性判断值或参考区间确定的详细试验资料，临床试验资料，变更前、后的产品技术要求、产品说明书。

变更产品储存条件和（或）有效期，应当提交下列资料：有关产品稳定性研究的试验资料，变更前、后的产品技术要求、产品说明书及标签样稿。

修改产品技术要求，但不降低产品有效性的变更，应当提交下列资料：有关分析性能评估的试验资料，变更前、后的产品技术要求、产品说明书。

进口体外诊断试剂生产地址的变更，应当提交下列资料：进口体外诊断试剂生产地址变化的质量体系考核报告（如有）。新的生产场地符合生产地址所在国家（地区）质量管理体系要求或者通过其他质量管理体系认证的证明文件。采用新的生产场地生产的产品进行分析性能评估的试验资料。变更后的产品说明书及标签样稿。

对产品说明书和（或）产品技术要求中文字的修改，但不涉及技术内容的变更，应当提交下列资料：产品说明书和（或）产品技术要求的更改情况说明，说明中应当包含变更情况对比表。变更前、后的产品说明书和（或）产品技术要求。

变更包装规格，应当提交下列资料：变更前、后的产品技术要求、产品说明书和标签样稿（如涉及）。判断变更的包装规格与已上市包装规格间是否存在性能差异，如存在产品性能差异，需要提交采用变更的包装规格产品进行分析性能评估的试验资料；如产品性能无差异，需要提交变更的包装规格与已上市包装规格之间不存在性能差异的详细说明，具体说明不同包装规格之间的差别及可能产生的影响。

变更适用机型，应当提交下列资料：采用新的适用机型进行分析性能评估的试验资料。提供变更前、后的产品技术要求、产品说明书和标签样稿（如涉及）。

增加临床适应证的变更，应当提交下列资料：针对增加的临床适应证所进行的分析性能评估资料（如涉及）。针对增加的临床适应证所进行的临床试验资料。变更前、后的产品技术要求、产品说明书。

增加临床测定用样本类型的变更，应当提交下列资料：采用增加的临床测定样本类型与已批准的样本类型进行比对的临床试验资料，如增加的样本类型与原批准的样本类型无直接可比性，可以选择与样本类型具可比性的已上市同类产品进行比对的临床试验。变更前、后的产品技术要求、产品说明书。

其他可能影响产品有效性的变更，根据变更情况提供有关变更的试验资料。

应当根据产品具体变更情况，提交该变更对产品性能可能产生的影响进行验证的试验资料（如涉及）。

（6）符合性声明

①注册人声明本产品符合《体外诊断试剂注册管理办法》和相关法规的要求；声明本产品符合现行国家标准、行业标准，并提供符合标准的清单。

②所提交资料真实性的自我保证声明（境内产品由注册人出具，进口产品由注册人和代理人分别出具）。

六、医疗器械注册质量管理体系核查

（一）核查依据

《医疗器械监督管理条例》（国务院令第 650 号）《医疗器械注册管理办法》（国家食品药品监督管理总局令第 4 号）《体外诊断试剂注册管理办法》（国家食品药品监督管理总局令第 5 号）和国家总局《境内第三类医疗器械注册质量管理体系核查

工作程序（暂行）》（食药监械管〔2015〕63 号）。

（二）核查部门

境内第二类、第三类医疗器械注册质量管理体系核查，由省、自治区、直辖市食品药品监督管理部门开展，其中境内第三类医疗器械注册质量管理体系核查，由国家总局技术审评机构通知相应省、自治区、直辖市食品药品监督管理部门开展核查，必要时参与核查。

国家总局技术审评机构在对进口第二类、第三类医疗器械开展技术审评时，认为有必要进行质量管理体系核查的，通知国家总局质量管理体系检查技术机构根据相关要求开展核查，必要时技术审评机构参与核查。

（三）核查程序

国家总局技术审评机构自收到境内第三类医疗器械注册申请资料起 30 个工作日内，通知相应省、自治区、直辖市食品药品监督管理部门开展注册质量管理体系核查。总局技术审评机构参与核查的，在通知中告知省、自治区、直辖市食品药品监督管理部门。

境内第二类医疗器械注册质量管理体系核查由各省、自治区、直辖市食品药品监督管理部门结合本地实际，参照国家总局《境内第三类医疗器械注册质量管理体系核查工作程序（暂行）》制定相应工作程序，开展相关工作。

注册申请人应当在注册申请受理后 10 个工作日内向省、自治区、直辖市食品药品监督管理部门提交体系核查资料。

省、自治区、直辖市食品药品监督管理部门按要求开展与产品研制、生产有关的质量管理体系核查。对于国家总局技术审评机构参与核查的项目，省、自治区、直辖市食品药品监督管理部门应当在开展现场检查 5 个工作日前书面通知总局技术审评机构。

对注册申请人提交的体系核查资料符合要求的，省、自治区、直辖市食品药品监督管理部门应当自收到体系核查通知起 30 个工作日内完成质量管理体系核查工作。因注册申请人未能提交符合要求的体系核查资料，导致体系核查不能开展的，所延误的时间不计算在核查工作时限内。

检查组对现场检查出具建议结论，建议结论分为"通过检查""整改后复查"、"未通过检查"三种情况。省、自治区、直辖市食品药品监督管理部门应当对检查组提交的现场检查资料进行审核，提出核查结论，核查结论为"通过核查""整改后复查""未通过核查"三种情况。

整改后复查的，企业应当在 6 个月内一次性向原核查部门提交复查申请及整改报告。原核查部门应当在收到复查申请后 30 个工作日内完成复查。未在规定期限内提交复查申请和整改报告的，以及整改复查后仍达不到"通过核查"要求的，核查结论为"整改后未通过核查"。整改后通过核查的，核查结论为"整改后通过核查"。

省、自治区、直辖市食品药品监督管理部门应在做出"通过核查""整改后通过核查""未通过核查""整改后未通过核查"的结论后 10 个工作日内，将核查结果通知原件寄送总局技术审评机构。未通过核查的，技术审评机构提出不予注册的审评意见，食品药品监督管理部门做出不予注册的决定。

（四）核查资料

注册申请人应当向省、自治区、直辖市食品药品监督管理部门提交体系核查资料，并对所提交资料内容的真实性负责。核查资料包括：

（1）注册申请人基本情况表。

（2）注册申请人质量管理体系组织机构图。

（3）企业负责人、生产、技术和质量管理部门负责人简历，身份、学历、职称证明复印件及生产管理、质量检验岗位从业人员学历、职称一览表。

（4）企业总平面布置图、生产区域分布图。

（5）生产场地的证明文件（产权证明复印件或租赁合同复印件、生产地址地理位置图、厂区平面布局及生产区域分布图等），有特殊生产环境要求的还应当提交设施、环境的证明文件复印件［如净化车间平面布局图、净化车间（生产车间、无菌检测室、微生物限度检测室、阳性对照间）、辐射防护证明文件等］。

如生产过程有净化要求的应提供有资质的检测机构出具的环境检测报告（附平面布局图）复印件。

（6）产品技术要求和产品工艺流程图（需注明主要生产方式、主要原材料和外购外协件来源及质量控制方法、关键工序和特殊过程、标明主要控制点与项目及各工序的生产环境要求）。

（7）主要生产设备和检验设备（包括进货检验、过程检验、出厂的最终检验相关设备；如需净化生产的，还应提供环境监测设备）目录。

（8）企业质量管理体系自查报告。

（9）拟核查产品与既往已通过核查产品在生产条件、生产工艺等方面的对比说明（如适用）。

（10）产品注册受理通知书复印件。

（11）分注册申报资料的复印件

①医疗器械（不包括体外诊断试剂）：研究资料、注册检验报告、临床试验报

告（如有）、医疗器械安全有效基本要求清单。

②体外诊断试剂：主要生产工艺及反应体系的研究资料（第三类体外诊断试剂）、注册检验报告、临床试验报告（如有）。

（五）核查重点

（1）省、自治区、直辖市食品药品监督管理部门按照医疗器械生产质量管理规范以及相关附录的要求开展与产品研制、生产有关的质量管理体系核查。

（2）在核查过程中，应当同时对企业注册检验样品和临床试验用样品的真实性进行核查。重点查阅设计和开发过程实施策划和控制的相关记录、用于样品生产的采购记录、生产记录、检验记录和留样观察记录等。

（3）省、自治区、直辖市食品药品监督管理部门对注册申请人提交的体系核查资料进行资料审查，根据企业的具体情况、监督检查的情况、本次申请注册产品与既往已通过核查产品生产条件及工艺对比情况，酌情安排现场检查的内容，避免重复检查。

产品具有相同工作原理、预期用途，并且具有基本相同的结构组成、生产条件、生产工艺的，现场检查时，可仅对企业注册检验样品和临床试验用样品的真实性进行核查，重点查阅设计和开发过程实施策划和控制的相关记录、用于样品生产的采购记录、生产记录、检验记录和留样观察记录等。

（六）核查方法

1.检查组实施现场检查前应当制定现场检查方案

现场检查方案内容包括：企业基本情况、检查品种、检查目的、检查依据、现场检查时间、日程安排、检查项目、检查组成员及分工等。现场检查时间一般为1~3天，如3天仍不能完成检查的可适当延长时间。检查组应当由2名以上（含2名）检查员组成，企业所在的设区的市级食品药品监督管理部门可派1名观察员参加现场检查。必要时，食品药品监督管理部门可邀请有关专家参加现场检查。现场检查实行检查组长负责制，检查组长负责组织召开现场检查首次会议、末次会议以及检查组内部会议，负责现场检查资料汇总，审定现场检查结论。

现场检查开始时，应当召开首次会议。首次会议应当由检查组成员、观察员、企业负责人和（或）管理者代表、相关人员参加。内容包括确认检查范围、落实检查日程、宣布检查纪律和注意事项、确定企业联络人员等。

检查员应当按照检查方案进行检查，对检查发现的问题如实记录。在现场检查期间，检查组应当召开内部会议，交流检查情况，对疑难问题进行研究并提出处理意见，必要时应予取证。检查结束前，检查组应当召开内部会议，进行汇总、评定，并如实记录。检查组内部会议期间，企业人员应当回避。

现场检查结束时，应当召开末次会议。末次会议应当由检查组成员、观察员、企业负责人和（或）管理者代表、相关人员参加。内容包括检查组向企业通报现场检查情况，企业对现场检查情况进行确认。对于检查中发现的问题有异议的，企业应当提供书面说明。

2. 检查组现场检查时，主要通过收集审核证据，对照审核的准则，形成审核的发现，最后得出审核的结论

方法有：问、听、看、查、追、记。问：面谈、询问（直接与执行者和责任者交流，获取线索和信息）；听：倾听回答、描述、解释（少问多听，注意对象，少用标准语言）；看：看现场、看操作、看环境（善观察，多角度，看门道，不看热闹）；查：查文件、查记录（有针对性，查依据、运行和结果，注意核对）；追：向前追问题的原因；向后追问题的结果；记：记录获取到的信息，记录符合和不符合的证据。

（1）提问的方式

开放式提问：

• 应在正式场合提问、检查时间内提问，不要私下提问。

• 提的问题应简明扼要，关注对象提问，不要直接用标准或法规语言。

• 问是为了听，切入主题，把握时间。

例如：请介绍采购部门的情况，人员、分工、职责、资质及一年的采购量、采购物资的分类管理原则等。

封闭式提问（澄清式提问）：

• 尽量题意清晰，正对性强。

• 只需要用"是"或"否"回答，得到确认就行。

诱导式提问：

• 是开放式与封闭式提问结合的方式，带有主观诱导作用。

• 需要有一定的专业知识。

• 慎重采用，运用不当容易诱导出错误的回答。

上述方式可以单独采用，也可以交叉采用，目的是尽量多地获取线索和信息。

（2）如何倾听

• 听是获取线索和信息的重要途径，是获取审核证据中人证的方法。

• 仔细听对方的回答、描述和解释，从听的过程中看出对方对法规、标准的理解程度，从中初步判断是否已按规范建立了体系、体系运行是否有效。

- 倾听应该有诚意，不轻易打断对方的回答，要少讲多听。
- 不要求对方一定用标准或法规上的语言回答或解释问题。

（3）看什么

- 看生产现场是否整洁、有序，是否有作业指导文件，加工是否受控。
- 看关键工序、特殊过程人员的资质，设备条件，过程控制记录。
- 看仓库是否设立了存储区、待检区、暂存区、不合格区、发货区、退货区，看库存物品的标识是否完整、清晰，有无超期储存现象，看特殊储存区的环境条件、要求和控制记录。
- 看外部环境是否存在不足。

（4）怎么查

- 查阅文件、记录是一种主要的检查方法；往往文件体现的是规定，记录体现的是结果。
- 现场查阅文件、记录要有针对性，一定是被查部门自己用的文件和记录；抽样检查时应先近后远，合理抽样。
- 可以顺向检查，从规定查到结果，也可以逆向检查，从结果追溯到规定。例如：查采购部门使用的文件：包括体系管理文件、作业指导文件、采购清单、进货检验规程、供方名录、对供方的评价、制订的采购协议、合同和合同的样本、收集的供方资质，请验单、入库单等。

（5）怎么追　通过追溯往往可以透过表面现象查到问题的本质，还可以通过追溯发现其他的问题。例如：通过查验进货检验记录发现检验存在的问题。

（6）记录

- 记录通过人证、物证和书证获取的线索和信息。
- 记录要注意清楚、正确、简明、具体、完整。

第十二章 医疗器械生产监管

一、概述

根据行政许可设定权限的规定，对于法律没有设定行政许可的事项，行政法规可以设立行政许可。在全国人大及其常委会通过的法律对医疗器械生产、经营、注册没有先行设定许可的前提基础上，作为行政法规的《医疗器械监督管理条例》设定医疗器械企业资质许可，体现了行政许可法理。因此，根据《医疗器械监督管理条例》，为加强医疗器械生产监督管理，规范医疗器械生产行为，保证医疗器械安全、有效，对在中华人民共和国境内从事医疗器械生产活动实施监督管理。

国家食品药品监督管理总局负责全国医疗器械生产监督管理工作。县级以上食品药品监督管理部门负责本行政区域的医疗器械生产监督管理工作。医疗器械生产企业应当对生产的医疗器械质量负责。从事医疗器械生产，应当有与生产的医疗器械相适应的生产场地、环境条件、生产设备以及专业技术人员；有对生产的医疗器械进行质量检验的机构或者专职检验人员以及检验设备；有保证医疗器械质量的管理制度；有与生产的医疗器械相适应的售后服务能力；符合产品研制、生产工艺文件规定的要求。

医疗器械生产许可工作主要围绕生产许可的申请、审批以及日后的变更、补办等环节进行。2014年颁布的《医疗器械生产监督管理办法》将原来核发的《医疗器械生产企业许可证》变更为《医疗器械生产许可证》，其主旨体现了现行的监管理念。不再把第二、三类医疗器械产品的市场主体规定为医疗器械生产企业，只是重视企业的市场准入，同时也凸显企业成立后的过程监管，监管的重心是生产的整个过程，而并非只重视先期的市场准入，使之更符合医疗器械生产许可制度内涵。

二、《医疗器械生产许可证》的核发、变更及延续要求的程序

按照《行政许可法》有关要求及《医疗器械监督管理条例》（2014年修订版）第二十二条，从事第二类、第三类医疗器械生产的，生产企业应当向所在地省、自治区、直辖市人民政府食品药品监督管理部门申请生产许可并提交其符合本条例第

二十条规定条件的证明资料以及所生产医疗器械的注册证。受理生产许可申请的食品药品监督管理部门应当自受理之日起30个工作日内对申请资料进行审核，按照国务院食品药品监督管理部门制定的医疗器械生产质量管理规范的要求进行核查。对符合规定条件的，准予许可并发给医疗器械生产许可证；对不符合规定条件的，不予许可并书面说明理由。

根据《医疗器械生产监督管理办法》第八条、第十条、第十四、十五、十六、十七条的规定，申请二、三类医疗器械生产许可核发、变更及延续申请的企业向所在地省级食品药品监督管理部门递交申请资料。

省、自治区、直辖市食品药品监督管理部门收到申请后，应当根据下列情况分别做出处理。

申请事项属于其职权范围，申请资料齐全、符合法定形式的，应当受理申请；申请资料不齐全或者不符合法定形式的，应当当场或者在5个工作日内一次告知申请人需要补正的全部内容，逾期不告知的，自收到申请资料之日起即为受理；申请资料存在可以当场更正的错误的，应当允许申请人当场更正；申请事项不属于本部门职权范围的，应当即时做出不予受理的决定，并告知申请人向有关行政部门申请。省、自治区、直辖市食品药品监督管理部门受理或者不予受理医疗器械生产许可申请的，应当出具受理或者不予受理的通知书。受理时限为5个工作日，不计入总时限。

（一）医疗器械生产许可核发的程序

省、自治区、直辖市食品药品监督管理部门应当自受理之日起30个工作日内对申请资料进行审核。主要审查申请事项是否属于职权范围，是否符合法定条件，申请材料是否齐全，对申请材料的完整性、有效性和合规性进行审核，其申请材料是否能证明其具备相应审批条件要求。

书面审查符合要求的，按照医疗器械生产质量管理规范的要求开展现场核查。现场核查应当根据情况，避免重复核查。需要整改的，整改时间不计入审核时限。

在医疗器械生产许可（含变更）现场检查中，检查组应当依据指导原则对现场检查情况出具建议结论，建议结论分为"通过检查""未通过检查""整改后复查"三种情况。现场检查中未发现企业有不符合项目的，建议结论为"通过检查"。现场检查中发现企业关键项目（标识"*"项）不符合要求的，或虽然仅有一般项目（未标识"*"项）不符合要求，但可能对产品质量产生直接影响的，建议结论为"未通过检查"。仅存在一般项目不符合要求，且不对产品质量产生直接影响的，建议结论为"整改后复查"。检查结论为"整改后复查"的企业应当在现场检查结束后的规定时限内［其中生产许可（含变更）现场检查在 30 天内］完成整改并向原审查部门一次性提交整改报告，审查部门必要时可安排进行现场复查，全部项目符合要求的，建议结论为"通过检查"。对于规定时限内未能提交整改报告或复查仍存在不符合项目的，建议结论为"未通过检查"。

书面上审查和现场核查都符合规定条件的，依法做出准予许可的书面决定，并于 10 个工作日内发给《医疗器械生产许可证》；不符合规定条件的，做出不予许可的书面决定，并说明理由。医疗器械生产许可证有效期为 5 年。

（二）医疗器械生产许可延续

《医疗器械生产许可证》有效期届满延续的，医疗器械生产企业应当自有效期届满 6 个月前，向原发证部门提出《医疗器械生产许可证》延续申请。原发证部门应当《医疗器械生产监督管理办法》第十条的规定对延续申请进行审查，必要时开展现场核查，在《医疗器械生产许可证》有效期届满前做出是否准予延续的决定。

省、自治区、直辖市食品药品监督管理部门应当自受理之日起 30 个工作日内对申请资料进行审核，书面审查是否属于职权范围，是否符合法定条件，申请材料是否齐全，对申请材料的完整性、有效性和合规性进行审核，其申请材料是否能证明其具备相应审批条件要求。

书面审查符合要求的，必要时，按照医疗器械生产质量管理规范的要求开展现场核查。在生产许可延续现场检查中发现企业存在不符合项目的，应当通知企业限期整改，整改后仍不符合要求的，不予延续。

书面上审查和现场核查都符合规定条件的，准予延续。不符合规定条件的，责令限期整改；整改后仍不符合规定条件的，不予延续，并书面说明理由。逾期未做出决定的，视为准予延续。

（三）医疗器械生产许可变更

（1）增加生产产品的，医疗器械生产企业应当向原发证部门提交本办法第八条规定中涉及变更内容的有关资料。

申请增加生产的产品不属于原生产范围的，原发证部门应当依照本办法第十条的规定进行审核并开展现场核查，符合规定条件的，变更《医疗器械生产许可证》载明的生产范围，并在医疗器械生产产品登记表中登载产品信息。

申请增加生产的产品属于原生产范围，并且与原许可生产产品的生产工艺和生产条件等要求相似的，原发证部门应当对申报资料进行审核，符合规定条件的，在医疗器械生产产品登记表中登载产品信息；与原许可生产产品的生产工艺和生产条件要求有实质性不同的，应当依照本办法第十条的规定进行审核并开展现场核查，符合规定条件的，在医疗器械生产产品登记表中登载产品信息。

（2）生产地址非文字性变更的，应当向原发证部门申请医疗器械生产许可变更，并提交本办法第八条规定中涉及变更内容的有关资料。原发证部门应当依照本办法第十条的规定审核并开展现场核查，于30个工作日内做出准予变更或者不予变更的决定。医疗器械生产企业跨省、自治区、直辖市设立生产场地的，应当单独申请医疗器械生产许可。

（3）企业名称、法定代表人、企业负责人、住所变更或者生产地址文字性变更的，医疗器械生产企业应当在变更后30个工作日内，向原发证部门办理《医疗器械生产许可证》变更登记，并提交相关部门的证明资料。原发证部门应当及时办理变更。对变更资料不齐全或者不符合形式审查规定的，应当一次告知需要补正的全部内容。

三、生产登记备案要求及程序

（1）开办第一类医疗器械生产企业的，应当向所在地设区的市级食品药品监督管理部门办理第一类医疗器械生产备案，提交备案企业持有的所生产医疗器械的备案凭证复印件和《医疗器械生产监督管理办法》第八条规定的资料（第二项除外）：营业执照、组织机构代码证复印件；法定代表人、企业负责人身份证明复印件；生产、质量和技术负责人的身份、学历、职称证明复印件；生产管理、质量检验岗位从业人员学历、职称一览表；生产场地的证明文件，有特殊生产环境要求的还应当提交设施、环境的证明文件复印件；主要生产设备和检验设备目录；质量手册和程序文件；工艺流程图；经办人授权证明；其他证明资料。

食品药品监督管理部门应当当场对企业提交资料的完整性进行核对，符合规定条件的予以备案，发给第一类医疗器械生产备案凭证。医疗器械生产企业增加生产第一类医疗器械的，应当办理第一类医疗器械生产备案或者备案变更。设区的市级食品药品监督管理部门应当建立第一类医疗器械生产备案信息档案。

（2）已经进行登记的第一类医疗器械生产企业的企业名称、生产地址、生产范围等发生变更的；第一类医疗器械生产企业跨省设立本企业生产场地但没有形成独立生产企业的，应当在登记事项发生变更后30日内，填写《第一类医疗器械生产企业登记表》，书面告知所在地食品药品监管局。

（3）第一类医疗器械生产企业合并、分立、跨原管辖地迁移的应当在领取新的营业执照后30日内，重新填写《第一类医疗器械生产企业登记表》，书面告知所在地食品药品监管局进行登记。

四、医疗器械生产许可申请材料书面审查要点

（一）《医疗器械生产许可证》核发申请材料的审查要点

根据《医疗器械生产监督管理办法》第八条规定，申请医疗器械生产许可证核发，应当向所在地省级食品药品监督管理部门提交下列资料。

1.《医疗器械生产许可申请表》

审查要求：须在信息系统内打印具有条形码的申请表；申请材料应完整、清晰，要求签字的须签字；申请表中填写内容应与申报资料中的内容一致；"生产范围"应当按照国家食品药品监督管理部门发布的医疗器械分类目录中规定的管理类别、分类编码和名称填写，"企业意见一栏"需法定代表人签名并签署"同意"，加盖企业公章。

2. 营业执照、组织机构代码证复印件

审查要求：营业执照的住所须设在本省，开办时，不允许跨省设立生产场地和委托生产；证件要在有效期内，要做到信息一致（如生产地址、住所等）。

3. 申请企业持有的所生产医疗器械的注册证及产品技术要求复印件

审查要求：体外诊断试剂产品含说明书复印件；企业提交的注册证应在有效期内；产品注册证信息应与生产许可证、营业执照的信息（如企业名称、生产地址、住所等内容）一致，复印件加盖单位公章，并标注"与原件一致"。

4. 法定代表人、企业负责人身份证明复印件

审查要求：法定代表人、企业负责人的身份证明，学历证明或职称证明，任命文件的复印件和工作简历，法定代表人任命文件应有所有股东集体签字；凡申请材料需提交的复印件要在有效期内，申请人须在复印件上注明日期，复印件加盖单位公章，并与原件一致。

5. 生产、质量和技术负责人的身份、学历、职称证明复印件

审查要求：生产、质量技术负责人以及技术负责人的身份证、专科以上相关专业学历证书（医疗器械相关专业指：医疗器械、生物医学工程、机械、电子、医学、生物工程、化学、护理学、康复、检验学、管理、计算机等专业）；从事影响生产质量的人员要提供所从事岗位的相关培训证明；复印件应清晰，须在复印件上注明"此复印件与原件相符"字样或者文字说明，并逐份加盖企业公章，如无公章，则需有法定代表人签字。

6. 生产管理、质量检验岗位从业人员学历、职称一览表

审查要求：从业人员要有相关学历，岗位人员安排合理；生产和检验岗位人员如无相关学历的要提供从事岗位的相关培训证明。

7. 生产场地的证明文件，有特殊生产环境要求的还应当提交设施、环境的证明文件复印件

审查要求：①生产场地的证明文件包括租赁协议、房产证明（或使用权证明）的复印件。房屋产权证明文件一般常见有房屋所有权证、土地使用权证、已在房管局网站备案的购房合同等，房产证明规划用途或设计用途不应为"住宅"。②厂区位置及总平面图、主要生产车间布置图。有洁净要求的车间，须标明功能间及人物流走向，并为发证机关指定检验部门出具的 1 年内的合格检测报告，覆盖所有与生产有关的功能间。

8. 主要生产设备和检验设备目录

审查要求：对照企业提供的产品标准核对生产设备及检测设备（软件开发、测试）清单，设备应满足生产、监测需求。所提供的生产设备，检验仪器和设备，计量器具等目录，应与所生产产品和规模相匹配，目录至少包括仪器设备名称、设备编号、用途、放置地点、校验情况等内容。

9. 质量管理体系的质量手册和程序文件

审查要求：

①企业应建立健全质量管理体系文件，包括质量方针和质量目标、质量手册、程序文件、技术文件和记录以及法规要求的其他文件。

质量手册应当对质量管理体系做出规定。

程序文件应当根据产品生产和质量管理过程中需要建立的各种工作程序而制定，应包括采购、验收、生产过程、产品检验、入库、出库、质量跟踪、用户反馈、不良事件监测和质量事故报告制度等各项程序。

技术文件应当包括产品技术要求及相关标准、生产工艺规程、作业指导书、检验和试验操作规程、安装和服务操作规程等相关文件。

②申请人（单位）根据自身生产品种，结合《医疗器械生产质量管理规范》及附录内容，制定质量手册和程序文件，现场检查时查看文件文本详细内容。

10. 工艺流程图

审查要求：①产品的工艺流程图，需注明外协外购件、关键工序和特殊过程、各工序的生产环境要求，主要控制项目和控制点，包括关键和特殊工序的设备、人员及工艺参数控制的说明；②工艺流程图要与产品注册证和产品技术要求一致。

11. 申报材料真实性的自我保证声明

审查要求：内容应包括企业对材料做出如有虚假承担法律责任的承诺，要有法人签字并加盖单位公章。

12. 经办人授权证明

审查要求：授权事项要符合受理事项要求。

（二）《医疗器械生产许可证》变更申请材料的审查要点

1. 提交材料名称及要求

（1）《医疗器械生产许可变更申请表》。

（2）变更前后的营业执照正副本复印件。

（3）《医疗器械生产许可证》（含《医疗器械生产产品登记表》）或《医疗器械生产企业许可证》正副本复印件。

（4）申请材料真实性的自我保证声明，包括企业对材料做出如有虚假承担法律责任的承诺。

（5）申请企业出具的申办人员《授权委托书》。

（6）企业所在地省辖市（省直管县）食品药品监管部门出具的企业无被立案调查尚未结案的案件，或者收到行政处罚决定但尚未履行案件的证明文件。

2. 同时变更企业名称、法人、企业负责人、住所、生产地址仅文字性变更的，应按照本程序并可合并办理，需提交以下申请材料

（1）变更企业名称

①变更前后营业执照副本或工商行政部门出具的企业名称预先核准通知书。

②加盖工商部门印章的企业变更登记审核表。

③变更企业名称的其他证明文件。

（2）变更法人

①新任法定代表人履历表、学历证明、企业上级部门任命文件或公司董事会全体成员签字决议等材料的复印件。

②加盖工商部门印章的企业变更登记审核表。

（3）变更住所

①变更前后营业执照正副本复印件。

②加盖工商部门印章的企业变更登记审核表。

③变更住所的其他证明文件。

（4）变更企业负责人

①新任企业负责人履历表、学历证明、公司任命文件等材料的复印件。

②变更后企业负责人身份证复印件。

（5）生产地址仅文字性的变更

①生产地址文字性变更的相关证明文件。

②其他证明文件。

（6）变更（增加）生产范围、变更（增加）生产产品、受托生产产品、变更生产地址等，应按照本程序并可合并办理，需提交以下申请材料。

①变更（增加）生产范围、生产产品

a. 所要增加范围及产品的医疗器械的注册证及产品技术要求复印件。

b. 主要生产设备和检验设备目录。

c. 所生产产品的工艺流程图，并注明主要控制项目和控制点，包括关键和特殊工序的设备、人员及工艺参数控制的说明。

审查要点：工艺流程图要符合注册证和技术标准要求并标注主要控制项目和控制点。

d. 所增加产品属于原生产范围的，需提交与原生产产品的生产工艺和生产条件要求无实质性不同的证明性文件。

审查要点：如所增加产品与原范围内实质内容相同的产品注册的产品技术要求、生产工艺规程文件、产品的生产检验设备等方面内容资料，需实质一致。

②增加受托生产产品

a. 托方和受托方营业执照、组织机构代码证复印件。

b. 受托方《医疗器械生产许可证》复印件。

c. 委托方《医疗器械生产许可证》复印件。

d. 委托方医疗器械委托生产备案凭证复印件。

e. 委托生产合同复印件。

f. 委托生产医疗器械拟采用的说明书和标签样稿。

g. 委托方对受托方质量管理体系的认可声明。

h. 委托方关于委托生产医疗器械质量、销售及售后服务责任的自我保证声明。

③变更或增加生产地址

a. 营业执照、组织机构代码证复印件。

b. 申请企业持有的所生产医疗器械的注册证复印件。

c. 生产、质量和技术负责人的身份、学历、职称证明复印件。

d. 生产场地证明文件，有特殊生产环境要求的还应当提交设施、环境的证明文件的合格检测报告。

e. 主要生产设备和检验设备目录。

f. 质量手册和程序文件。

g. 工艺流程图。

h. 其他涉及变更内容的有关资料。

（三）《医疗器械生产许可证》延续申请材料的审查要点

根据《医疗器械生产监督管理办法》第八条规定，申请医疗器械生产许可证核发，应当向所在地省级食品药品监督管理部门提交下列资料，延续合并变更申请的，按换证填报并如实填报变更内容。

1.《医疗器械生产许可延续申请表》

审查要求：须在信息系统内打印具有条形码的申请表；申请材料应完整、清晰，要求签字的须签字；申请表中填写内容应与申报资料中的内容一致；"生产范围"应当按照国家食品药品监督管理部门发布的医疗器械分类目录中规定的管理类别、分类编码和名称填写，"企业意见一栏"需法定代表人签名并签署"同意"，加盖企业公章。

2. 营业执照、组织机构代码证复印件

审查要求：住所必须设在本省；证件要在有效期内，要做到信息一致（如生产地址、住所等）。

3. 申请企业持有的所生产医疗器械的注册证及产品技术要求复印件

审查要求：体外诊断试剂产品含说明书复印件；企业提交的注册证应在有效期内；产品注册证信息应与生产许可证、营业执照的信息（如企业名称、生产地址、住所等内容）一致，复印件加盖单位公章，并标注"与原件一致"。

4. 法定代表人、企业负责人身份证明复印件

审查要求：法定代表人、企业负责人的身份证明，学历证明或职称证明，任命文件的复印件和工作简历；凡申请材料需提交的复印件要在有效期内，申请人须在复印件上注明日期，复印件加盖单位公章，并与原件一致。

企业所在地省辖市（省直管县）食品药品监管部门出具的企业无被立案调查尚未结案的案件，或者收到行政处罚决定但尚未履行案件的证明文件。

5. 申报材料真实性的自我保证声明

审查要求：内容应包括企业对材料做出如有虚假承担法律责任的承诺，要有法人签字并加盖单位公章。

6.经办人授权证明

审查要求：授权事项要符合受理事项要求。

（四）《医疗器械生产许可证》补证申请材料的审查要点

（1）《医疗器械生产许可补发申请》；申请材料应完整、清晰，要求签字的须签字。

（2）在原发证机关指定媒体登载遗失声明材料原件；损坏或污损，要附破损原件。

（3）申报材料真实性的自我保证声明，并对材料做出如有虚假承担法律责任的承诺。

（4）申请企业出具的申办人员《授权委托书》。

《医疗器械生产企业许可证》正、副本丢失任何一个，其配套证书一同作废；《医疗器械生产企业许可证》补证需在证号后增加"补"字，换证时需重新编号。

（五）《医疗器械生产许可证》注销申请材料的审查要点

1.申请注销《医疗器械生产企业许可证》应当同时具备下列条件

（1）已经取得《医疗器械生产企业许可证》（仍在有效期内）的生产企业。

（2）企业无因违法生产已被（食品）药品监督管理部门立案调查，尚未结案，或已经做出行政处罚决定，尚未履行处罚的情形。

（3）符合《中华人民共和国行政许可法》中七十条第三项有关注销的规定：法人或者其他组织依法终止的。

2.申请材料

（1）《医疗器械生产许可注销申请》；申请材料应完整、清晰，要求签字的须签字；如为董事会决定提出注销申请的，应提交董事会决议签名的原件。

（2）《医疗器械生产许可证》（含《医疗器械生产产品登记表》）或《医疗器械生产企业许可证》正、副本。

（3）企业所在地监管部门出具的符合注销条件的证明。

（4）申报材料真实性的自我保证声明，并对材料做出如有虚假承担法律责任的承诺。

（5）申请企业出具的申办人员《授权委托书》。

五、医疗器械生产许可现场核查

（一）现场核查依据

《医疗器械生产质量管理规范》——适用于所有产品。

《医疗器械生产质量管理规范附录无菌医疗器械部分》——适用于无菌产品。

《医疗器械生产质量管理规范附录植入性医疗器械部分》——适用于植入产品。

《医疗器械生产质量管理规范附录体外诊断试剂部分》——适用于 IVD 产品。

相关文件：

《食品药品监管总局关于印发医疗器械生产质量管理规范现场检查指导原则等 4 个指导原则的通知》（食药监械监〔2015〕218 号，2015 年 9 月 25 日发布）

《医疗器械生产质量管理规范现场检查指导原则》——适用于所有产品。

《医疗器械生产质量管理规范无菌医疗器械现场检查指导原则》——适用丁无菌产品。

《医疗器械生产质量管理规范植入性医疗器械现场检查指导原则》——适用于植入产品。

《医疗器械生产质量管理规范体外诊断试剂现场检查指导原则》——适用于 IVD 产品。

指导原则用于指导监管部门对医疗器械生产企业实施《医疗器械生产质量管理规范》及相关附录的现场检查和对检查结果的评估，适用于医疗器械注册现场核查、医疗器械生产许可（含延续或变更）现场检查，以及根据工作需要对医疗器械生产企业开展的各类监督检查。

在医疗器械注册现场核查、生产许可（含变更）现场检查中，检查组应当依据指导原则对现场检查情况出具建议结论，建议结论分为"通过检查""未通过检查""整改后复查"三种情况。现场检查中未发现企业有不符合项目的，建议结论为"通过检查"。现场检查中发现企业关键项目（标识"*"项）不符合要求的，或虽然仅有一般项目（未标识"*"项）不符合要求，但可能对产品质量产生直接影响的，建议结论为"未通过检查"。仅存在一般项目不符合要求，且不对产品质量产生直接影响的，建议结论为"整改后复查"。检查结论为"整改后复查"的企业应当在现场检查结束后的规定时限内［其中注册核查在 6 个月内，生产许可（含变更）现场检查在 30 天内］完成整改并向原审查部门一次性提交整改报告，审查部门必要时可安排进行现场复查，全部项目符合要求的，建议结论为"通过检查"。对于规定时限内未能提交整改报告或复查仍存在不符合项目的，建议结论为"未通过检查"。在生产许可延续现场检查中发现企业存在不符合项目的，应当通知企业限期整改，整改后仍不符合要求的，不予延续。

在各类监督检查中，发现关键项目不符合要求的，或虽然仅有一般项目不符合要求，但可能对产品质量产生直接影响的，应当要求企业停产整改；仅发现一般项目不符合要求，且不对产品质量产生直接影响的，应当要求企业限期整改。

核查重点：

（1）在生产核查过程中，重点查阅、开发过程实施策划、控制的相关记录、用于样品生产的采购记录、生产记录、检验记录和留样观察记录等（关于产品留样，医电产品可以有不适用的情况）。

（2）增加的产品具有相同工作原理、预期用途，并且具有基本相同的结构组成、生产条件、生产工艺的，可免生产许可现场核查。

（3）检查组实施现场检查前应当制定现场检查方案。现场检查方案内容包括：企业基本情况、检查品种、检查目的、检查依据、现场检查时间、日程安排、检查项目、检查组成员及分工等。现场检查时间一般为1~3天，如3天仍不能完成检查的可适当延长时间。

检查组应当由2名以上（含2名）检查员组成，企业所在的省辖市、省直管县（市）食品药品监督管理局可派1名观察员参加现场检查。必要时，可邀请器械相关专业的专家参加现场检查。

（4）现场检查实行检查组长负责制。检查组长负责组织召开现场检查首次会议、末次会议以及检查组内部会议，负责现场检查资料汇总，审定现场检查结论。

（5）检查员应当按照检查方案进行检查，对检查发现的问题如实记录。

（6）在现场检查期间，检查组应当召开内部会议，交流检查情况，对疑难问题进行研究并提出处理意见，必要时应予取证。检查结束前，检查组应当召开内部会议，进行汇总、评定，并如实记录。检查组内部会议期间，企业人员应当回避。

核查结论：

（1）检查组对现场检查出具建议结论，建议结论分为"通过检查""整改后复查"、"未通过检查"三种情况。

（2）生产许可（含变更）的现场核查在30个天内完成整改并向原审查部门一次性提交整改报告，审查部门必要时可安排进行现场复查，全部项目符合要求的，建议结论为"通过检查"。

未在规定期限内提交复查申请和整改报告的，以及整改复查后仍达不到"通过核查"要求的，核查结论为"整改后未通过核查"。整改后通过核查的，核查结论为"整改后通过核查"。

（二）现场核查程序

1.预备会议（非必要程序）

必要时，检查组长应于检查前召集检查员，召开检查预备会议，以确认检查的意图和要求，检查员的任务分工，讨论可能出现的问题和注意事项。

2. 首次会议

通常由检查组全体人员和被检查企业中层以上人员参加。主要事项如下。

（1）与会者签字。

（2）管理者代表宣布会议开始，简单介绍。

（3）检查组长主持会议。

3. 检查组长主持会议

（1）介绍检查目的。

（2）介绍检查组成员及其专业背景、检查经历。

（3）确认检查范围。

（4）明确检查依据。

（5）被检查单位介绍质量管理体系运行情况。

企业概况、产品情况、质量管理体系运行情况等。

建议由企业介绍产品的工艺流程（掌握关键工序和特殊过程，分析企业产品及生产过程的关键风险点）。

如有不详之处，检查组可提问。

关键工序：指对产品质量起决定性作用的工序。

特殊过程：指通过检验和试验难以准确评定其质量的过程。

关键工序和特殊过程上的生产人员，也是检查时关注的重点。

（6）落实检查计划。

（7）介绍检查组分工。

（8）落实陪同人员。

（9）落实检查组工作场所。

（10）宣布检查纪律和注意事项。廉政纪律是"高压线"，坚决不能碰；检查人员应对检查过程中所涉及的被检查企业技术资料和商业秘密保密。

（三）现场检查的方式

1. 顺向追踪

按工序流程，从第一道工序直至最后工序。

优点：系统地了解质量体系全过程。

缺点：耗时过长。

2. 逆向追溯

按工序流程，从最后一道工序直至第一道工序。

优点：问题集中，针对性强。

缺点：问题复杂时，受时间限制，不易达到预期的目的，经验不足的检查员采用这种方法要慎重。

注意：实施检查可以组合，从某一点展开，以点带面。如查采购单→合格供方名单→供方评审→评审要求等。

3. 按部门检查

以部门为中心展开检查，注意部门所承担的职能，依过程重要程度抽样检查，不能遗漏。

优点：效率高，不需要重复到一个部门去。

缺点：检查内容分散，特别是过程接口容易遗漏，要注意检查员之间的协调、配合。

4. 按过程检查

以过程为中心展开，一个过程往往涉及多个部门，因此要到不同部门去，才能了解过程实施状况。

优点：目标集中，容易体现其符合性。

缺点：效率低，对一个部门调查许多次，因此检查路线要安排合理，避免检查组员之间碰车。

（四）现场检查的方法

现场检查的方法包括提问、倾听、观察、记录、验证。

1. 提问方式

（1）封闭式提问　简单答案（是/否＆有/没有）可获得指定的资讯；可用作总结结论；由检查者控制问与答。

（2）开放式提问　从获得资讯再进一步提出跟进问题，对问题进一步讨论，怎样做的？如何确定的？

（3）澄清式提问　你是这样做的吗？提问时注意：态度自然、和蔼、耐心、礼貌，避免态度死板、生硬；明确观点和目的，准确地表达；发问时要考虑被提问者的背景，注意表情；努力理解回答；不能建议或暗示某种答案；不说有情绪的话；不可连续发问。

2. 倾听

要专注，少讲多听，不怕沉默；排出干扰，多开放式提问，多鼓励讲话者；善意的态度，可借助于身体语言，如目光眼神、点头认可等，切忌粗暴地打断对方的谈话。影响倾听的因素：不专注集中、个人偏见、选择性的听、情绪与喜恶、草率的结论。

3. 观察

对制造、设备、标识、贮存、环境、操作等仔细观察，现场获取真实信息。

4. 记录

检查员要对获取的信息和证据，做好记录，包括：时间、地点、人物、事件、过程及质量体系运行的有效信息，字迹清晰、准确具体、内容完整，能够验证和追溯记录，以方便事后检查和评价。

5. 验证

检查员必须善于通过比较，跟踪不同来源获取的同一信息，从其中的差别来验证质量体系运行状况。如在文件和记录中怀疑存在问题，则通过现场观察去验证文件的适用性和真实性。如果仅看某方面有问题的线索，而不通过事实去验证，容易发生错误的判断。

（五）现场检查的控制

1. 检查计划的控制

按计划进行，若遇特殊情况，可做适当调整。

2. 检查活动的控制

（1）主要因素：人、机、料、法、环

识别影响产品质量的主要因素，查证主要因素是否处于受控状态，如影响支架抛光质量的"设备"，影响精洗质量的"环境"，影响装配质量的"人"和"零件"。

产品工序多、流程长时，应重点对关键工序、特殊工序进行检查。

（2）客观性控制

注重行业、产品、工序的自身特点，不能把自认为、自认为的管理形式和方法作为判定依据，做出不切实际的判断。要根据管理形式和方法所导致的结果，是否满足检查准则要求进行客观评定。

（3）相关影响

体系中各种活动不时孤立的，而是相关关联影响和制约，如不合格产品出厂可能要关联到最终检验的有效性、不合格品控制、检测设备控制、检验人员的素质等诸多因素；检查员应从整体上分析，来判断某个过程，从诸多过程的关联和相互影响方面，对体系做出完整、客观的评价。

（4）气氛控制

气氛融洽，受检查方才能主动、积极、全面、真实向检查员提供质量管理体系运行情况；检查员应始终耐心、礼貌、诚恳、谦虚、实事求是，确保客观公正，以达到检查的目的。

（六）现场检查结果的控制

合格与否是以客观事实为基础；不合格事实要受到受检查方的确认；道听途说不能作为证据；检查组内部要相互沟通，统一意见。

1. 不合格项

没有满足某个规定的要求，如标准、体系文件、合同要求、法律法规；对体系不合格是指质量管理体系过程偏离要求或者缺少。

2. 不合格的形式

标准所要求的，文件未写到，即文件不符合标准；文件写到的，实际未做到，即现状不符合文件；做到的，没有达到目标，即结果不符合目标。

3. 严重不合格项

体系运行出现系统性失效：如某一过程，某一关键过程重复出现失效现象，例如质量问题的"常见病""多发病"，即多次重复发生不合格现象，而又未能采取有效的纠正措施加以消除，所形成的系统性失效。

体系运行出现区域性失效：如成品仓库出现帐、卡、物不符，标识不清，状态不明，仓库漏雨，手续混乱等全面失效的现象。

会导致后果严重的不合格：如关键控制工艺未经验证和确认；原料供应商。

4. 一般不合格项

（1）个别、偶然、孤立、轻微的问题。

（2）对检查区域和体系有效性影响是次要的。

（3）文件偶尔未被遵守，未造成严重后果。

5. 观察项

（1）没有足够的证据，表明不合格存在。

（2）有不合格，但是偶然发生，对质量管理体系的正常运作不产生影响。

6. 不合格项判断原则

（1）以客观事实为依据　文件、记录、观察到的事实、主管领导说得（应验证）、当事人说的、做的。

（2）就近不就远　有适合的具体条款，一般不用综合性条款。

（3）由表及里　如果既给出了不合格事实，又给出经证实的原因，按原因适用的条款判定。

（4）合理不合法，以法为准。

7. 缺陷描述

力求具体：如事情发生的时间、地点、人物（职务）、发生的现象或状况、关键文件或记录。

明确不合格性质：如未经上岗培训就操作，造成废品；错误使用状态标识；没有书面操作规程造成质量波动（只写客观事实，不做任何评价和分析）。

违反标准或手册、程序的哪个具体条款应力求判断确切：如判断不确切，纠正措施的方向就会偏差。

（1）使用专业术语　行业对某种活动、文件等有专门名称，应使用这些名称。

（2）易于理解，文字简练，别人能看明白。

（3）事实准确，可验证、可追溯：审核后一段时间，跟踪检查其缺陷纠正措施的有效性。

（4）条款。

（5）检查员、受检查方签字。

📋 **实例：**

不准确的描述：

加工车间有少数工序，缺少作业指导书。

准确的描述：

冷加工车间的精磨、精镗两道工序的操作者说："为防止弄脏和丢失，我们的作业指导书由车间主管保存，操作者要使用，到车间主管那里去看"。

---

8. 汇总意见

检查证据记录来源：受检部门体系文件和质量记录（查）；经验证的主要领导的谈话（问）；现场观察到的结果（看）；查证到的客观事实（查、看、问）；合格项判定和不合格性质，由检查方确定，不要求受检查方同意，但尽量取得一致；对同一性质的一般不合格项可进行合并；对已整改的不合格项可注明。

9. 综合评价

（1）文件体系对于标准的符合程度。

（2）文件体系实施程度［特定领域优（缺）点、特定过程优（缺）点］。

（3）体系实施的有效性程度、质量方针（目标）的适宜性、质量目标的实现情况。

人力资源、基础设施、工作环境满足要求的能力。

主要过程和关键活动达到预期结果的情况。

产品的符合性和稳定性数据的收集、分析和利用情况。

持续改进措施的有效性。

内审、管理评审、纠正（预防）措施的有效性。

（4）自我纠正、自我完善机制。

（七）末次会议

由检查组长主持，准时召开，准时结束，程序。

与会者签到。

感谢受检查部门的配合。

重申检查的目的、范围和依据。

强调检查抽样的局限性。

总结评价体系的有效性。

宣读不合格项。

提出纠正措施的要求。

末次会议后，由检查组长提交正式检查报告。

（八）检查报告的撰写和记录

检查报告要概括检查的总体情况，陈述缺陷要有针对性，要如实描述、客观完整；采用叙述性语言，直接客观地反映实际情况。

评价要合理准确，避免概括性和总结性的语言，如不到位、欠缺、不完整、不具体无效等。

📝 **案例**

1. 车间的部分设施设备与工艺流程不一致。

2. 国家局检查组于 2008 年 9 月、10 月对该企业进行的研制核查，共提出不合格项五条，我组重点对此五个不合格项进行复核，复核后认为整改措施基本有效。

3.批生产记录中半成品的检验数据不完整。

4.批生产记录检测数据追溯性有问题。

5.原始记录不完整，影响追溯。

6.阳性血清台帐有两本，且内容不相符，入库时领料人和发货人同时签名。

7.实验用主要仪器有的无使用记录或记录不详。

8.对两种来源质控品的使用、复验要求不明确。

9.对检测中使用的质控血清来源记录不完整。

10.查看的出厂原始检验记录，原始记录中未记录阴、阳血清的三个产品来源，无阴性血清的检测记录，无阳性血清的具体稀释步骤及所用的稀释液。

六、医疗器械生产许可现场核查要点

（一）《医疗器械生产许可证》现场审查要点（通用）

（1）查企业组织机构图，应为企业质量体系机构图，应至少体现技术开发、采购、生产、质量管理、库房等部门。

（2）对应组织机构图查各部门质量职责、权限。

（3）查企业在册人员名单，项目应包括姓名、年龄、专业、职称、所在部门、职务等。

（4）查看企业技术、质量、生产负责人学历、职称及任命书原件及劳动用工合同；查看质量体系内审员证书原件时，证书应包含有 ISO9000 及 YY/T0287 内容（2003 版或更新版本）；与内审员签订的劳动用工合同、任命书（第三类企业适用）；与检验人员签订的劳动用工合同、任命书，检验人员不少于 2 人。

（5）根据企业在册人员名单计算技术人员比例并记录。

（6）抽查工作人员劳动用工合同。

（7）现场核实，企业管理、生产、库房 3 方面场地应独立，核对与平面图一致性，不应与其他企业公用生产场地，包括洁净环境。

（8）企业申报产品需在洁净条件下生产的，洁净环境应符合 YY0033《无菌医疗器具生产管理规范》的要求；消毒级产品应符合 GB15980《一次性使用医疗用品卫生标准》的要求。

（9）现场核实，仓储现场应封闭，应按合格、待检、不合格、退货划分区域，并至少具备通风、照明、防火等设施。

（10）查企业收集保存的有关医疗器械法律法规、行政规章及规范性文件，应为有效版本。

（11）查企业产品生产工艺流程图，应标注关键工序、特殊过程、控制要求以及生产环境等内容。

（12）根据产品标准中所规定的出厂检验项目，核对企业检验设备清单；环境监测设备。

（13）对照企业提供的产品标准核对生产设备及检测设备（软件开发、测试）清单，应具备满足产品标准中规定的全部出厂检验项目的检测设备和检测能力；对于生产医电类医疗器械的企业，根据设备清单现场重点核对检验漏电流、电介质击穿、保护接地阻抗项目的相关检测设备。

（14）查计量器具计量证书原件，计量器具采购时未进行过首次计量检定的，必须进行首次检定，合格后方可用于检测。如相同计量器具采取比对方式确认有效性，校验规程应明确参照标准、实验环境、试验方法以及相关要求。

（15）如计量部门对计量器具出具测试证书或校验证书，查企业接受准则或评价要求等规定。

（16）对于生产涉及制水工序产品的企业，查制水设备及其维护保养规程、水质检测项目及设施，应符合《药典》的相关规定。

（17）企业经过计量的检测设备应在明显位置标记检定标签。

（18）现场核实，企业生产、检测设备应标记运行状态。

（19）活动记录。

（二）无菌和植入性产品《医疗器械生产企业许可证》现场审查要点（专项）

对于无菌和植入性产品，检查人员不但要对现场审查要点（通用）进行审核，还应对以下要点进行审核。

（1）对于生产无菌、植入类医疗器械的企业，重点核对无菌检验项目的相关检验设备以及灭菌验证确认的相关规定。

（2）无菌和植入性医疗器械产品检验项目中有关无菌检测、环氧乙烷残留量检测项目均应由本企业独立完成，不得委托检测；工艺用水、洁净间环境监测项目应由本企业独立完成，不得委托检测。企业应具备与检测项目相对应的设备。

（3）对于自行具备产品灭菌能力的无菌、植入性医疗器械生产企业，其产品标准中出厂检验项目规定的无菌检验如对产品进行检验，应按照标准执行；如规定检测生物指示剂（菌片），企业除对灭菌过程进行验证外，可采取检测菌片方式进行产品放行。

（4）无菌和植入性医疗器械生产企业使用纯化水的，应自行制备；注射用水（灭菌注射用水）如用量较少时可以外购。

（三）体外诊断试剂《医疗器械生产企业许可证》现场审查要点（专项）

对于体外诊断试剂类产品，检查人员不但要对现场审查要点（通用）进行审核，还应对以下要点进行审核。

（1）查从事检验人员名单，检验人员应具有专业知识背景或相关从业经验。

（2）查检验人员岗前培训考核记录、上岗证。

（3）查专职成品检验员任命书。

（4）查从事高生物活性、高毒性、强传染性、强致敏性等有特殊要求产品质量检验人员登记记录。

（5）查在洁净环境内工作的生产人员培训计划、记录，应接受洁净环境卫生管理制度、个人清洁卫生制度、洁净环境使用管理制度等内容的培训，合格后持证上岗。

（6）查在洁净环境内工作的生产人员健康档案，直接接触产品的生产人员每年至少体检一次，体检项目应合理。

（7）环境监测的项目、频次应符合 YY0033《无菌医疗器具生产管理规范》附录 C 的要求。

（8）现场核实，洁净环境应当配置空气消毒装置，有平面布置图、编号和使用记录。

（9）查环境监测报告和空气净化系统设计图纸，并现场核实高风险生物活性物料（如强毒微生物、芽孢菌制品、激素类试剂组分、放射性物质）的操作应使用单独的空气净化系统，与相邻区域应保持负压，排出的空气不应循环使用；阴性、阳性血清、质粒或血液制品的处理操作应当在至少万级环境下进行，与相邻区域保持相对负压，并符合防护规定；生产激素类试剂组分的洁净环境应当采用独立的专用的空气净化系统，且净化空气不得循环使用；强毒微生物操作区、芽孢菌制品操作区应与相邻区域保持相对负压，配备独立的空气净化系统，排出的空气不得循环使用。

（10）查酶联免疫吸附试验试剂、免疫荧光试剂、免疫发光试剂、聚合酶链反应（PCR）试剂、金标试剂、干化学法试剂、细胞培养基、校准品与质控品、酶类、抗原、抗体和其他活性类组分的配制及分装等产品的配液、包被、分装、点膜、干燥、切割、贴膜以及内包装等工艺环节，现场核实，至少应在10万级净化环境中进行操作。无菌物料的分装必须在局部百级。

（11）现场核实，对于生产涉及危险度二级以上的病原体的，其操作应配备生物安全柜，空气应进行除菌过滤后排出，使用病原体类检测试剂的阳性血清应有防护措施。

（12）对于涉及特殊高致病性病原体的采集、制备的，现场核实P3级实验室等相应设施。

（13）现场核实，对于生产聚合酶链反应试剂（PCR）的，生产和检定应在各自独立的建筑物中，其生产和质检的器具不应混用，用后应严格清洗和消毒。

（14）对于对空气有干燥要求的操作间，查生产设备清单，定期监测室内空气湿度记录，并现场核实空气干燥设备。

（15）涉及生产中使用动物室的，现场核实应在隔离良好的建筑体内，应与生产、质检区分开。

（16）现场核实，仓储现场应封闭，应按合格、待检、不合格、退货、留样划分区域，厂房、仓储现场应至少具备通风、照明、防火，防昆虫、其他动物和异物混入的设施。

（17）对于涉及高生物活性、高毒性、强传染性、强致敏性等有特殊要求产品以及易燃、易爆、有毒、有害、具有污染性或传染性、具有生物活性或来源于生物体的物料，现场核实其存放应符合国家相关规定，专人管理，专区存放，进行标识。

（18）现场核实制水设备，储罐和输送管道所用的材料不应对产品质量和性能造成影响，管道的设计和安装不应出现死角、盲管，应配备工艺用水质量监测的仪器、设备。

（19）现场核实配料罐容器与设备连接的主要固定管道应标明内存的物料名称、流向，查定期清洗和维护规定、记录。

（20）对有特殊要求的仪器、仪表，现场核实应安放在专门的仪器室内，并有防止静电、震动、潮湿或其他外界因素影响的设施。

（21）根据产品标准中所规定的出厂检验项目，要求企业必须具备与产品标准相适应的检验检测设备、校准品、质控品。

（22）现场核实，质量检验部门应设立独立的检验室，并设置待检、检验、留样、不合格品等区域。

（23）根据生产工艺要求，现场核实，洁净环境内设置的称量室和备料室，空气洁净度级别应当与生产要求一致，并有捕尘和防止交叉污染的设施。

（24）现场核实，洁净环境有无设立安全门，安全门应向安全疏散方向开启，平时密封良好，紧急情况发生时应能保证畅通。

（25）现场核实在受控条件下处理污染传染性物料的设施。

（26）查人员进出洁净环境清洁管理规定，应仅限于该区域生产操作人员和经批准的人员进入。

（27）查洁净环境清洁管理规定，场地设施应定期消毒。洁净环境的净化系统、消毒及照明等装置应按规定进行清洁、维护和保养并进行记录。使用的消毒剂不得对设备、物料和成品产生污染。消毒剂品种应定期更换，防止产生耐药菌株。

（28）查工作服管理规定，不同空气洁净度级别使用的工作服应当分别清洗、整理，必要时消毒或灭菌。工作服洗涤、灭菌时不应带入附加的颗粒物质。工作服应制定清洗周期。10万级以上区域的洁净工作服应当在洁净环境内洗涤、干燥、整理，按要求灭菌。

（29）查对各类物料的仓储环境定期监测的记录。

（30）查物料清单、台账。

（31）查物料名称、批号、有效期和检验状态等标识。

（32）查物料台帐，帐、卡、物应一致。

（33）查与试剂直接接触的设备和器具清洁和保养规定、记录。

因申请拟生产的体外诊断试剂的特定要求不同，新扩建、改造厂房、增加生产检验设备等情况（如增加生产 PCR 试剂生产范围、生产涉及特殊高致病性病原体的采集、制备的、增加干燥设备、扩建动物室、阳性操作间），各监管部门应予以关注，并做好日常监督。

（四）医疗软件《医疗器械生产企业许可证》现场审查要点（专项）

对于医疗软件类产品，检查人员不但要对现场审查要点进行审核（通用），还应对以下要点进行审核。

（1）核实软件开发人员专业、经历以及培训等情况，软件开发人员应能编译源程序。

（2）查企业计算机台账，软件开发和测试用的计算机应分开。

（3）查开发的网络版软件，应具备多于一台的测试设备。

（4）查计算机管理制度，应包括定期进行数据备份、查毒杀毒、加密、母盘管理等内容。

（5）活动记录。

（五）定制式义齿《医疗器械生产企业许可证》现场审查要点（专项）

对于定制式义齿类产品，检查人员不但要对现场审查要点进行审核（通用），还应对以下要点进行审核。

（1）质量机构负责人应具有相关专业大专以上学历或中级以上职称，并具有五年以上定制式义齿加工实际操作经验。专职检验人员应具有三年以上定制式义齿加工实际操作经验。

（2）企业内直接从事定制式义齿加工的人员中，具有义齿加工专业中专以上学历（含）或初级以上职称（含）的专业技术人员比例不得低于30%。

（3）企业内直接从事定制式义齿加工的技术工人应经过理论和实际操作的专业培训。

（4）企业应具有与定制式义齿生产相适应的生产设备、器械和检测设备。

（六）供应商审核

医疗器械生产企业应当按照《医疗器械生产质量管理规范》的要求，建立供应商审核制度，对供应商进行审核和评价，确保所采购物品满足其产品生产的质量要求。生产企业应当以质量为中心，并根据采购物品对产品的影响程度，对采购物品和供应商进行分类管理。采购物品应当符合生产企业规定的质量要求，且不低于国家强制性标准，并符合法律法规的相关规定。生产企业应当根据对采购物品的要求，包括采购物品类别、验收准则、规格型号、规程、图样、采购数量等，制定相应的供应商准入要求，对供应商经营状况、生产能力、质量管理体系、产品质量、供货期等相关内容进行审核并保持记录。必要时应当对供应商开展现场审核或进行产品小试样的生产验证和评价，以确保采购物品符合要求。生产企业应当建立采购物品在使用过程中的审核程序，对采购物品的进货查验、生产使用、成品检验、不合格品处理等方面进行审核并保持记录，保证采购物品在使用过程中持续符合要求。生产企业应当建立评估制度。应当对供应商定期进行综合评价，回顾分析其供应物品的质量、技术水平、交货能力等，并形成供应商定期审核报告，作为生产企业质量管理体系年度自查报告的必要资料。

生产企业应当建立现场审核要点及审核原则，对供应商的生产环境、工艺流程、生产过程、质量管理、储存运输条件等可能影响采购物品质量安全的因素进行审核。应当特别关注供应商提供的检验能力是否满足要求以及是否能保证供应物品持续符合要求。

七、规范填写《医疗器械生产许可证》

《医疗器械生产许可证》和第一类医疗器械生产备案凭证的格式由国家食品药品监督管理总局统一制定。《医疗器械生产许可证》由省、自治区、直辖市食品药品监督管理部门印制。《医疗器械生产许可证》编号的编排方式为：×食药监械生产许×××××号。其中：

第一位×代表许可部门所在地省、自治区、直辖市的简称；第二到五位×代表4位数许可年份。

第六到九位×代表4位数许可流水号。

第一类医疗器械生产备案凭证备案编号的编排方式为：××食药监械生产备××××××××号。其中：

第一位×代表备案部门所在地省、自治区、直辖市的简称；

第二位×代表备案部门所在地设区的市级行政区域的简称；

第三到六位×代表4位数备案年份；

第七到十位×代表4位数备案流水号。

医疗器械生产许可证

许可证编号：

企业名称：　　　　　　　　生产地址：

法定代表人：　　　　　　　生产范围：

企业负责人：

住　　所：　　　　　　　　发证部门：

有效期限：至　　年　　月　　日　发证日期：　　年　　月　　日

国家食品药品监督管理总局制

八、医疗器械委托生产

（一）医疗器械委托生产的条件

医疗器械委托生产的委托方应当是委托生产医疗器械的境内注册人或者备案人。其中，委托生产不属于按照创新医疗器械特别审批程序审批的境内医疗器械的，委托方应当取得委托生产医疗器械的生产许可或者办理第一类医疗器械生产备案。

医疗器械委托生产的受托方应当是取得受托生产医疗器械相应生产范围的生产许可或者办理第一类医疗器械生产备案的境内生产企业。

委托方在同一时期只能将同一医疗器械产品委托一家医疗器械生产企业进行生产，但委托绝对控股企业的除外。此外，具有高风险的植入性医疗器械不得委托生产。国家食品药品监督管理总局《关于发布禁止委托生产医疗器械目录的通告》（2014年第18号通告），明确了禁止委托生产的医疗器械目录。

（二）程序

委托生产第二类、第三类医疗器械的，委托方应当向所在地省、自治区、直辖市食品药品监督管理部门办理委托生产备案；委托生产第一类医疗器械的，委托方应当向所在地设区的市级食品药品监督管理部门办理委托生产备案。符合规定条件的，食品药品监督管理部门应当发给医疗器械委托生产备案凭证。

受托方应当凭委托方的委托生产备案凭证，向受托方原发证部门办理生产许可变更或者向原备案部门办理医疗器械生产备案变更，在其生产产品登记表或者医疗器械生产备案凭证中增加受托生产产品。

（三）委托备案应当提交的资料

（1）委托生产医疗器械的注册证或者备案凭证复印件。

（2）委托方和受托方企业营业执照和组织机构代码证复印件。

（3）受托方的《医疗器械生产许可证》或者第一类医疗器械生产备案凭证复印件。

（4）委托生产合同复印件。

（5）经办人授权证明。

委托生产不属于按照创新医疗器械特别审批程序审批的境内医疗器械的，还应当提交委托方的《医疗器械生产许可证》或者第一类医疗器械生产备案凭证复印件；属于按照创新医疗器械特别审批程序审批的境内医疗器械的，应当提交创新医疗器械特别审批证明资料。

（四）受托生产许可程序及申报要求

受托生产不属于按照创新医疗器械特别审批程序审批的境内医疗器械的，还应当提交委托方的《医疗器械生产许可证》或者第一类医疗器械生产备案凭证复印件；属于按照创新医疗器械特别审批程序审批的境内医疗器械的，应当提交创新医疗器械特别审批证明资料。

受托方《医疗器械生产许可证》生产产品登记表和第一类医疗器械生产备案凭证中的受托生产产品应当注明"受托生产"字样和受托生产期限。委托生产医疗器械的说明书、标签除应当符合有关规定外，还应当标明受托方的企业名称、住所、生产地址、生产许可证编号或者生产备案凭证编号。委托生产终止时，委托方和受托方应当向所在地省、自治区、直辖市或者设区的市级食品药品监督管理部门及时报告。委托方在同一时期只能将同一医疗器械产品委托一家医疗器械生产企业（绝对控股企业除外）进行生产。

实际工作中医疗器械生产企业如果想委托生产或受托生产，具体操作如下。

（1）签订委托生产合同。《医疗器械生产监督管理办法》第二十九条规定，委托方和受托方应当签署委托生产合同，明确双方的权利、义务和责任。

（2）委托方办理委托生产备案，向所在地备案（第二、三类省局，第一类市局）。

（3）受托方应办理生产许可或者备案变更。《医疗器械生产监督管理办法》规定，受托生产第二类、第三类医疗器械的，受托方应当依照《医疗器械监督管理办法》第十四条的规定办理相关手续，在医疗器械生产产品登记表中登载受托生产产品信息（增加生产产品走生产许可变更程序）。

受托生产第一类医疗器械的，受托方应当依照《医疗器械监督管理办法》第二十一条的规定，向原备案部门办理第一类医疗器械生产备案变更。

（4）受托生产出口产品的，应在产品出口前备案。自2014年10月1日起，出口医疗器械的生产企业应当将出口产品相关信息向所在地设区的市级食品药品监督管理部门备案。相关信息包括是否境外企业委托生产等内容。

（5）根据委托生产的医疗器械是创新审批的还是非创新审批的，是二类、三类的还是一类的，申请程序和资料要求有所不同。受托方办理增加受托生产产品信息或者第一类医疗器械生产备案变更时，除提交符合本办法规定的资料外，还应当提交以下资料。

①委托方和受托方营业执照、组织机构代码证复印件。

②受托方《医疗器械生产许可证》或者第一类医疗器械生产备案凭证复印件。

③委托方医疗器械委托生产备案凭证复印件。

④委托生产合同复印件。

⑤委托生产医疗器械拟采用的说明书和标签样稿。

⑥委托方对受托方质量管理体系的认可声明。

⑦委托方关于委托生产医疗器械质量、销售及售后服务责任的自我保证声明。

（五）审查要点

（1）委托生产产品应不属于国家食品药品监督管理总局公布的禁止委托生产医疗器械目录。根据《关于发布禁止委托生产的医疗器械目录的通告》（2014年18号）文件。

禁止委托生产医疗器械目录

一、部分植入材料和人工器官类医疗器械

1. 血管支架、血管支架系统（外周血管支架除外）。

2. 心脏封堵器、心脏封堵器系统。

3. 人工心脏瓣膜。

4. 整形植入物（剂）。

二、同种异体医疗器械

三、部分动物源医疗器械

1. 心脏、神经、硬脑脊膜修补材料。

2. 人工皮肤。

3. 体内用止血、防粘连材料。

4. 骨修复材料。

5. 其他直接取材于动物组织的植入性医疗器械。

四、其他

1. 心脏起搏器。

2. 植入式血泵。

3. 植入式胰岛素泵。

（2）《医疗器械委托生产登记表》"生产范围"应符合第二类、第三类产品管理类别的规定；受托企业的生产范围应当涵盖受托生产的医疗器械。

（3）受托企业的生产条件、检测能力、质量管理体系应当与受托生产的医疗器械相适应。

（4）受托生产的医疗器械属于一次性使用的无菌医疗器械以及国家食品药品监督管理局另有规定的其他医疗器械的，除应当符合上述规定外，受托方还必须具有涵盖受托生产产品的医疗器械注册证书。

（5）委托生产合同约定的委托生产期限不超过委托生产产品的医疗器械注册证书的有效期限。

（6）委托生产的医疗器械，其说明书、标签和包装标识应当标明委托方企业名称、受托方企业名称和生产地址。

（7）委托生产终止时，委托方和受托方应当向所在地省、自治区、直辖市或者设区的市级食品药品监督管理部门及时报告。

（8）过渡时期政策。自2014年10月1日起，原已办理委托生产备案的企业，在新法规颁布后，按过渡时期的规定执行，具体如下。一是第二类、第三类医疗器械，《生产办法》实施后，委托双方任何一方的《医疗器械生产企业许可证》到期或者发生变更、延续、补发时，原委托生产登记备案应当终止，需要继续委托生产的，按照新程序办理。二是第一类医疗器械，委托生产登记备案至2015年3月31日终止，需要继续委托生产的，按照新程序办理。三是委托生产终止时，委托方或受托方应当向原办理委托生产备案部门及时报告。受托方应及时申请办理减少生产产品变更。

第十三章　医疗器械经营监管

一、概述

医疗器械的安全有效关乎人民群众生命健康，医疗器械的经营过程直接影响产品的质量安全。医疗器械经营企业是从事医疗器械经营活动的经济主体，《医疗器械经营许可证管理办法》明确规定食品药品监督管理部门应对经营企业进行检查验收，方可颁发《医疗器械经营许可证》，但各省、市、区的医疗器械产业发展不平衡，这种不平衡不光体现在各省拥有的经营企业数量不平衡，也体现在各省（区、市）食品药品监督管理部门经营监管人员人均监管的企业数量不平衡，各省、市、区的检查验收标准也有所不同。

医疗器械经营许可要求企业按照医疗器械经营质量管理规范要求，建立覆盖质量管理全过程的经营管理制度，保证经营条件和经营行为持续符合要求。同时，对第三类医疗器械经营企业提出了自查和报告制度。许可中更加注重经营全过程的质量管理。严格控制采购和销售环节的资质审核，确保医疗器械的合法流通；重点突出了进货查验、销售环节的记录要求，保证产品的可追溯；强调了对低温、冷藏医疗器械的储运要求，确保产品运输质量；对经营企业的售后服务提出要求，确保产品的使用安全。医疗器械经营企业应当对提供贮存、配送服务的医疗器械经营企业提供的贮存、配送服务质量保障能力进行考核评估，明确运输过程中的质量责任，确保运输过程中的质量安全。

因此，在医疗器械经营许可准入标准，各省应结合本地区实际情况，出台相关操作规范等工作文件，统一审批尺度，规范审批行为，建立健全有效的监督机制，确保审批工作的公平公正，确保医疗器械经营许可审批权限下放的过程中科学合理地完善医疗器械经营企业准入标准，实行分类监管和指导，合理配置监管资源，简化审批程序，提高审批质量和审批效率。

二、《医疗器械经营许可证》核发、变更及延续要求及程序

按照《行政许可法》及《医疗器械监督管理条例》（2014年修订版），申请第三

类医疗器械经营许可核发、变更及延续申请的企业，根据《医疗器械经营监督管理办法》（2014 年局令 8 号）第八条的规定，经营企业应当向所在地设区的市级食品药品监督管理部门提出申请。设区的市级食品药品监督管理部门应当根据下列情况分别做出处理：申请事项属于其职权范围，申请资料齐全、符合法定形式的，应当受理申请；申请资料不齐全或者不符合法定形式的，应当场或者在 5 个工作日内一次告知申请人需要补正的全部内容，逾期不告知的，自收到申请资料之日起即为受理；申请资料存在可以当场更正的错误的，应当允许申请人当场更正；申请事项不属于本部门职权范围的，应当即时做出不予受理的决定，并告知申请人向有关行政部门申请。设区的市级食品药品监督管理部门受理或者不予受理医疗器械经营许可申请的，应当出具受理或者不予受理的通知书。受理时限为 5 个工作日，不计入总时限。

（一）医疗器械经营许可核发的程序

设区的市级食品药品监督管理部门应当自受理之日起 30 个工作日内对申请资料进行审核，主要审查申请事项是否属于职权范围，是否符合法定条件，申请材料是否齐全，对申请材料的完整性、有效性和合规性进行审核，其申请材料是否能证明其具备相应审批条件要求。符合规定条件的，依法做出准予许可的书面决定，并于 10 个工作日内发给《医疗器械经营许可证》；不符合规定条件的，做出不予许可的书面决定，并说明理由。

书面审查符合要求的，按照医疗器械经营质量管理规范的要求开展现场核查。需要整改的，整改时间不计入审核时限。在医疗器械生产经营许可（含变更）现场检查中，检查组应当依据指导原则对现场检查情况出具建议结论，建议结论分为"通过检查""未通过检查""整改后复查"三种情况。现场检查中未发现企业有不符合项目的，建议结论为"通过检查"。现场检查中发现企业关键项目（标识"*"项）不符合要求的，或虽然仅有一般项目（未标识"*"项）不符合要求，但可能对产品质量产生直接影响的，建议结论为"未通过检查"。仅存在一般项目不符合要求，且不对产品质量产生直接影响的，建议结论为"整改后复查"。检查结论为"整改后复查"的企业应当在现场检查结束后的规定时限内［其中生产许可（含变更）现场检查在 30 天内］完成整改并向原审查部门一次性提交整改报告，审查部门必要时可安排进行现场复查，全部项目符合要求的，建议结论为"通过检查"。对于规定时限内未能提交整改报告或复查仍存在不符合项目的，建议结论为"未通过检查"。

书面上审查和现场核查都符合规定条件的，依法做出准予许可的书面决定，并于 10 个工作日内发给《医疗器械经营许可证》；不符合规定条件的，做出不予许可的书面决定，并说明理由。医疗器械生产许可证有效期为 5 年。

（二）医疗器械经营许可延续

《医疗器械经营许可证》有效期届满延续的，医疗器械生产企业应当自有效期届满 6 个月前，向原发证部门提出《医疗器械经营许可证》延续申请。设区的市食品药品监督管理部门应当自受理之日起 30 个工作日内对延续申请资料进行审核，主要审查申请事项是否属于职权范围，是否符合法定条件，申请材料是否齐全，对申请材料的完整性、有效性和合规性进行审核，其申请材料是否能证明其具备相应审批条件要求。

书面审查符合要求的，按照医疗器械生产质量管理规范的要求开展现场核查。在生产许可延续现场检查中发现企业存在不符合项目的，应当通知企业限期整改，整改后仍不符合要求的，不予延续。

书面上审查和现场核查都符合规定条件的，准予延续。不符合规定条件的，责令限期整改；整改后仍不符合规定条件的，不予延续，并书面说明理由。逾期未做出决定的，视为准予延续。

（三）医疗器械经营许可变更

《医疗器械经营许可证》事项的变更分为许可事项变更和登记事项变更。许可事项变更包括经营场所、经营方式、经营范围、库房地址的变更。登记事项变更是指上述事项以外其他事项的变更。

许可事项变更的，应当向原发证部门提出《医疗器械经营许可证》变更申请，并提交本办法第八条规定中涉及变更内容的有关资料。跨行政区域设置库房的，应当向库房所在地设区的市级食品药品监督管理部门办理备案。原发证部门应当自收到变更申请之日起 15 个工作日内进行审核，并做出准予变更或者不予变更的决定；需要按照医疗器械经营质量管理规范的要求开展现场核查的，自收到变更申请之日起 30 个工作日内做出准予变更或者不予变更的决定。不予变更的，应当书面说明理由并告知申请人。变更后的《医疗器械经营许可证》编号和有效期限不变。新设立独立经营场所的，应当单独申请医疗器械经营许可或者备案。

登记事项变更的，医疗器械经营企业应当及时向设区的市级食品药品监督管理部门办理变更手续。

因分立、合并而存续的医疗器械经营企业，应当依照本办法规定申请变更许可；因企业分立、合并而解散的，应当申请注销《医疗器械经营许可证》；因企业分立、合并而新设立的，应当申请办理《医疗器械经营许可证》。

（四）申请换发《医疗器械经营许可证》

持证企业需在有效期届满前 6 个月，向市食品药品监督管理局提出换证申请，并提交如下材料。

（1）《医疗器械经营企业许可证换证申请表》，企业填报申请并上报、打印；另外需做一份自查报告。

（2）加盖本企业印章的《医疗器械经营企业许可证》正、副本复印件。

（3）加盖本企业印章的《营业执照》副本、《组织机构代码证》复印件。

（4）企业法定代表人、企业负责人身份证复印件。

（5）与经营范围相适应的质量管理人员学历证书、个人简历、离职证明或其他证明及身份证复印件。

（6）计算机信息管理系统基本情况介绍和功能说明。

（7）经营及仓库场所的证明文件。企业经营及仓库场所不得设置在住宅类型的房屋内。提供包括房产证明（自有房产）或租赁协议和被租赁方的房产证明及当地设区的市房管部门或区（县）私房租赁管理所出具的《房屋租赁证》（有效期限最少一年）原件、复印件，并提供公司的地理位置图、经营和仓储场所的内部平面布局图（注明经营及仓库场所的面积和高度、标注与组织机构相对应的各内设部门、仓库"五区"分布状况）。

（8）申请换证的同时若变更原许可证内容的，同时还需提供相应的变更申请表及材料。

（9）所提交材料真实性的自我保证声明。

（五）申请补发《医疗器械经营许可证》

企业在市食品药品监督管理部门指定的市级媒体上登载包括企业名称、许可证编号、发证日期、遗失原因、声明作废等内容的遗失声明。满 1 个月后，向市食品药品监督管理局提交补发申请，并提交以下材料。

（1）《医疗器械经营企业许可证补发申请表》，企业登填报申请并上报、打印。

（2）登载遗失声明的原件。

（3）未遗失的许可证正本或副本原件，若正副本均遗失的，需提供其中之一的复印件。

（4）所提供材料真实性的自我保证声明。

（六）申请注销《医疗器械经营许可证》

（1）注销《医疗器械经营企业许可证》申请。

（2）《医疗器械经营企业许可证》正副本原件。

（3）省局行政审批网上注销表。

（4）材料真实性自我保证声明。

（5）封面、目录。

（6）分局出具的企业无违法违规行为、同意注销的证明。

（七）申请核发或增加体外诊断试剂，应提交如下材料

（1）《医疗器械经营企业许可证申请表》，企业填报申请并上报、打印。

（2）工商行政管理部门出具的拟办企业名称预先核准证明文件或公司法人《营业执照》和《医疗器械经营企业许可证》正副本复印件；新开办企业只提供企业名称预先核准通知书复印件；已取得《医疗器械经营企业许可证》的须提供正、副本复印件和公司法人《营业执照》复印件。

（3）企业从业人员基本情况一览表；［至少应包括法定代表人、企业负责人、质量负责人、专职质量管理员（主管检验师）、验收、售后服务、保管及销售人员，并明确在公司的具体任职岗位］。

（4）拟办企业法定代表人、企业负责人身份证、学历证明复印件及个人简历；［法定代表人为大专（不含）以下学历的只提供身份证复印件；企业负责人应具有大专以上学历，熟悉国家有关诊断试剂的法律、法规、规章和所经营产品的知识］。

（5）质量管理人身份证、学历证明复印件、个人简历［质量管理人学历为本科以上，理工类专业且不能在本单位兼任其他职务；曾在外单位工作的须提供离职证明］。

（6）主管检验师（或检验学相关专业大学以上学历并从事检验相关工作3年以上）身份证、学历证明、资格证复印件及个人简历（曾在外单位工作的须提供离职证明）。

（7）提供企业与质量管理人、专职质量管理员和主管检验师、验收、售后服务人员签定的劳动合同书、相关人员身份证、学历（资格）证证书复印件。

（8）拟经营产品的范围；（提供的内容应包括以下要素：授权单位、经营产品类别及品名、生产企业许可证号、产品注册证号）。

（9）拟办企业质量管理文件及仓储设施、设备目录；（质量管理文件包括质量管理制度、职责、工作程序目录；以表格形式提供购买的设施设备名称、规格型号、数量、用途等内容目录）。

（10）拟经营产品的生产厂家或供应商出具的相关授权资质。（提供授权方的授

权书原件（应有授权单位的电话、联系人、授权期限等基本情况、并加盖授权方公章）、授权方的《营业执照》副本复印件、《医疗器械生产（经营）企业许可证》副本复印件及拟经营的三类产品注册证复印件。授权书经核对后复印件确认留存，原件退回）。

（11）拟设营业场所、设备、仓储设施及周边卫生环境等情况。

（12）经营及仓库场所的证明文件。企业经营及仓库场所不得设置在住宅类型的房屋内。提供房产证或租赁协议和被租赁方的房产证明及当地设区的市房管部门或区（县）私房租赁管理所出具的《房屋租赁证》（有效期限最少一年）复印件，并提供公司的地理位置图、经营和仓储场所的内部平面布局图（注明面积和仓库高度）。若未办理房权证的，提供开发商持有的商品房预售许可证或商品房买卖合同或建设工程规划许可证复印件；属集体房产的，提供单位（集体）持有的建设工程规划许可证复印件（单独申请 6840 体外诊断试剂的企业办公和仓库场所面积分别不低于100m^2 和 60m^2，冷库容积不低于 20m^3）。

（13）供购买的自动温度记录（监控）仪、备用发电机组、冷藏运输箱、蓄冷板、冷藏运输车（购买方署名为 ×××公司名称的）和建立并实施的计算机管理系统证明的发票复印件。

（14）简要表述办公及仓库场所周边卫生情况，说明有无垃圾、化工厂等污染源，是否具备经营此类产品的外部条件。

（15）拟办企业法定代表人和企业负责人、质量管理人无违法违规行为的自我保证声明及市级药品监督管理部门出具的无违法违规行为的证明（新申办企业相关人员不须提供无违法违规行为的证明）。

（16）自我保证声明（企业承担法律责任的承诺；注明所提交的材料的真实性、有效性及合法性；加盖企业的公章；若属新办企业，则需有法定代表人或企业负责人签字）。

三、医疗器械经营登记备案要求及程序

经营第一类医疗器械不需要办理许可和备案。但从事第一类医疗器械经营的应当符合以下要求：一是应当具有与经营规模和经营范围相适应的经营场所和贮存条件。二是具有与经营的医疗器械相适应的质量管理制度和质量管理机构或者人员。

从事第二类医疗器械经营的，经营企业应当向所在地设区的市级食品药品监督管理部门备案，填写第二类医疗器械经营备案表，并提交《医疗器械经营监督管理办法》（局令第 8 号）第八条规定的资料（第八项除外）。

①营业执照和组织机构代码证复印件。

②法定代表人、企业负责人、质量负责人的身份证明、学历或者职称证明复印件。

③组织机构与部门设置说明。

④经营范围、经营方式说明。

⑤经营场所、库房地址的地理位置图、平面图、房屋产权证明文件或者租赁协议（附房屋产权证明文件）复印件。

⑥经营设施、设备目录。

⑦经营质量管理制度、工作程序等文件目录。

⑧经办人授权证明。

⑨其他证明材料。

食品药品监督管理部门应当当场对企业提交资料的完整性进行核对，符合规定的予以备案，发给第二类医疗器械经营备案凭证。设区的市级食品药品监督管理部门应当在医疗器械经营企业备案之日起 3 个月内，按照医疗器械经营质量管理规范的要求对第二类医疗器械经营企业开展现场核查。

四、医疗器械经营许可现场核查

《医疗器械监督管理条例》（2014 年修订版）对经营环节的采购、验收和销售记录、运输、贮存等方面提出了要求，由于医疗器械的复杂性和特殊性，区域医疗器械行业发展的环境不同，各地对法规的理解和对医疗器械产品风险认知不同等因素，造成各省医疗器械许可经营企业准入标准存在差异。2014 年，国家食品药品监督管理总局根据相关法规规章，制定了《医疗器械经营质量管理规范》，适用于所有从事医疗器械经营活动的经营者。

（一）现场核查依据

《医疗器械生产质量管理规范现场检查指导原则》（以下简称《指导原则》）（零售）经营企业经营许可（含变更和延续）的现场核查，第二类医疗器械批发（零售）经营企业经营备案后的现场核查以及医疗器械经营企业的各类监督检查。

现场检查时，应当按照《指导原则》中包含的检查项目和所对应的重点检查内容，对医疗器械经营企业实施《医疗器械经营质量管理规范》情况进行检查。医疗器械经营企业可根据其经营方式、经营范围、经营品种等特点，确定合理缺项项目，并书面说明理由，由检查组予以确认。

在对第三类医疗器械批发（零售）经营企业经营许可（含变更和延续）的现场核查中，经营企业适用项目全部符合要求的为"通过检查"。有关键项目不符合要求或者一般项目中不符合要求的项目数 >10% 的为"未通过检查"。食品药品监管部门根据审查情况，做出是否准予许可的书面决定。

关键项目全部符合要求，一般项目中不符合要求的项目数 ≤10% 的为"限期整改"，企业应当在现场检查结束后 30 天内完成整改并向原审查部门一次性提交整改报告。经复查后，整改项目全部符合要求的，食品药品监管部门做出准予许可的书面决定；在 30 天内未能提交整改报告或复查仍存在不符合要求项目的，食品药品监管部门做出不予许可的书面决定。

《指导原则》所指的一般项目中不符合要求的项目数比例 = 一般项目中不符合要求的项目数 / （一般项目数总数 − 一般项目中确认的合理缺项项目数）× 100%。

在对医疗器械经营企业的各类监督检查和第二类医疗器械批发（零售）经营企业经营备案后的现场核查中，经营企业适用项目全部符合要求的为"通过检查"；有项目不符合要求的为"限期整改"。

检查中发现违反《医疗器械监督管理条例》和《医疗器械经营监督管理办法》有关规定的，应依法依规处理。

检查组检查结束后应填写《医疗器械经营质量管理规范现场检查表》和《医疗器械经营质量管理规范现场检查报告》。

（二）现场核查重点

检查验收时，食品药品监督管理机构应指派两名以上工作人员，依据《医疗器械生产质量管理规范》及其现场检查指导原则，逐项查看。

（1）重点核对企业组织机构图、职能、人员花名册、注册地址、仓库地址及质量管理制度文件等原件与申报材料的一致性和真实性。

（2）查看质量管理制度文件及相关记录或者档案。质量管理制度文件应符合相关法律法规和企业保障产品质量的实际要求，主要应包括质量管理机构或者质量管理人员的职责；质量管理的规定；采购、收货、验收的规定（包括采购记录、验收记录、随货同行单等）；供货者资格审核的规定（包括供货者及产品合法性审核的相关证明文件等）；库房贮存、出入库管理的规定（包括温度记录、入库记录、定期检查记录、出库记录等）；销售和售后服务的规定（包括销售人员授权书、购货者档案、销售记录等）；不合格医疗器械管理的规定（包括销毁记录等）；医疗器械退、换货的规定；医疗器械不良事件监测和报告规定（包括停止经营和通知记录等）；医疗器械召回规定（包括医疗器械召回记录等）；设施设备维护及验证和校准的规定（包括设施设备相关记录和档案等）；卫生和人员健康状况的规定（包括员工健康档案等）；质量管理培训及考核的规定（包括培训记录等）；医疗器械质量投诉、事故调查和处理报告的规定（包括质量投诉、事故调查和处理报告相应的记录及档案等）等。

（3）依据人员花名册查看相关人员的学历或职称证明、劳动用工合同、健康证明、培训记录等原件与标准要求的符合性；企业法定代表人、负责人、质量管理人员应当熟悉医疗器械监督管理的法律法规、规章规范和所经营医疗器械的相关知识，质量管理、经营等关键人员应与经营范围和规模相适应。第三类医疗器械经营企业从事质量管理工作的人员应当在职在岗。

（4）重点查看经营场所、库房的产权证明（使用权证明）或租赁合同（或协议），包括租赁场所的产权证明等并现场核实。查看企业库房平面布局图并实地检查库房选址、设计、布局及其库房贮存设施设备配置等情况。查看企业库房贮存设施、设备的配置是否符合医疗器械产品特性要求，如温、湿度设置范围与其贮存的医疗器械说明书或标签标示的要求是否一致；是否具备医疗器械与地面之间有效隔离的设备；避光、通风、防潮、防虫、防鼠等设施；符合安全用电要求的照明设备；包装物料的存放场所；有特殊要求的医疗器械应配备相应的设备。

批发需要冷藏、冷冻贮存运输的医疗器械，应当配备以下设施设备：与其经营规模和经营品种相适应的冷库；用于冷库温度监测、显示、记录、调控、报警的设备；能确保制冷设备正常运转的设施（如备用发电机组或者双回路供电系统）；需要进行运输的企业，应根据相应的运输规模和运输环境要求配备冷藏车、保温车或者冷藏箱、保温箱等设备；对有特殊低温要求的医疗器械，应当配备符合其贮存要求的设施设备。

医疗器械零售的经营场所应当与其经营医疗器械范围相适应，并符合以下要求：配备陈列货架和柜台；相关证照悬挂在醒目位置；经营需要冷藏的医疗器械，是否配备具有温度监测、显示的冷柜；经营可拆零医疗器械，是否配备医疗器械拆零销售所需的工具、包装用品。

经营第三类医疗器械的企业，应当具有符合医疗器械经营质量管理要求的计算机信息管理系统，保证经营的产品可追溯。

为其他医疗器械生产经营企业提供贮存、配送服务的企业是否具备从事现代物流储运业务的条件（包括经营场所，库房面积，库房设施设备配备，人员配备，运输车辆及其冷藏、冷冻设施设备，温湿度等自动监控传输设备等）。

（5）重点查看企业对供货者审核的规定，抽查供货者、所购入医疗器械资质合法性的审核记录，抽查企业与供货者已经签署的采购合同或者协议，企业采购记录、收货记录、随货同行单是否完整，是否符合规定，查看企业验收规定，抽查验收相关记录，确认验收记录的完整、准确。重点查看企业冷链管理规定，抽查企业冷链管理相关记录，确认企业是否按规定开展冷链管理并保留相关记录。重点查看委托为其他医疗器械生产经营企业提供贮存、配送服务的医疗器械经营企业的收货和验收相关管理规定；抽查已签订的委托贮存、配送服务协议及其相关记录，确认委托企业和受托企业是否按规定实施。

（6）查看企业库房贮存是否根据医疗器械的质量特性进行合理贮存，重点抽查库房贮存医疗器械检查记录，确认企业是否根据库房条件、外部环境、医疗器械有效期要求对库房医疗器械进行定期检查并保留相关记录；抽查企业效期管理、超过有效期处置及销售相关记录，确认企业是否做到账目与货物平衡，超过有效期的医疗器械是否禁止销售。重点查看企业库房贮存医疗器械相关管理规定是否包括定期进行盘点，做到账、货相符的要求；抽查企业盘点记录，确认企业是否按规定频率与要求进行盘点。

（7）重点检查企业购货者对首营企业的管理规定，检查其许可资质及证明文件；抽查企业购货者档案及销售记录，确认企业销售记录是否准确、完整，是否能够进行质量追溯，能否保证医疗器械销售流向真实合法。重点检查企业出库相关管理规定，抽查企业出库复核记录信息是否准确、完整，确认企业是否按规定开展医疗器械出库复核工作。重点查看企业运输操作规程，现场抽查企业冷藏、冷冻设备运行记录和冷链管理相关记录，确认企业工作人员是否按规定开展装箱装车作业并保留相关记录，查看冷藏车辆说明书，冷藏车辆及相关设备校准报告、验证报告、相关作业指导书等文件，并现场检查冷藏车辆及相关设备，必要时进行测试，确认企业运输医疗器械所需要的冷藏车冷藏、冷冻能力或车载冷藏箱、保温箱是否符合医疗器械运输过程中对温度控制的要求，冷藏设备是否具有显示温度、自动调控温度、报警、存储和读取温度监测数据的功能。委托其他机构运输医疗器械的，重点查看企业委托运输评估记录和委托运输协议，确认企业是否对承运方运输医疗器械的质量保障能力进行了充分的考核评估并保留了相关记录；查看委托运输协议中是否有"明确运输过程中的质量责任，确保运输过程中的质量安全"相关内容；已开展经营活动的，抽查相关运输签收等记录，确认企业是否按协议实施质量管理。

（8）查看售后服务的能力，查看企业退货管理相关制度，确认企业是否能保证退货环节医疗器械的质量和安全，防止混入假劣医疗器械；抽查退货相关记录，确认企业是否按规定对退货进行管理，记录信息是否准确、完整。

五、规范填写《医疗器械经营许可证》备案表

第二类医疗器械经营备案表（样表）

企业名称				营业执照注册号	
组织机构代码				成立日期	
住所				营业期限	
经营方式	□批发　□零售　□批零兼营			注册资本（万元）	
经营模式	□销售医疗器械　□为其他生产经营企业提供贮存、配送服务				
经营场所				邮　　编	
库房地址	邮编			联系电话	
经营范围					
人员情况	姓名	身份证号	职务	学历	职称
法定代表人					
企业负责人					
质量负责人					
联系人	姓名	身份证号	联系电话	传真	电子邮件
企业人员情况	人员总数（人）	质量管理人员（人）	售后服务人员（人）	专业技术人员（人）	
经营场所和库房情况	经营面积（m²）		库房面积（m²）		
经营场所及库房条件简述	经营场所条件（包括用房性质、设施设备情况等）				
	库房条件（包括环境控制、设施设备等）				

本企业承诺所提交的全部资料真实有效，并承担一切法律责任。同时，保证按照法律法规的要求从事医疗器械经营活动。

法定代表人（签字）　（企业盖章）

　　　　　　　　　　　　　年　　月　　日

填表说明：1.本表按照实际内容填写，不涉及的可缺项。其中，企业名称、营业执照注册号、住所、法定代表人、注册资本、成立日期、营业期限等按照营业执照内容填写。

　　　　　2.本表经营范围应当按照国家食品药品监督管理部门发布的医疗器械分类目录中规定的管理类别、分类编码及名称填写。

　　　　　3.本表经营方式指批发、零售、批零兼营。

第二类医疗器械经营备案凭证（样表）

备案编号：××食药监械经营备×××××××号

企业名称	
法定代表人	
企业负责人	
经营方式	
住　　所	
经营场所	
库房地址	
经营范围	

备案部门（公章）

备案日期：年　月　日

第十四章 监督检查及抽查检验

医疗器械是关系人体健康和生命安全的一种特殊商品。医疗器械的安全有效是重大的民生和公共安全问题，直接关系人民群众身体健康和生命安全、关系社会和谐稳定。对医疗器械生产、经营、使用环节实施监管是保障医疗器械安全有效的重要举措，也是法律赋予食品药品监督管理部门的主要职责。

近年来，食品药品监管部门按照习近平总书记"四个最严"的要求，认真履行监管职责，建立健全医疗器械监管法规体系，努力夯实医疗器械监管基础，不断加强医疗器械全生命周期的监管，持续完善医疗器械风险防控体系，严厉惩处违法违规行为，医疗器械监管法制化、规范化和科学化水平显著提高，为保障人民群众用械安全做出了重要贡献。

一、医疗器械生产企业监督检查

医疗器械生产企业监督检查，是指各级食品药品监管部门对已取得《医疗器械生产许可证》或已按照有关规定办理备案的医疗器械生产企业依据国家现行法规、规章、规范性文件及各地方规章、验收标准、规范性文件进行的各种形式的检查。

各级食品药品监督管理部门对医疗器械生产企业实施的监督检查主要包括全项目检查、飞行检查、日常检查和跟踪检查等。针对不同的监管需要，可以灵活采取定期检查或突击检查（飞行检查）、独立检查或联合检查、全项目检查或重点抽查、日常检查和专项检查等方式。

（一）监督检查的准备

1. 掌握被检查企业的背景资料

开展监督检查前，根据既往检查和企业报送资料的情况，了解被检查企业近期生产、经营状况。

（1）企业相关证照取得或变更情况（如营业执照、医疗器械生产许可证或备案凭证、医疗器械产品注册证或备案凭证）。

（2）企业质量管理人员变更情况。

（3）企业厂房与设施、生产工艺、生产检验设备、主要原材料变化情况。

（4）产品生产、销售情况［无菌植入类产品、有源（无源）、体外诊断试剂、定制式义齿等］。

（5）是否存在委托或受托生产情况。

（6）既往监督检查发现问题的整改情况。

（7）产品质量监督抽验、企业产品及市场上同类产品不良事件、产品召回、行政处罚、不良行为记录和投诉举报情况等。

2. 制定检查方案

（1）根据影响产品质量因素（人员、设备、物料、制度、环境）的变化情况及既往检查情况，确定本次检查产品范围（可以是某类产品或某类中的部分产品）和检查方式（事先通知或突击性检查）。

（2）结合《医疗器械生产质量管理规范》的要求，确定本次检查重点内容，如证照情况、供应商审计、原材料控制、洁净车间管理、工艺用水质量管理、生产过程、产品质量控制、销售和售后服务等部分或全部项目。

无菌和植入性医疗器械生产企业、新开办医疗器械生产企业、现有医疗器械生产企业增加生产第三类医疗器械、迁移或者增加生产场地的，所有第三类医疗器械生产企业，应当符合医疗器械生产质量管理规范及其附录的要求，应严格按照相应现场检查指导原则进行检查。总局无特殊规定的医疗器械可参照医疗器械生产质量管理规范及其附录的现场检查指导原则进行检查，但不作为处罚依据。自 2018 年 1 月 1 日起，所有医疗器械生产企业应当符合医疗器械生产质量管理规范的要求。

（3）查阅拟检查产品相关资料，如产品标准、管理标准等（如 YY/T0316、GB9706、GB16886、YY0033），分析企业产品及生产过程的关键风险点。

（4）检查组长与小组成员共同制定监督检查方案，内容包括检查目的、检查方式、检查范围、检查时间、检查进度、检查内容、检查分工等。当检查项目互有交叉重叠时，一般由一名与检查内容关系最直接的检查人员负责串联检查。监督检查方案必要时应经检查派出机构审核。

3. 其他准备工作

在适当的时间联系被检查企业，通知检查相关事宜［飞行检查（突击检查）方式不适用］。飞行检查的检查组成员不得事先告知被检查企业检查行程和检查内容，指定地点集中后，第一时间直接进入检查现场。

上级食品药品监督管理部门组织实施飞行检查的，可以适时通知被检查单位所在地食品药品监督管理部门。被检查单位所在地食品药品监督管理部门应当派员协助检查，协助检查的人员应当服从检查组的安排。

（二）监督检查的人员要求

食品药品监督管理部门派出的检查组应当至少由 2 名执法人员组成。监督检查实行检查组长负责制。检查组长对具体检查工作负总责，检查员对所承担的检查项目和检查内容负责。

检查组长作为现场检查工作第一责任人，除应具备检查员的基本条件外，还应具有较强的组织协调能力，能够合理安排检查分工，控制检查进度，按照计划组织完成检查任务。

（三）监督检查的步骤

（1）进入企业现场后，应当主动向企业出示相关证件和受食品药品监督管理部门委派开展监督检查的执法证明文件；告知企业本次检查的目的、依据、流程及纪律。依据《医疗器械生产质量管理规范》实施的检查，应按规定召开首（末）次会议。

（2）与企业相关人员进行交流，了解近期生产、经营状况及质量管理体系运行、人员变化情况。

检查组介绍检查要求：如要求提供企业相关证照、持有的医疗器械注册证（备案凭证）、各岗位职工花名册、主要生产设备和检验设备目录、质量手册和程序文件、工艺流程图、产品技术要求，说明检查工作的流程安排及陪同人员要求等。

（3）在企业相关人员陪同下，分别对企业保存的文字资料、生产现场进行检查。

（4）检查工作应主要围绕检查方案中设定的检查内容开展。对于检查的内容，尤其是发现的问题应及时记录，并与企业相关人员进行确认。必要时，可进行产品抽样或对有关情况进行证据留存或固定（如资料复印、照相、摄像及现场查封等）。飞行检查时，检查组不得向被检查企业透露检查过程中的进展情况、发现的违法线索等相关信息。

检查组应当详细记录检查时间、地点、现场状况等；对发现的问题应当及时进行书面记录，并根据实际情况收集或者复印相关文件资料、拍摄相关设施设备及物料等实物和现场情况、采集实物以及询问有关人员进行确认等。询问记录应当包括询问对象姓名、工作岗位和谈话内容等，并经询问对象逐页签字或者按指纹。

检查记录应当及时、准确、完整，客观真实反映现场检查情况。检查过程中形成的记录及依法收集的相关资料、实物等，可以作为行政处罚中认定事实的依据。

检查组认为需要抽取成品及其他物料进行检验的，检查组可以按照抽样检验相关规定抽样或者通知被检查单位所在地食品药品监督管理部门按规定抽样。抽取的样品应当由具备资质的技术机构进行检验或者鉴定，所抽取样品的检验费、鉴定费由组织实施检查的食品药品监督管理部门承担。

检查组认为证据可能灭失或者以后难以取得的，以及需要采取行政强制措施的，可以通知被检查单位所在地食品药品监督管理部门。被检查单位所在地食品药品监督管理部门应当依法采取证据保全或者行政强制措施。

（5）检查组长可选择适当时机召集检查员汇总检查情况，核对检查中发现的问题，对问题进行风险评估，讨论确定检查意见。遇到特殊情况时，应及时向检查派出机构主管领导汇报。

（6）现场检查结束时，检查组应与被检查企业负责人沟通，通报检查情况，核实发现的问题，告知整改意见。被检查单位有异议的，可以陈述和申辩，检查组应当如实记录。

（7）填写监督检查情况记录文书，检查记录应全面、真实、客观地反映现场检查情况，并具有可追溯性（符合规定的项目与不符合规定的项目均应记录）；检查结果和意见应明确，并要求企业负责人在检查记录上签字确认。监督检查情况记录文书应一式两份，检查单位和企业各留存一份。

（8）企业人员拒绝签字或由于企业原因而无法实施检查的，应由2名以上（含2名）检查人员注明情况并签字确认。

（9）对于在现场检查中发现的问题，应书面告知本次监督检查的意见，明确整改要求及整改时限。

（10）对于需要进行整改的，通常情况下应在与企业沟通的基础上，确定整改要求和时限，并在规定的时限内督促企业完成整改。跟踪检查需要在现场完成的，应按上述要求（包括检查前准备）安排复查工作。涉嫌违法违规的，按规定移交稽查部门。

（11）将日常监督现场检查材料、企业整改材料及跟踪检查材料，以企业为单位，归入日常监督管理档案，已建立监管信息化系统的，应及时将检查情况录入有关监管信息化系统。

（12）飞行检查结束后，检查组还应当撰写检查报告。检查报告的内容包括：检查过程、发现问题、相关证据、检查结论和处理建议等。

（四）被检查企业的责任和义务

被检查企业及有关人员应当及时按照检查组要求，明确检查现场负责人，开放相关场所或者区域，配合对相关设施设备的检查，保持正常生产经营状态，提供真实、有效、完整的文件、记录、票据、凭证、电子数据等相关材料，如实回答检查组的询问。

食品药品监督管理部门有权在任何时间进入被检查企业研制、生产、经营等场所进行检查，被检查企业不得拒绝、逃避。

被检查单位有下列情形之一的，视为拒绝、逃避检查：

（1）拖延、限制、拒绝检查人员进入被检查场所或者区域的，或者限制检查时间的。

（2）无正当理由不提供或者延迟提供与检查相关的文件、记录、票据、凭证、电子数据等材料的。

（3）以声称工作人员不在、故意停止生产经营等方式欺骗、误导、逃避检查的。

（4）拒绝或者限制拍摄、复印、抽样等取证工作的。

（5）其他不配合检查的情形。

检查组对被检查单位拒绝、逃避检查的行为应当进行书面记录，责令改正并及时报告组织实施检查的食品药品监督管理部门；经责令改正后仍不改正、造成无法完成检查工作的，检查结论判定为不符合相关质量管理规范或者其他相关要求。

（五）监督检查的内容

检查人员结合《医疗器械生产质量管理规范》及其附录和现场检查指导原则的要求，对企业有效证照、法规及标准，组织机构与管理文件，厂区、厂房，设计开发，采购控制，过程控制，产品检验，不合格品控制，销售与售后，分析改进，包装标识、说明书等方面进行检查。

日常监督现场检查频次、标准和具体检查内容应按照国家相关文件规定执行，各地区可结合行政区域实际情况及现场具体情况，有针对性地选择检查项目、调整检查内容，并制定相应的实施方案。

（六）监督检查方式

1.语言交流

（1）检查人员应积极与企业管理层沟通，通过了解企业发展历史、质量管理体系近期运行状况和产品市场情况，分析判断企业运行中是否存在问题、存在哪方面问题、当前亟需解决哪些问题等。

（2）与企业中层和特殊岗位人员的沟通，可采取面对面交流的方式。通过谈话来判断人员能否承担该岗位赋予的相应职责。对于不了解、不熟悉、不能行使职权的或由他人代答的，应视企业整体情况提出人员调整要求。

（3）对于现场检查中发现的问题，应耐心、认真地与企业沟通交流，协商整改要求和时限。一般情况下，在与企业取得一致意见后，应根据确定的检查意见客观、详细地进行如实记录。

2.资料检查

（1）资料检查可以从以下五方面入手。

①检查文件中涵盖的质量管理体系过程，判断质量管理体系的全过程是否都已被识别。结合关键风险点的分析及企业的风险管理报告，判断企业是否已准确识别全部的关键工序和特殊过程。

②检查对识别出的过程是否都已形成控制文件，判断文件内容是否覆盖了过程的全部，关键工序和特殊过程的控制文件是否与过程确认的结果相一致。

③检查文件规定的内容，判断是否与现场观察的实际情况相一致。

④检查文件间的关联性，判断文件要求是否能够满足企业和产品的特点，重点关注关键工序和特殊过程的执行情况以及企业风险管理报告中所列举的各项风险控制措施是否已在生产全过程予以实施。

⑤检查各项记录间的可追溯性，判断能否根据各项记录的相互关系完成产品生产过程的追溯。

（2）在资料检查中，对于记录样本的选取可关注以下六个方面。

①在较短时间内，通过现场检查对企业质量管理体系运行状况做出整体评价有一定难度，所以在检查质量记录时，应充分考虑企业生产周期、近期运行状况和本次检查目的、已查内容。一般情况下，应选取相似条件下的两份以上同种质量记录。

②现场监督检查是抽样式检查，为如实反映当时的客观情况，文字记录应尽量选择与检查时间距离较近的进行抽样。一般可选取现场检查前一季度内的记录，或选取现场检查前最近一个生产周期的记录。

③确定检查产品范围时，应覆盖企业所有已取得医疗器械注册证书或备案凭证的产品；在检查时间有限的情况下，一般应选取企业生产量较大或者产品安全性要求较高的一个或多个产品进行检查。

④当同次检查中涉及一个产品的多个过程记录时，还应充分考虑记录的可追溯性和真实性，围绕同一产品序列号（或批号）展开检查。根据文字记录的索引关系，判断产品质量全过程的追溯能否实现。

⑤检查文字记录的内容与质量控制要求的一致性，记录中的数据应与根据记录判定的结论一致。记录内容应能详细、如实反映质量控制过程的原始状态，必要时可要求实际操作。

⑥检查文字记录时，如发现两份相似条件下的同种记录存在数据差别较大的情况，应补充选择相似条件下的同种记录进行确认，同时询问出现差别的原因。对于已能清晰反映检查结果的，一般不扩大记录样本的选取数量。

3.现场观察

根据产品工艺的不同，现场观察可包括前处理、粗加工、组装、安装、老化、包装现场，原材料、半成品、成品检验现场，原料库、中转库、成品库现场、水系统、空调净化系统现场等。

（1）根据生产流程查看生产现场布局是否合理，有无反复交叉、往复的情况。生产场地的整体规划与生产情况（生产量和销售量）是否匹配。

（2）正常生产车间是否整洁、有条理，设备、场地实际状况与记录或文件是否一致。注意现场中有无刻意遮挡、破乱不堪的角落。生产废料、办公垃圾堆积的地方是否会对产品质量造成影响。

（3）观察生产人员、检验人员操作是否熟练，生产能力与实际生产、销售情况是否匹配。可以适时地询问员工操作要求，判断是否与文件规定一致，是否与现场操作一致。

（七）监督检查问题的处理

如企业出现的问题性质轻微，能立即纠正的，检查人员可根据现场情况，对企业提出整改要求，并在现场监督企业立即纠正；如企业出现的问题性质严重，直接对产品质量造成重大影响，需要立即整改的，检查人员应要求企业立即开始整改；其他需要企业限期整改或需要经复查合格后方可继续开展生产等情况，检查人员应根据现场情况，制作检查情况记录和检查意见，书面明确整改要求及整改期限；如现场发现涉嫌违法行为，应按照规定及时移交稽查部门。

如果检查中发现的问题涉及企业既往生产的产品，检查员应充分考虑该问题对既往产品的影响，并视情况采取监督抽验、对企业产品实施先行登记保存等措施；如果出现的问题较为复杂或企业出现的违法违规情况涉及或可能涉及企业在审项目，检查单位应及时将相关情况通报相关审查单位。

现场检查结束后，对于检查中发现的问题，检查单位视现场情况、企业整改情况以及对企业既往的监管情况，在后续监督检查中可综合采取以下措施。

（1）对企业整改情况进行现场复查或资料审查。

（2）要求企业加强产品自检，要求企业将产品送食品药品监管部门认可的第三方检测机构检测。

（3）调整企业监管级别，列为重点监管企业，加强日常监督检查，增加监督检查（突击检查）频次，列入重点抽验计划。

（4）要求企业定期汇报质量管理情况。

（5）约谈法定代表人（企业负责人）或对企业负责人进行诫勉谈话。

（6）视情形在一定范围内通报（通过监管工作会发布情况通报或通过电视台、电台或网站等媒体发布警示公告）。

（7）纳入医疗器械安全"黑名单"。

（8）建议企业主动召回或责令召回。

（9）移交稽查部门处理。

（八）关于医疗器械生产质量管理规范执行的时限要求

按照国家食品药品监督管理总局 2014 年第 15 号通告规定执行。

（1）无菌和植入性医疗器械生产企业应当继续按照医疗器械生产质量管理规范的要求，建立健全与所生产医疗器械相适应的质量管理体系并保证其有效运行。

（2）自 2014 年 10 月 1 日起，凡新开办医疗器械生产企业、现有医疗器械生产企业增加生产第三类医疗器械、迁移或者增加生产场地的，应当符合医疗器械生产质量管理规范的要求。

（3）自 2016 年 1 月 1 日起，所有第三类医疗器械生产企业应当符合医疗器械生产质量管理规范的要求。

（4）自 2018 年 1 月 1 日起，所有医疗器械生产企业应当符合医疗器械生产质量管理规范的要求。

医疗器械生产企业应当积极按照医疗器械生产质量管理规范及相关要求进行对照整改，不断完善质量管理体系，全面提升质量管理保障能力，在规定时限内达到医疗器械生产质量管理规范的要求。在规定时限前仍按现有规定执行。

各级食品药品监督管理部门应当切实加强对实施医疗器械生产质量管理规范的宣贯和指导，对在规定时限内未达到医疗器械生产质量管理规范要求的生产企业，应当按照《医疗器械监督管理条例》有关规定处理。

（九）生产环节风险清单和检查要点

为增强医疗器械监管人员的风险识别能力，提升医疗器械生产监管风险防控水平，根据《医疗器械监督管理条例》《医疗器械生产监督管理办法》《医疗器械生产质量管理规范》及其配套文件，国家食品药品监管总局组织制定了《一次性使用无菌注射器等 25 种医疗器械生产环节风险清单和检查要点》和《一次性使用塑料血袋等 21 种医疗器械生产环节风险清单和检查要点》（以下简称《风险清单和检查要点》），分别于 2015 年和 2017 年发布。

《风险清单和检查要点》根据《医疗器械生产质量管理规范》及其相关文件，结合不同品种的典型特点和典型生产工艺流程，对医疗器械生产企业的风险环节、风险点和对应的检查要点进行了梳理，重点关注采购、生产控制、质量控制等与产品实现过程密切相关且风险相对较高的环节。

《风险清单和检查要点》主要供各级食品药品监督管理部门监管人员对相关医疗器械生产企业实施监督检查时，配合《医疗器械生产质量管理规范》相关现场检查指导原则作为指南使用，其他类型的检查也可参照使用。

二、医疗器械经营企业监督检查

医疗器械经营企业监督检查，是指各级食品药品监管部门对已取得《医疗器械经营许可证》或已按照有关规定办理备案的医疗器械经营企业依据国家现行法规、规章、规范性文件及各地地方规章、验收标准、规范性文件进行的各种形式的检查。

地方各级食品药品监督管理部门对医疗器械经营企业实施的监督检查主要包括全项目检查、飞行检查、跟踪检查等。

监督检查在形式上可以分为日常监督检查和专项监督检查。日常监督检查是对经营企业的经营许可（备案）条件和质量管理情况进行检查，以确保企业合法经营以及所经营医疗器械产品质量合格；专项检查是指根据监管工作需要有针对性开展的，用于加强医疗器械流通环节监管，规范医疗器械流通秩序的检查任务，也可包含对医疗器械质量投诉和各种违法违规行为的处理。

食品药品监管部门应根据国家和地方的要求、结合辖区具体情况，制定监督检查计划，包括工作目标、范围、方法、重点、实施步骤、工作要求。监督检查计划常见的有年度计划、季度计划、专项检查计划等。

（一）监督检查前的准备

1.掌握被检查企业的背景资料

开展监督检查前，根据既往检查和企业报送资料的情况，了解被检查企业近期经营状况。

（1）企业相关证照取得或变更情况（如营业执照、医疗器械经营许可证或备案凭证）。

（2）企业质量管理人员变更情况。

（3）企业库房设施与设备变化情况。

（4）产品购进、销售情况［无菌植入类产品、有源（无源）、体外诊断试剂等］。

（5）是否存在委托或受托贮存、配送情况。

（6）既往监督检查发现问题的整改情况。

（7）抽查检验、不良事件、医疗器械召回、行政处罚、不良信用记录和投诉举报情况等。

2.制定检查方案

（1）根据影响产品质量因素（人员、设施设备、制度）的变化情况及既往检查情况，确定本次检查产品范围（可以是某类产品或某类中的部分产品）和检查方式

（事先通知或突击性检查）。

（2）结合《医疗器械经营质量管理规范》的要求，确定本次检查重点内容，如证照情况、职责与制度、人员与培训、设施与设备、采购、收货与验收、入库、贮存与检查、销售、出库与运输、售后服务等部分或全部项目。根据拟检查产品类别，分析经营过程的风险点。

医疗器械经营企业应当符合医疗器械经营质量管理规范要求，应严格按照相应现场检查指导原则进行检查。

（3）检查组长与小组成员共同制定监督检查方案，内容包括检查目的、检查方式、检查范围、检查时间、检查进度、检查内容、检查分工等。当检查项目互有交叉重叠时，一般由一名与检查内容关系最直接的检查人员负责串联检查。监督检查方案必要时应经检查派出机构审核。

3. 其他准备工作

在适当的时间联系被检查企业，通知检查相关事宜（飞行检查方式不适用）。飞行检查的检查组成员不得事先告知被检查企业检查行程和检查内容，指定地点集中后，第一时间直接进入检查现场。

上级食品药品监督管理部门组织实施飞行检查的，可以适时通知被检查单位所在地食品药品监督管理部门。被检查单位所在地食品药品监督管理部门应当派员协助检查，协助检查的人员应当服从检查组的安排。

（二）监督检查的人员要求

食品药品监督管理部门派出的检查组应当至少由 2 名执法人员组成。监督检查实行检查组长负责制。检查组长对具体检查工作负总责，检查员对所承担的检查项目和检查内容负责。

检查组长作为现场检查工作第一责任人，除应具备检查员的基本条件外，还应具有较强的组织协调能力，能够合理安排检查分工，控制检查进度，按照计划组织完成检查任务。

（三）监督检查的内容及要点

检查人员结合《医疗器械经营质量管理规范》及其现场检查指导原则的要求，对企业证照情况、职责与制度、人员与培训、设施与设备、采购、收货与验收、入库、贮存与检查、销售、出库与运输、售后服务等方面进行检查。

日常监督现场检查频次、标准和具体检查内容应按照国家相关文件规定执行，各地区可结合行政区域实际情况及现场具体情况，有针对性地选择检查项目、调整检查内容，并制定相应的实施方案。

1. 监督检查的主要内容

（1）企业名称、企业法定代表人或者负责人及质量管理人员变动情况。

（2）企业住所、经营场所及库房地址变动情况。

（3）经营场所、储存条件及主要储存设施、设备情况。

（4）经营方式、经营范围等重要事项的执行和变动情况。

（5）委托或受托贮存、配送及异地设库等情况。

（6）其他需要检查的有关事项。

2. 监督检查的要点

（1）《医疗器械经营许可证》或《第二类医疗器械经营备案凭证》是否在有效期内。

（2）实际住所、经营场所及库房地址是否与许可证或备案凭证载明的内容一致。

（3）是否具有与经营范围和经营规模相适应的质量管理机构或者质量管理人员，质量管理人员是否具有国家认可的相关专业学历或职称。

（4）实际经营范围、经营方式是否与许可或备案内容一致。

（5）经营场所、贮存场所、贮存条件是否与经营范围和经营规模相适应，贮存设施、设备是否满足经营品种需求（注意有特殊温湿度贮存要求的医疗器械）。

（6）是否建立与经营的医疗器械相适应的、覆盖医疗器械经营全过程的质量管理制度，并保存相关记录或者档案。

（7）是否具备与经营的医疗器械相适应的专业指导、技术培训和售后服务的能力，或者约定由相关机构提供技术支持。

（8）从事第三类医疗器械经营的企业是否具有符合医疗器械经营质量管理要求的计算机信息管理系统，保证经营的产品可追溯。

为其他医疗器械生产经营企业提供贮存、配送服务的医疗器械经营企业是否符合《医疗器械经营质量管理规范》第三十一条、第四十条、第四十三条等要求。

（9）抽取所经营品种检查，检查企业进货查验、销售记录制度执行情况。查验所抽品种购销方资质证明复印件、产品注册证或备案凭证复印件、医疗器械合格证明文件、标签和说明书，采购人员（销售人员）法人授权书和身份证明复印件、银行账户及账号、印章、企业的核实记录、购销合同。

对抽取品种进行从购进到销售、售后服务的全过程追踪检查，企业能否做到购销过程中采购医疗器械的票、账、医疗器械流向、付款金额及流向相符。进货查验记录（包括采购记录、验收记录）和销售记录信息是否真实、准确、完整。

（10）医疗器械经营环节重点监管目录品种现场检查重点内容。

无菌类产品重点检查：合法资质、仓储管理、质量追溯。

植入材料和人工器官类产品重点检查：合法资质、仓储管理、质量追溯、售后管理。

体外诊断试剂类产品重点检查：合法资质、仓储管理、质量追溯、冷链运输贮存（参照《医疗器械冷链（运输、贮存）管理指南》）。

角膜接触镜类产品重点检查：合法资质、仓储管理、质量追溯、验光专业要求。

设备仪器类产品重点检查：合法资质、仓储管理、质量追溯、售后管理。

计划生育类产品重点检查：合法资质、仓储管理、质量追溯。

（11）直接面对消费者、社会关注度较高的产品，重点检查产品资质的有效性及宣传材料。

查验产品的名称、规格型号等信息是否与《医疗器械注册证》或《第一类医疗器械备案凭证》登载的一致。产品说明书、标签中产品描述、结构及组成、适用范围、预期用途、禁忌证是否与《医疗器械注册证》或《第一类医疗器械备案凭证》规定一致，产品说明书、标签及宣传材料是否存在夸大宣传的情况。属于进口医疗器械的，应有符合要求的中文说明书、中文标签。

（12）对上一年度监督检查中存在严重问题的、因违反有关法律、法规受到行政处罚的、发生过重大产品质量问题、质量抽验不合格的，应当加强现场检查，关注企业整改情况。

对新开办的第三类医疗器械经营企业，应当加强现场检查，检查医疗器械经营企业的经营条件是否持续符合法定要求，贯彻落实《医疗器械经营质量管理规范》情况。

设区的市级食品药品监督管理部门应当在医疗器械经营企业备案之日起3个月内，按照医疗器械经营质量管理规范的要求对第二类医疗器械经营企业开展现场核查。

（13）企业留存的资质档案至少应包括以下内容：

①医疗器械生产许可证（含医疗器械生产产品登记表）或《第一类医疗器械生产备案凭证》《医疗器械经营许可证》或《第二类医疗器械经营备案凭证》、营业执照、《医疗机构执业许可证》复印件。

②《医疗器械注册证》或《第一类医疗器械备案凭证》。

③供货单位医疗器械销售授权书。

④销售人员有效身份证明复印件。以上文件资料应加盖单位印章后存档。

进货查验记录和销售记录应当保存至医疗器械有效期后2年；无有效期的，不得少于5年。植入类医疗器械查验记录和销售记录应当永久保存。

3. 医疗器械经营环节重点监管目录及现场检查重点内容

类别	品种（类）目录	经营环节风险点	现场检查重点内容
无菌类	1. 一次性使用无菌注射器（含自毁式、胰岛素注射、高压造影用） 2. 一次性使用无菌注射针（含牙科、注射笔用） 3. 一次性使用输液器（含精密、避光、压力输液等各型式） 4. 一次性使用静脉输液针 5. 一次性使用静脉留置针 6. 一次性使用真空采血器 7. 一次性使用塑料血袋 8. 一次性使用麻醉穿刺包 9. 10. 人工心肺设备辅助装置（接触血液的管路、滤器等） 11. 血液净化器用具（接触血液的管路、过滤/透析/吸附器械） 12. 氧合器 13. 血管内造影导管 14. 球囊扩张导管 15. 中心静脉导管 16. 外周血管套管 17. 动静脉介入导丝、鞘管 18. 血管内封堵器械（含封堵器、栓塞栓子、微球） 19. 医用防护口罩、医用防护服	1. 合法资质 2. 仓储管理 3. 质量追溯	1. 检查合法资质 （1）所经营产品是否取得医疗器械注册证、合格证明文件 （2）医疗器械经营许可证或备案凭证、营业执照、经营范围是否覆盖所经营产品 （3）供货者的医疗器械生产（经营）许可证或备案凭证、营业执照、经营范围是否覆盖盖所经营产品 （4）销售人员的授权书是否符合要求 2. 检查仓储管理 （1）仓库设施设备及维护记录 （2）温湿度日常监控记录 （3）产品存储状态是否与说明书要求一致 （4）产品包装有否开封或破损 （5）效期预警管理 3. 检查质量追溯 （1）计算机信息管理系统能否保证经营的产品可追溯（第三类） （2）供货者随货同行单 （3）进货验收记录 （4）出库复核查验记录（批发） （5）销售记录（批发） （6）退货产品或不合格品的处置记录 （7）说明书和标签的内容是否与经注册的相关内容一致、是否存在标签标示不全、储存要求标示不清，进口产品是否有中文说明书、中文标签

类别	品种（类）目录	经营环节风险点	现场检查重点内容
二 植入人工材料和人工器官类	1. 普通骨科植入物（含金属、无机、聚合物等材料的板、钉、针、棒、丝、填充物、修复材料等） 2. 脊柱内固定器材 3. 人工关节 4. 人工晶体 5. 血管支架（含动静脉及颅内等中枢及外周血管用支架） 6. 心脏缺损修补（封堵）器械 7. 人工心脏瓣膜 8. 血管内器械（含血管吻合器、动脉瘤夹） 9. 组织填充材料（含乳房、整形及眼科填充等） 10. 医用可吸收缝线 11. 同种异体医疗器械 12. 动物源医疗器械	1. 合法资质 2. 仓储管理 3. 质量追溯 4. 售后管理	1. 检查合法资质 （1）所经营产品是否取得医疗器械注册证、合格证明文件 （2）医疗器械经营许可证、营业执照、经营范围是否覆盖所经营产品 （3）供货者的医疗器械生产（经营）许可证、营业执照、经营范围是否覆盖所经营产品 （4）销售人员的授权书是否符合要求 2. 检查仓储管理 （1）仓库设施设备及维护记录 （2）产品存储状态是否与说明书要求一致 （3）产品包装有否开封或破损 （4）效期预警记录 3. 检查质量追溯 （1）计算机信息管理系统能否保证经营的产品可追溯 （2）供货者随货同行单 （3）进货验收记录 （4）出库复核查验记录 （5）销售记录 （6）退货产品或不合格品的处置记录 （7）对临床选配而未使用的退回医疗器械产品管理，能否保证其质量和安全 （8）说明书和标签的内容是否与经注册的相关内容一致，是否存在标签标示不全、中文标签存要求标示不清，进口产品是否有中文说明书、中文标签 4. 检查售后管理 （1）是否配备医学相关专业大专以上学历，并经过生产企业或者供应商培训的人员 （2）购销协议是否明确售后质量责任和售后服务责任

续 表

类别	品种（类）目录	经营环节风险点	现场检查重点内容
三 体 外 诊 断 试 剂 类	1. 人传染高致病性病原微生物（第三、四类危害）检测相关的试剂 2. 与血型、组织配型相关的试剂 3. 其他需要冷链储运的第三类体外诊断试剂	1. 合法资质 2. 仓储管理 3. 质量追溯 4. 冷链运输	1. 检查合法资质 （1）所经营产品是否取得医疗器械注册证、合格证明文件 （2）医疗器械经营许可证、营业执照，经营范围是否覆盖所经营产品 （3）供货者的医疗器械生产（经营）许可证、营业执照，经营范围是否覆盖所经营产品 （4）销售人员的授权书是否符合要求 2. 检查仓储管理 （1）仓库设施设备及维护记录 （2）温度日常监控记录 （3）产品存储状态是否与说明书要求一致 （4）产品包装有否开封或破损 （5）效期预警记录 3. 检查质量追溯 （1）计算机信息管理系统能否保证经营的产品可追溯 （2）供货者随货同行单 （3）进货验收记录 （4）出库复核查验记录 （5）销售记录 （6）退货产品或不合格品的处置记录 （7）说明书和标签的内容是否与经注册的相关内容一致，是否在标签标示不全、进口产品是否有中文说明书，中文标签 存在要求标示不清，储运方式及运输过程的温度记录等是否完整并符合规定要求 4. 检查冷链运输 （1）设施设备是否符合医疗器械储运过程中对温度控制的要求 （2）运输方式及运输过程是否符合规定要求 （3）计量器具使用和检定记录

续表

类别	品种（类）目录	经营环节风险点	现场检查重点内容
四、角膜接触镜类	软性角膜接触镜	1. 合法资质 2. 仓储管理 3. 质量追溯 4. 验光专业要求	1. 检查合法资质 （1）所经营产品是否取得医疗器械注册证、合格证明文件 （2）医疗器械经营许可证、营业执照、经营范围是否覆盖所经营产品 （3）供货者的医疗器械生产（经营）许可证、营业执照、经营范围是否覆盖所经营产品 （4）销售人员的授权书是否符合要求 2. 检查仓储管理 （1）仓库设施设备及维护记录 （2）产品存储状态是否与说明书要求一致 （3）产品包装有否开封或破损 （4）效期预警记录 3. 检查质量追溯 （1）计算机信息管理系统能否保证经营的产品可追溯 （2）供货者随货同行单 （3）进货验收记录 （4）出库复核查验记录 （5）销售记录 （6）退货产品或不合格品的处置记录 （7）说明书和标签的内容是否与经注册的相关内容一致，是否存在标签标示不全、备存要求标示不清，进口产品是否有中文说明书、中文标签 4. 检查验光专业要求 （1）是否配备验光专业或有职业资格的人员 （2）是否设有检查区（门店） （3）是否配备电脑验光仪、裂隙灯显微镜等仪器设备，查看使用维护记录（门店）

续　表

类别	品种（类）目录	经营环节风险点	现场检查重点内容
五　设备仪器类	1. 人工心肺设备 2. 血液净化用设备 3. 婴儿保育设备（含各类培养箱、抢救台） 4. 麻醉机（麻醉呼吸机） 5. 生命支持用呼吸机 6. 除颤仪 7. 心脏起搏器 8. 一次性使用非电驱动式输注泵 9. 电驱动式输注泵 10. 高电位治疗设备	1. 合法资质 2. 仓储管理 3. 质量追溯 4. 售后管理	1. 检查合法资质 （1）所经营产品是否取得医疗器械注册证、合格证明文件 （2）医疗器械经营许可证、营业执照，经营范围是否覆盖所经营产品 （3）供货者的医疗器械生产（经营）许可证、营业执照，经营范围是否覆盖所经营产品 （4）销售人员的授权书是否符合要求 2. 检查仓储管理 （1）仓库设施设备及维护记录 （2）温、湿度日常监控记录 （3）产品存储状态是否与说明书要求一致 3. 检查质量追溯 （1）计算机信息管理系统能否保证经营的产品可追溯 （2）供货者随货同行单 （3）进货验收记录 （4）出库复核查验记录 （5）销售记录 （6）退货产品或不合格品的处置记录 （7）说明书和标签的内容是否与经注册的相关内容一致，是否存在标签标示不全、储存要求标示不清，进口产品是否有中文说明书、中文标签 4. 检查售后管理 （1）售后服务人员是否取得企业售后和售后服务上岗证 （2）购销协议是否明确质量责任和售后服务责任（包括提供安装、维修、技术培训等），并保存相关安装调试和验收记录

续表

类别	品种（类）目录	经营环节风险点	现场检查重点内容
六 计 划 生 育 类	避孕套（含天然胶乳橡胶和人工合成材料）	1. 合法资质 2. 仓储管理 3. 质量追溯	批发企业 1. 检查合法资质 (1) 所经营产品是否取得医疗器械注册证、合格证明文件 (2) 医疗器械经营许可证或备案凭证、营业执照、经营范围是否覆盖所经营产品 (3) 供货者的医疗器械生产（经营）许可证或备案凭证、营业执照、经营范围是否覆盖所经营产品 (4) 销售人员的授权书是否符合要求 2. 检查仓储管理 (1) 仓库设施设备及维护记录 (2) 产品存储状态是否与说明书要求一致 (3) 产品包装有否开封或破损 (4) 效期预警记录 3. 检查质量追溯 (1) 供货者随货同行单 (2) 进货验收记录 (3) 出库复核查验记录 (4) 销售记录 (5) 退货产品或不合格品的处置记录 (6) 说明书和标签的内容是否与经注册的相关内容一致，进口产品是否有中文说明书、中文标签，是否存在标签标示不全，储存要求标示不清，中文标签 零售企业 1. 检查合法资质 2. 检查进货验收记录

（四）监督检查问题的处理

（1）如企业出现的问题性质轻微，能立即纠正的，检查人员可根据现场情况，对企业提出整改要求，并在现场监督企业立即纠正；如企业出现的问题性质严重，直接对产品质量造成重大影响，需要立即整改的，检查人员应要求企业立即开始整改；其他需要企业限期整改或需要经复查合格后方可继续开展经营等情况，检查人员应根据现场情况，制作检查情况记录和检查意见，书面明确整改要求及整改期限；如现场发现涉嫌违法行为，应按照规定及时移交稽查部门。

（2）如果检查中发现质量可疑或涉嫌非法渠道购进的医疗器械产品，检查员应视情况采取监督抽验、对产品实施先行登记保存等措施；如果出现的问题较为复杂，或企业出现的违法违规情况涉及或可能涉及企业在审项目，检查单位应及时将相关情况通报相关审查单位。

（3）现场检查结束后，对于检查中发现的问题，检查单位视现场情况、企业整改情况以及对企业既往的监管情况，在后续监督检查中可综合采取措施。

（五）经营监管中一些特殊问题的处理

1. 耳背式数字助听器免验配助听器的经营备案条件

在产品注册证书适用范围中明确有"不需验配，直接佩戴"标示的助听器，属于对验配无特殊要求的医疗器械。

医疗器械经营企业仅零售医疗器械注册证书适用范围标示"不需验配，直接佩戴"的助听器产品的，企业备案条件可以免除验配人员及验配设施设备的要求。应当根据《医疗器械经营质量管理规范》第十三条规定，配备相应的售后服务人员和售后服务条件，也可以约定由生产企业或者第三方提供售后服务支持。

2. 个体工商户不得申请第三类医疗器械经营许可或办理第二类医疗器械经营备案

我国 1987 年公布实施的《民法通则》将个体工商户和农村承包经营户归类为公民（自然人），而不是企业。2014 年施行的《医疗器械监督管理条例》和《医疗器械经营监督管理办法》明确规定：从事第二类、第三类医疗器械经营的，由经营企业向所在地设区的市级食品药品监督管理部门备案或申请经营许可。因此，新申办从事第二类、第三类医疗器械经营的申请人应当是依法在工商部门登记的企业。原个体工商户的医疗器械经营企业许可证申请变更或到期延续时，可以按照 2014 年修订的《个体工商户条例》第二十九条规定申请转变为企业组织形式后，向所在地设区的市级食品药品监管部门备案或申请经营许可。如未转变为企业组织形式，将不能再经营医疗器械。

3. 血糖试纸等体外诊断试剂的经营备案条件

《医疗器械经营监督管理办法》（国家食品药品监督管理总局第 8 号令）第三十四条规定：医疗器械经营企业应当采取有效措施，确保医疗器械运输、贮存过程符合医疗器械说明书或者标签标示要求，并做好相应记录，保证医疗器械质量安全。说明书和标签标示要求低温、冷藏的，应当按照有关规定，使用低温、冷藏设施设备运输和贮存。因此，对于专营不需要低温、冷藏运输和贮存医疗器械的经营企业可以不配备冷链运输和贮存设备。

《医疗器械经营质量管理规范》（国家食品药品监督管理总局公告 2014 年第 58 号）第十二条规定：从事体外诊断试剂的质量管理人员中，应当有 1 人为主管检验师或具有检验学相关专业大学以上学历并从事检验相关工作 3 年以上工作经历。因此，从事体外诊断试剂经营的企业质量管理人员应当满足以上要求。

对于申请许可或备案从事临床检验分析仪器及诊断试剂经营的企业，可在医疗器械生产经营许可（备案）信息系统的"经营范围"中选择：6840 临床检验分析仪器及诊断试剂（诊断试剂需低温冷藏运输贮存）；6840 临床检验分析仪器及诊断试剂（诊断试剂不需低温冷藏运输贮存）；6840 临床检验分析仪器及诊断试剂（诊断试剂除外）。

三、医疗器械使用单位监督检查

（一）医疗器械使用质量监管现状

近年来，在监管中发现使用单位医疗器械使用质量管理主要存在以下问题：①部分医院采购医疗器械渠道不规范，索证索票工作不严谨，使用未经注册产品，如进口未经国内注册的产品、购进未经注册体外诊断试剂产品；②未按要求建立或执行进货查验记录制度。医疗器械购进、验收记录不完整、不规范；③仓储条件不符合产品说明书和标签标示的要求；④医疗器械使用记录不完整、不规范，尤其是植入类医疗器械使用记录，可追溯性较差；⑤部分医疗机构甚至重复使用一次性使用的医疗器械产品，使用过期、失效的医疗器械产品；⑥缺乏专职的设备管理人员，对在用医疗器械的检查、检验、校准、保养、维护、维修等缺乏管理。在用医疗器械没有定期维护，其安全性、有效性存在隐患。在用医疗器械常"带病"工作，严重影响医疗质量和患者安全；⑦医疗器械质量管理人员法律法规和专业知识欠缺，医疗器械质量管理制度执行不到位。

2014 年国务院修订发布的《医疗器械监督管理条例》强化了使用环节医疗器械的监管，进一步明确了食品药品监管部门在使用环节的监管职责，即对使用环节的医疗器械质量进行监督管理，为食品药品监管部门开展监管工作指明了方向；对使用单位采购、验收、贮存、质量控制、信息追溯、转让等与医疗器械质量相关的环节做出具体要求，细化了使用单位对医疗器械质量管理的行为；明确了使用单位对重复使用和一次性使用的医疗器械行为的相关规定。

2015年国家食品药品监督管理总局发布的《医疗器械使用质量监督管理办法》（总局令第18号），针对当前医疗器械使用单位采购渠道不规范、进货查验不落实、维护保养不严格、质量管理不完善等问题，对《医疗器械监督管理条例》规定的进货查验、信息记录、贮存运输、质量检查、维护保养等使用环节质量管理义务作了细化和补充完善。

（二）使用单位监督检查主要内容

1. 医疗器械质量管理机构或者质量管理人员

查看使用单位成立医疗器械质量管理机构的文件、医疗器械质量管理组织机构图、员工名册、质量管理人员任命文件，确认使用单位医疗器械质量管理机构或者质量管理人员配备是否与其规模相适应。

2. 覆盖质量管理全过程的使用质量管理制度

查看质量管理机构或者质量管理人员的职责与权限文件，使用质量管理制度是否包括档案管理规定、采购验收管理规定（包括进货查验记录制度）、库房贮存和出入库管理规定、维护维修和售后服务管理规定、使用转让捐赠管理规定（包括使用前质量检查制度）、医疗器械追踪溯源管理规定、使用质量管理培训考核管理规定、质量投诉及事故调查和处理规定、质量管理执行情况考核管理规定等，但不限于上述内容。是否开展医疗器械质量管理工作年度自查。

3. 医疗器械不良事件监测及报告工作

是否建立并执行医疗器械不良事件监测管理制度，指定机构并配备专（兼）职人员承担本单位医疗器械不良事件监测工作，查看负责医疗器械不良事件监测的机构和专（兼）职负责人员的职责与权限文件，员工名册、专（兼）职负责人员任命文件。查看医疗器械不良事件报告情况。

4. 采购、验收与贮存

（1）采购

采购是否实行统一管理：查看质量管理文件，确认其内容是否明确对医疗器械采购实行统一管理，并指定部门或者人员统一采购医疗器械。抽查购进医疗器械，是否有其他部门或者人员自行采购的情况。

是否从具有资质的医疗器械生产经营企业购进医疗器械：抽查购进医疗器械，是否能够提供在有效期内的供货者资质证明文件复印件并加盖供货者公章，包括第二类、第三类医疗器械注册证或第一类医疗器械备案凭证，第二类、第三类医疗器械生产许可证或第一类医疗器械生产备案凭证，第三类医疗器械经营许可证或第二类医疗器械经营备案凭证，生产和经营企业的营业执照，销售授权书，销售人员的姓名和身份证号等。

（2）验收

验收内容：抽查购进医疗器械，是否执行采购验收管理规定，是否查验供货者资质、医疗器械注册证或者备案凭证等证明文件，进口产品还需查验进口产品的海关报关单，有效的进口商检报告；是否验明产品合格证明文件；对有特殊储运要求的医疗器械是否核实储运条件符合产品说明书和标签标示的要求；对冷链管理医疗器械收货时，是否核实运输方式、到货及在途温度是否符合要求、启运时间和到货时间，并做好记录。

进货查验记录：是否建立进货查验记录制度，抽查购进医疗器械是否执行进货查验记录制度，进货查验记录是否真实、完整、准确（记录事项应至少包括新修订《医疗器械监督管理条例》第三十二条规定的内容，对无菌产品还应当记录其灭菌日期、灭菌批号和灭菌失效期），记录保存时限是否符合要求，第三类医疗器械的信息是否具有可追溯性。验收过程中，所有与合同要求不符的情况也都应及时填写在进货查验记录中，并附上影像资料。

（3）贮存

库房条件：是否与所使用的医疗器械品种、数量相适应，符合产品说明书、标签标示的要求及使用安全、有效的需要。如医用 X 光胶片是否干燥、阴凉贮存，避免潮湿、高温、X 射线等穿透性射线的辐射，是否垂直置放，避免压力对胶片的有害影响；医用电子电器设备是否严格防潮，一次性使用无菌医疗器械贮存区是否避光、通风、防尘等。

贮存温湿度：环境温湿度等条件是否符合产品说明书和标签标示的要求，并具备监测和记录的功能。一是要有温、湿度指示装置；二是温、湿度指示装置安装位置要合理；三是记录要及时，据实填写具体温度和相对湿度，不可空缺。现场检查时，还需要即时读取温、湿度指示装置指示的数值是否符合要求，如温度 ××℃，相对湿度 ××%。

冷链管理医疗器械的贮存环节应检查是否配备与冷链管理医疗器械的品种和规模相适应的冷库或冷藏设备（冷藏柜或冷藏箱等）；冷库是否具有自动调控、监测温度及报警的功能，机组制冷能力是否与冷库容积相适应，是否配备备用发电机组或双回路供电系统等；冷藏箱、保温箱或其他冷藏设备应配备温度自动记录和存储的仪器设备。

定期检查：是否按照贮存条件、医疗器械有效期限等要求对贮存的医疗器械进行定期检查并记录。重点查看是否建立定期检查制度、有效期管理制度、过期医疗器械处理制度；是否按照制度执行并记录，记录存入医疗器械档案；是否存在过期的、不按规定条件贮存的医疗器械。重点品种为体外诊断试剂、一次性使用无菌医疗器械。

5. 使用、维护与转让

（1）使用

使用前质量检查制度：是否建立并执行使用前质量检查制度，检查内容及结果、对使用前质量检查不符合要求医疗器械的处理情况等是否记录并存入医疗器械档案。无菌医疗器械使用前，是否检查直接接触医疗器械的包装及其有效期限。

使用记录：查看高风险医疗器械（植入和介入类）是否建立使用记录，植入类医疗器械使用记录应永久保存，相关资料是否纳入信息化管理系统，并可追溯；必要时，抽取相关产品，检查采购、验收、贮存、使用等环节的相关资料，核实信息是否纳入信息化管理系统，是否可追溯。是否逐台建立使用期限长的大型医疗器械使用档案（包括使用、维护、转让、实际使用时间等）。

一次性使用的医疗器械：是否重复使用，是否按照国家有关规定销毁并记录。监督检查中应查看使用单位是否制定医疗废物安全处置的制度，是否保存一次性使用的医疗器械销毁记录（比如销毁时间、地点、方法、数量、销毁人签字等）。

安全隐患处理：使用单位发现使用的医疗器械存在安全隐患的，是否按照《医疗器械使用质量监督管理办法》第十九条处理。

（2）维护维修

维护维修管理制度：是否建立并执行医疗器械维护维修管理制度，制度是否符合产品说明书对检查、检验、校准、保养、维护的要求，制度是否明确具体工作内容及安排，不同部门的岗位职责，核实相关维护维修工作的过程和结果是否记录。

维护维修相关要求执行情况：由医疗器械生产经营企业或者维修服务机构对医疗器械进行维护维修的，是否在合同中约定明确的质量要求、维修要求等，使用单位是否索取每次维护维修相关记录并保存入档案；自行维护维修的，是否建立维护维修技术人员的培训考核制度，是否建立培训档案，查看培训计划、培训资料和培训课件、考核试卷、培训现场的影像资料，可以现场出题考核相关技术人员。

（3）转让

转让方：是否提供产品合法证明文件，是否委托有资质的检验机构检验。

转让双方：转让前是否签订协议，移交产品说明书、使用和维修记录档案复印件等资料，并经有资质的检验机构检验合格。

受让方：是否参照《医疗器械使用质量监督管理办法》第八条进行查验，并记录。

（4）捐赠

捐赠方：是否提供医疗器械的相关合法证明文件。

受赠方：是否参照《医疗器械使用质量监督管理办法》第八条进行查验，并记录。

医疗器械使用单位之间捐赠在用医疗器械的，参照转让在用医疗器械的规定进行现场检查。

（三）医用分子筛制氧相关问题

医用分子筛制氧设备作为二类医疗器械管理，其在医疗机构使用应遵守《医疗器械使用质量监督管理办法》（食品药品监管总局令第 18 号）要求，无需向食品药品监督管理部门备案。

医用分子筛制氧设备制备的富氧空气按药品监管，其质量应符合国家药典委员会制定的富氧空气标准（93% 氧，标准编号：WS1-XG-008-2012）要求。

四、抽查检验的实施

（一）抽样要求及程序

1. 抽样人员基本要求

（1）食品药品监督管理部门开展医疗器械抽样时，应当由 2 名以上（含 2 名）执法人员实施。

（2）抽样人员应当持有行政执法证件和抽样文件。

（3）抽样人员必须熟悉医疗器械相关法律、法规、规章及规范性文件的规定；熟悉医疗器械标准、产品技术要求、抽样方法；掌握正确计算抽样数量方法，准确填写医疗器械抽样记录及凭证、医疗器械抽样封签等；熟练抽样工具的使用。

（4）在履行抽样任务时，抽样人员应首先依法对被抽样单位开展必要的监督检查，再按规定进行抽样。抽样人员要懂得必要的现场检查知识和技巧。

（5）对监督检查中发现违法行为的，抽样人员要移交辖区食品药品监督管理部门依法进行处理。

（6）抽样人员必须接受专业法规和抽样技能的培训，并应当保持在一定时间内的稳定。

（7）抽样人员应当具备一定的思想道德品质，遵守食品药品监管人员职业道德规范。

2. 抽样前准备

在抽样前，医疗器械抽样人员应对即将执行的抽样任务的性质、抽样计划、方案、品种（或对象）、取样方法、步骤、数量、工具等进行全面了解，根据不同的抽样任务，准备必需的物品。在抽取样品、储藏样品、运输样品过程中，一切准备均围绕保证抽取样品的代表性、科学性、可操作性而工作。一般应准备如下物品：

（1）本次抽样文件类　如：抽验计划、抽验（样）方案、相关规定性文件、工具书等。

（2）证明身份的有效证件及文件类　如：执法证、身份证、本次抽验通知性文件等。

（3）抽样用文书及物品类　医疗器械抽样封签、医疗器械抽样记录及凭证、现场检查笔录、签字笔、胶带、封样袋、印泥等。如果属于案件调查，还应携带问询笔录、封条、查封扣押决定书、检验（检测、检疫、鉴定）告知书等。

（4）抽样用工具类　取样器（工具）、样品袋、样品瓶、照相机、摄像机、笔记本电脑、便携式打印机等物品。

（5）特殊储存运输工具　如：低温贮藏用冰箱、冷藏箱、保温箱、周转箱和冰袋等。

3. 抽样基本程序

（1）出示证件　抽样人员在执行抽样任务时，应当主动出示行政执法证件和抽样文件。

（2）监督检查　抽样前，应当先查验被抽样企业和单位的资质及产品来源，符合要求方可进行抽样，不符合要求的直接按照相关规定进行查处，不需进行抽样。

除《医疗器械质量监督抽查检验管理规定》中要求被抽样企业和单位提供的资料原件或复印件外，抽样单位还应当同时索取抽验工作方案中要求的其他材料、附件或配套产品。

在抽样的同时，应当对被抽样企业和单位开展监督检查，规范填写《现场检查笔录》，发现被抽样企业和单位有违反《医疗器械监督管理条例》等有关规定或发现假冒产品的，要及时按照《医疗器械监督管理条例》和《医疗器械质量监督抽查检验管理规定》处理，发现重大案件线索应当及时报告。

（3）抽取样品　抽样应当在被抽样单位存放医疗器械现场进行，所抽样品数量应严格按国家局或省局下达的抽样任务书制定的数量。抽样人员应当用《医疗器械抽样封签》签封所抽样品，认真填写《医疗器械抽样记录及凭证》，经被抽样企业和单位有关负责人确认签字后，加盖被抽样企业和单位印章。同时应当及时将抽样凭证信息录入抽验信息系统。对于需要在现场进行检验的产品应当做好封样并拍照记录。

（4）核实确认　样品抽取过程结束后，抽样人员应当核实确认样品、医疗器械抽样封签、现场检查笔录、医疗器械抽样记录及凭证、索取资料等是否规范、齐全、无误。有关单位应当配合完成样品确认。

抽取的样品应当由标示的生产企业（进口产品由进口总代理单位）对样品是否为其生产的产品进行确认。在生产企业（进口总代理单位）抽到的样品，视为已经确认；在经营企业和使用单位抽到的样品，抽样省局应依照《国家医疗器械抽验样品确认程序》组织开展样品确认工作。抽样单位应在样品寄送前完成确认。

（5）证据移交　抽样工作中，发现被抽样单位有违反《医疗器械监督管理条例》等有关规定或发现假冒产品的，抽样人员应及时固定相关证据并移交相关食品药品监督管理部门依法进行处理。

（6）样品储运　抽取的样品应按照该医疗器械说明书、标签标示的要求搬动、运输、贮存，采取必要的防震、防压、防高温、防低温、防雨水、防污染等措施，保证样品不变质、不被污染、不破损、包装及签封完整，及时寄、送承检机构并做交接记录。

4. 被抽样单位应当提供的资料

（1）被抽样单位为医疗器械生产企业的，应当提供医疗器械生产许可证（或者备案凭证）、被抽取医疗器械的产品注册证（或者备案凭证）、产品注册标准（或者经注册或者备案的产品技术要求）等相关资料的复印件。

（2）被抽样单位为医疗器械经营企业的，应当提供医疗器械经营许可证（或者备案凭证）、被抽取医疗器械的产品注册证（或者备案凭证）、合格证明等相关资料的复印件。

（3）被抽样单位为医疗器械使用单位的，应当提供执业许可证，被抽取医疗器械的产品注册证（或者备案凭证）、合格证明等相关资料的复印件。

以上资料提供复印件的，由被抽样单位有关人员签字并标明与原件相符，加盖被抽样单位印章。

被抽样单位无正当理由不得拒绝抽样。需要被抽样单位协助寄送样品的，被抽样单位应当协助。

5. 其他问题处理

（1）生产企业因故不能提供样品的，应当说明原因并提供有关证明材料，填写《未能提供被抽样品的证明》。抽样人员应当检查生产现场，查阅有关生产、销售记录后，可追踪到经营企业或使用单位对产品进行抽样。

其他被抽样企业和单位因故不能提供样品的，应当说明原因并提供有关证明材料，填写《未能提供被抽样品的证明》。抽样人员应当检查现场，查阅有关购进、销售记录，根据抽验工作方案要求，可延伸至该产品的购进或销售企业抽样。

（2）对于未抽到样品及被抽样企业和单位拒绝接受抽样的情况，现场抽样人员应当认真做好记录；抽样单位应当在抽样工作期限内组织对该企业和单位再次进行抽样，并加大对该企业和单位日常监督检查的力度。

（3）抽样过程中遇有技术问题的，抽样单位应及时与承检单位沟通。承检单位应当为抽样工作提供技术支持，确保所抽样品符合抽样要求。

（二）抽样文书的填写

1.《医疗器械抽样封签》填写要求

必须字迹清晰工整，内容真实、准确，按项目顺序填写；文字、数字书写必须标准、易识别，不得潦草。无特殊要求外，一律使用签字笔填写。

（1）产品名称　要求必须填写医疗器械通用名称。应按医疗器械标签、说明书上标示的医疗器械通用名称填写，不得简写，不得空白，不得填写商品名、俗名或商标名。

（2）批号　批号是用于识别一个特定批的具有唯一性的数字和（或）字母的组合。应按医疗器械包装、标签上的生产批号据实填写完整，不得省略或漏写字母、数字及其他符号，如批号141012-02，既不得写成14101202，也不得写成141012，也不得填写生产日期代之。因差错，大、小包装批号不一致时，应填写最小包装单元打印的批号。

特别提示：抽取样品时，注意抽取的同批医疗器械其每一个最小包装单元上的批号必须一致，防止错抽，必须保证医疗器械抽样封签、医疗器械抽样记录及凭证与抽取医疗器械批号一致。抽取样品时，如遇到大包装属于医疗器械生产企业合箱情况，可调换部分样品或重新抽样。

（3）生产企业　此项是指医疗器械说明书、标签上标示的医疗器械生产企业，必须严格按照医疗器械说明书、标签上标示的生产企业全称填写，不得简写，不得空白。抽取样品为委托生产的，生产企业名称则按顺序填写医疗器械标签标示的委托方、受托方双方全称，不得简写。另外，填写时须注意核对名称中有无"省""市"等字样，如"×××××公司"与"××省××××公司"的不同，"×××××公司"与"××市××××公司"的不同。注意"××××有限责任公司"与"××××股份有限公司"的不同。

（4）抽样单位及经手人　该项必须由抽样单位经手人本人签名，即签字人应为实际抽样人，至少两人签名，不得代签。字迹必须清晰工整，易识别，不得潦草。要求抽样单位经手人必须与医疗器械抽样记录及凭证中抽样单位经手人一致。实际抽样中，有1人签字和代签等不规范现象，必须禁止。

（5）被抽样企业和单位及有关负责人　该项必须由被抽样企业和单位的有关负责人本人签名，不得代签。字迹必须清晰工整，易识别，不得潦草。要求被抽样企业和单位的有关负责人必须与抽样记录及凭证中被抽样企业和单位的有关负责人一致。

（6）抽样签封日期　按顺序规范填写××××年××月××日，要求必须是样品抽取、签封的实际时间。不得写成××月××日或××月/××日再或××日/××月。

（7）更改　医疗器械抽样封签填写原则上避免更改。个别抽样封签填写出现错误需要更改时，应遵循划改加签名或盖章的原则，即在改动错字或数据上划两条水平线，然后在其上方或旁边填写正确内容或更改数据，由修改人在更改处签字或加盖印章给予确认。要求只能由原抽样封签填写人更改。

（8）盖章　医疗器械抽样封签必须加盖抽样单位及被抽样企业和单位公章。抽样单位公章加盖在抽样单位经手人位置；被抽样企业和单位公章加盖在被抽样企业和单位的有关负责人位置。被抽样对象为个人的，由该个人签字、盖章。要求字迹清楚，边缘清晰，不模糊，无重影。

医疗器械抽样封签实例

医疗器械抽样封签	产品名称及批号（编号）：一次性使用静脉留置针 20160306-01
	生产企业（标示）：××省××××有限公司
	抽样单位（盖章）及经手人签名：×××　　　×××
	被抽样企业和单位（盖章）及有关负责人签名：×××
	抽样签封日期：2016年9月9日

　　注：大封签长70cm，宽25cm；中封签长40cm，宽15cm；小封签长20cm，宽7cm。

2.《医疗器械抽样记录及凭证》填写要求

必须字迹清晰工整，内容真实、准确，按项目顺序填写；文字、数字书写必须标准、易识别，不得潦草。无特殊要求外，一律使用签字笔填写。

医疗器械抽样记录及凭证

抽样编号：□□－□□－□□□□□－□□－□□　　　　抽样日期：　　年　月　日

抽样情况	标示产品名称			
	产品注册证（备案号）			
	产品注册标准（产品技术要求）			
	标示生产企业			
	地址			
	电话		传真	
	规格／型号		生产日期／批号／出厂编号	
	生产或购进数量		已销售或使用数量	
	库存数量		抽样数量	
	有效期截止日期		商标	
	抽样地点			
被抽样企业和单位情况	□生产　　□进口总代理 □经营（不含进口总代理）　□使用		□有许可证（备案号） □无许可证（备案号） 编号：	
	企业和单位名称			
	地址			
	法定代表人或负责人		邮政编码	
	电话		传真	
抽样单位情况	单位名称			
	地址			
	联系人		邮政编码	
	电话		传真	
备注				

抽样单位（盖章）：　　　　　　　　　　被抽样企业和单位（盖章）：
抽样人员签名：　　　　　　　　　　　　有关负责人签名：

注：本凭证一式三联，第一联（白）存根，第二联（红）随样品封样寄往承检单位，第三联（蓝）留被抽样企业和单位。

3.《医疗器械抽样记录及凭证》有关说明

（1）抽样编号　共13位，其中第1~2位是各省（区、市）代码，第3~4位是年号，第10~13位是抽样的流水号，由各省局自行编制。

第5~9位是抽验产品编号，代表该类产品在本次抽验工作中的编号，由抽样方案给出。第5位用于区分抽验所属计划，数字0代表总局本级项目，数字3代表中央补助地方项目，其他抽验项目（如专项抽验）根据实际需要分配相应数字。第6~8位为该类产品在抽样方案、检验方案中出现的顺序号。第9位用于区分该类产品下的细分品类。

如：2014年国家医疗器械抽验（中央补助地方项目）中，气管插管是抽样方案中第12种产品，且无细分品类，其抽验产品编号为30120。江苏省抽样该产品的第5批，江苏代码是32，抽样编号为：32-14-30120-00-05。

（2）抽样日期　填写实际抽样的日期。

（3）"抽样情况"栏

①标示产品名称　按照产品包装上的名称填写，要填写全名称。

②产品注册证（备案号）　对照注册证（备案凭证）填写。

③产品注册标准（产品技术要求）、标示生产企业、地址　按照产品包装填写。对委托生产的，应同时填写委托方和受托方信息。对进口医疗器械，填写其代理人地址。

④电话、传真　按实际填写，要加上区号。

⑤规格（型号）、生产日期/批号/出厂编号　要对照所抽样品填写，注意字母的大小写及上下标。

⑥抽样数量　填写实际抽样的数量。

⑦生产或购进数量、已销售或使用数量、库存数量　根据台账填写。库存数量应填写抽样前所抽产品的同批号或同规格产品的数量。

⑧商标　按样品填写，若商标是以图形表示的，则剪下并贴在《医疗器械抽样记录及凭证》（三联）上的相应位置。

（4）"被抽样企业和单位情况"栏

①许可证（备案号）　如有医疗器械生产（经营）许可证或备案凭证，则选择"有□"并填上具体编号；如没有，则选择"无□"。

②单位名称　填写被抽样企业和单位名称，应与该企业和单位公章相同，不能简写。

（5）"抽样单位情况"栏　应填写承担抽样任务的省级食品药品监管部门的单位名称、地址、联系人、邮编、电话和传真，不要填写实际执行抽样任务的单位名称和相关信息。

（6）备注　其他需要说明或备注的内容可在备注栏中写明。

（7）抽样人员签名　至少有2名抽样人员签名。

4.《未能提供被抽样品的证明》填写要求

未能提供被抽样品的证明

抽样编号：□□ – □□ – □□□□□ – □□ – □□抽样日期：　　年　月　日

被抽样企业和单位			
被抽样企业和单位地址			
法定代表人或负责人		生产许可证（备案号）	
电话		邮政编码	
被抽产品名称		规格／型号	
产品注册证（备案号）			
产品注册标准 （产品技术要求）			
最近生产该产品的时间、出厂检验报告书号 （被抽样企业和单位为生产企业时填写）			
未提供样品的原因			
计划何时生产 （被抽样企业和单位为生产企业时填写）			
抽样单位（盖章） 抽样人员签名： 联系电话：		被抽样企业和单位有关负责人签名： （盖章）	

注：1.本证明一式三联，第一联（白）存根，第二联（绿）随总结材料上报，第三联（红）留生产企业。

　　2.被抽样企业和单位如有样品提供时，应及时通知抽样单位进行抽样。

　　3.如被抽产品为进口产品，不必填写"最近生产该产品时间，出厂检验报告书编号"和"计划何时生产"内容。

　　4.抽样编号、抽样日期：同《医疗器械抽样记录及凭证》。

　　5.被抽产品名称：拟抽取产品的名称。

　　6.最近生产该产品的时间、出厂检验报告书号：根据生产记录填写最后一次生产该产品的时间（包括年、月、日）和该产品出厂检验报告书编号。

　　7.未生产被抽验产品的原因：该企业未生产所要抽样产品的原因。

　　8.计划何时生产：该企业计划恢复该产品生产的时间。

（三）国家医疗器械抽验样品确认程序

（1）该确认程序适用于国家医疗器械抽验工作中在医疗器械经营企业（不含进口总代理）和使用单位抽取的样品。

（2）抽取样品的省级食品药品监督管理部门（以下简称抽样省局）负责组织样品的确认工作，相关检验机构配合实施。

（3）抽样省局以特快专递方式向样品标示生产企业（进口总代理单位）发出《国家医疗器械抽验样品确认通知》并附带抽样记录和凭证复印件及空白《授权书》、抽样单位已经填写好相关样品信息的《国家医疗器械抽验样品确认单》。

在寄送上述文件时应做好记录，包括寄件时间、寄件人、寄往单位、收件人、快递单号等。

（4）样品标示生产企业（进口总代理单位）接到《国家医疗器械抽验样品确认通知》后，在15个工作日内指派本企业相关人员或授权经营企业（以下简称确认单位）携规定的材料到抽样省局指定的样品存放点进行样品确认；也可采取抽样省局认可方式进行样品确认。

（5）采取现场确认方式的，样品核对完成后，抽样单位应当将已经填写好相关样品信息的《国家医疗器械抽验样品确认单》交被授权人填写"确认情况"，并要求其签名，能加盖公章的应加盖公章。

（6）对经确认不是标示生产企业生产的样品，抽样省局应组织调查，并按有关规定及时处理。

（7）抽样省局将确认为标示生产企业生产的样品、检验所需的附件、资料、配套产品一并封存寄送承检单位。

（8）相关医疗器械生产企业（进口总代理单位）应积极配合样品确认工作。样品标示生产企业（进口总代理单位）自收到《国家医疗器械抽验样品确认通知》起，15个工作日内不来确认的，视作认可该批样品由标示生产企业生产。

（9）样品标示生产企业（进口总代理单位）进行确认的，抽样单位应将《国家医疗器械抽验样品确认单》和《授权书》一并存档；逾期未确认的，抽样单位应将《国家医疗器械抽验样品确认通知》复印件和寄送相关凭证一并存档。

（四）样品运送与存储

抽样单位应认真做好样品寄送工作，保证样品按照适宜条件及时送达承检单位。需要被抽样单位协助寄送样品的，被抽样单位应当协助。

抽取的样品储藏、运输与邮递环节是当前问题较多，容易被忽视的薄弱环节。各级食品药品监督管理部门应按照相关管理规定加强管理。

1. 样品搬运装卸前需采取的措施

现场抽样工作完成后，一般需要将签封的样品直接运送到承检单位；或运输到抽样单位短暂储藏后再统一送至承检单位；再或运输到抽样单位短暂储藏后托运至承检单位。在搬运前应考虑以下因素，对所抽取的样品采取相应措施防止出现破损、污染及其他可能影响医疗器械质量的问题。

（1）温度因素：温度可能影响样品质量，应根据样品的质量特点，采取相应措施。如：属于冷链管理医疗器械的样品应按照《医疗器械冷链（运输、贮存）管理指南》的要求，配备相应运输、贮存设施设备。

（2）震动与冲击因素：有些样品是抗震动与防冲击能力较弱的玻璃等材质，则应采取缓冲包装等措施。

（3）样品外包装大小因素：包装过大过重，给搬运装卸带来不便，且很难保证搬运装卸的安全，因此，应杜绝过大包装。

（4）天气因素：雨雪等天气搬运样品时，应采取有效的防护措施，防止雨雪淋湿样品包装。

（5）样品外包装强度因素：一般外包装强度大的垛码时在下，外包装强度小的垛码时在上，堆码整齐、稳固。

（6）质量因素：垛码时要坚持上轻下重的原则。

2. 样品储藏房间的基本要求

抽取的样品需要储藏时，储藏房间的基本要求应参照《医疗器械经营质量管理规范》及其现场检查指导原则的相关规定。

（1）储藏房间内外环境整洁，无污染源；内墙、顶棚光洁，地面平整，房屋结构严密，有可靠的安全防护措施，能够对无关人员进入实行可控管理，防止样品被盗、替换及损毁；有与储藏样品数量相适应的空间，满足样品的合理、安全储存。

（2）有避光、通风、防潮、防虫、防鼠等设施设备及样品与地面之间有效隔离的设施。

（3）配备有效调控温、湿度及室内外空气交换的设备。同时，有温、湿度的指示装置，并及时记录。配备符合安全用电要求的照明设备。

（4）储藏冷链管理医疗器械样品的，还应当配备符合其储存要求的设施设备。同时，有温、湿度的指示装置，并及时记录。

（5）储藏房间应由专人负责，定期检查、清洁和养护并建立记录和档案。

3. 样品运输的要求

根据《医疗器械经营质量管理规范》等法规要求，运输医疗器械样品一般应符合以下要求：

（1）运输样品时，应当根据样品的包装、质量特性并针对车况、道路、天气等因素，选用适宜的运输工具，采取相应措施防止出现破损、污染等问题。

（2）发运样品时，应当检查运输工具，发现运输条件不符合规定的，不得发运。运输样品过程中，运载工具应当保持密闭。

（3）应当严格按照样品说明书、标签标示的要求搬运、装卸样品。

（4）应当根据样品的温度控制要求，在运输过程中采取必要的保温或者冷藏、冷冻措施。

（5）委托其他单位运输样品的，应当对承运方运输样品的质量保障能力进行审计，索取运输车辆的相关资料，符合运输设施设备条件和要求的方可委托。委托方应当与承运方签订运输协议，明确医疗器械质量责任、遵守运输操作规程和在途时限等内容。委托方应当监督承运方严格履行委托运输协议，防止运输过程影响样品质量。

（6）委托运输样品应当有记录，实现运输过程的质量追溯。记录至少包括发货时间、发货地址、收货单位、收货地址、货单号、医疗器械数量、运输方式、委托经办人、承运单位，采用车辆运输的还应当载明车牌号，并留存驾驶人员的驾驶证复印件。

（7）应当采取运输安全管理措施，防止在运输过程中发生样品遭盗抢、遗失、调换等事故。冷链管理医疗器械的运输应按照《医疗器械冷链（运输、贮存）管理指南》的要求执行。

（五）检验检测

1.承检机构

承检机构应当具有相应的医疗器械检验检测资质，并在授检范围内按照产品生产时有效的产品注册标准（产品技术要求）依法开展相关检验工作。

2.检验标准的提供

在医疗器械生产企业所抽的样品，其产品注册标准（或者经注册或者备案的产品技术要求）由该生产企业提供复印件并加盖单位印章。

在医疗器械经营企业、使用单位所抽的样品，其产品注册标准（或者经注册或者备案的产品技术要求）由相应的审批部门提供复印件并加盖单位印章。

3.样品接收

承检机构应及时接收抽验样品。接收样品时，应当检查并记录样品的封签、包装有无破损，样品外观等状态有无异常情况；核对样品与医疗器械抽样记录及凭证上的记录是否相符等。

如样品与医疗器械抽样记录及凭证上的记录不相符的，承检机构应当与抽样单位核实，由抽样单位进行纠正。对不符合检验有关规定的不得开展检验工作，并将结果上报组织监督抽验的部门或单位。

所抽样品不属于监督抽验工作方案中规定的抽样范围或不符合监督抽验要求等情况的，承检机构应当在收到样品5个工作日内通过传真函告抽样单位，并安排样品退回。抽样单位在收到函告后2个工作日内确认退样方式和退样单位，承检单位应在5个工作日内负责样品退回。抽样单位应当按照监督抽验工作方案抽取补足样品并及时寄、送承检机构。

承检机构发现抽验工作方案中规定的附件、资料等索取不正确或不全的，应及时联系抽样单位补齐；发现抽样记录及凭证或其他文书填写错误的，应及时联系抽样单位予以更正，由抽样单位在抽验信息系统中修正相应信息。

4. 检验检测管理和质量控制

承检机构应当按照检验检测要求制定相关管理和质量控制制度，严格按照《抽验管理规定》、抽验工作方案及检验质量规范要求开展检验工作，保证检验工作公正、规范，如实填写原始记录。

承检机构对不宜移动的医疗器械可开展现场检验，被抽样单位应当配合。

5. 检验报告

承检机构应当及时出具科学有效的检验报告，报告应当内容完整、数据准确、结论明确。原始记录及检验报告保存期不得少于5年。

6. 检测结束后样品的处理

对于监督抽验结果为不符合标准规定的样品，应当在监督抽验结果发布后继续保留3个月。监督抽验工作方案中规定返还的样品应当及时返还。因正常检验造成破坏或损耗的样品应当在返还同时说明情况。

（六）报告送达

《医疗器械质量监督抽查检验管理规定》对医疗器械检验报告及相关文件的传递规定如下。

国家食品药品监督管理总局组织的监督抽验中，承检机构在完成检验工作后，应当按照监督抽验工作方案的要求，将医疗器械质量监督抽查检验结果通知书和检验报告寄送抽样单位及标示生产企业所在地的省级食品药品监督管理部门；抽样单位及标示生产企业所在地的省级食品药品监督管理部门应当在收到后的 5 个工作日内送达被抽样单位或标示生产企业。

省级及省级以下食品药品监督管理部门组织的监督抽验中，检验报告及相关文件的送达应当按照各省监督抽验有关规定执行。

《国家医疗器械抽查检验工作程序》关于报告送达规定如下：

（1）承检单位应及时将以下文件分别寄送至标示生产企业所在地省局和被抽样企业和单位所在地省局（被抽样企业和单位为生产企业的不需重复寄送）。

①检验报告（原件）三份。

②抽样记录及凭证（复印件）三份。

承检单位将上述两类文件一一对应并装订。对检验结果不符合标准规定的样品，还应同时寄送检验报告（原件）、抽样记录及凭证（复印件）一式两份至中检院。

③《国家医疗器械抽验结果通知书》（原件，以下简称结果通知书）一份。

对检验结果不符合标准规定的样品，除上述文件外，还应寄送《国家医疗器械抽验产品检验结果送达告知书》（原件，以下简称送达告知书）一份（三联），用于省局向被抽样企业和单位送达。

（2）承检单位在寄送上述文件时应做好记录，包括寄件时间、寄件人、寄往单位、收件人、检验报告编号、快递单号等。

（3）省局应在收到上述文件之日起 5 个工作日内组织将其送达标示生产企业或被抽样企业和单位。对于检验结果不符合标准规定的检验报告，应按照送达告知书的要求签字（盖章）后各自留存，并及时将其中一联寄送中检院。

（七）复检

1. 申请复检程序

复检工作应严格按照《抽验管理规定》的要求执行。被抽样单位或标示生产企业（以下称申请人）对检验结果有异议的，可以自收到检验报告之日起 7 个工作日内向具有相应资质的医疗器械检验机构提出复验申请。逾期视为申请人认可该检验结果，检验机构将不再受理复验申请。

2. 申请复检所需资料

复检申请人向医疗器械检验机构提出复检申请时提供下列资料。

（1）加盖申请人单位公章的"国家医疗器械抽验复验申请表"。

（2）医疗器械检验机构的医疗器械检验报告书原件。

（3）《国家医疗器械抽验产品检验结果送达告知书》复印件。

（4）相关技术资料和需要说明的其他资料。

（5）经办人办理复检申请相关事宜的法人授权书原件。

申请人不得向多家医疗器械检验机构同时提出复检申请。

3. 不予复检的情况

（1）逾期申请复检的。

（2）监督抽验工作方案中规定不得复检的检验项目，如无菌试验、阻湿态微生物穿透试验、细菌过滤效率试验（BFE）等。

（3）样品明显不均匀或者不够检验需要量的。

（4）已经申请过复检并有复检结论的。

（5）不按规定预先支付复检费用的。

4. 复检的受理

医疗器械检验机构（以下简称复检机构）收到复检申请时，应做如下确认工作，一是根据送达告知书确认复验申请是否有效，二是确认本单位是否具有相应产品和检验项目的检验资质及能力，三是确认申请复检项目是否属于"不予复检"项目。

复检机构应将复验申请表复印件当场递交或寄送至标示生产企业、被抽样企业和单位、原承检单位（复验机构为原承检单位的除外，下同）。受理复验申请的，复验机构应同时向原承检单位出具公函调取样品及相关附件资料。

5. 复检要求

原承检单位寄送的样品及相关附件资料应满足样品本身和抽验工作方案中规定的要求。

复检机构应按原判定原则和检验报告规范进行检验并出具检验报告。复检不得晚于抽验工作方案中设定的复检截止时间。

6. 复检报告送达

复验机构应在复检结束后的 2 个工作日内将以下文件分别寄送标示生产企业所在地省局、被抽样企业和单位所在地省局（被抽样企业和单位为生产企业的不需重复寄送）、原承检单位。

（1）复检报告（原件，包括结论为符合标准规定和不符合标准规定的所有复检报告）三份。

（2）复验申请表（复印件）三份，与复检报告一一对应并装订。

相关省局应当在收到上述文件之日起 5 个工作日内将其送达标示生产企业或被抽样企业和单位。原承检单位收到上述文件并汇总后，将一式两份文件报送至中检院，同时说明其对应的原检验报告编号，并将复检结果录入抽验信息系统。

7. 复检费用的承担

《医疗器械质量监督抽查检验管理规定》明确复检费用由复检申请人承担。

五、质量公告

（一）质量公告的发布单位

现行《医疗器械监督管理条例》明确规定：省级以上人民政府食品药品监督管理部门应当根据抽查检验结论及时发布医疗器械质量公告。目前，医疗器械质量监督抽查检验及其结果的公告由国家和省、自治区、直辖市人民政府的食品药品监督管理部门承担。

（二）质量公告发布的分工

（1）国家食品药品监督管理总局负责对国家医疗器械质量监督抽查检验结果发布公告。

（2）各省级食品药品监督管理部门负责对辖区内的医疗器械质量监督抽查检验结果发布公告。国家食品药品监督管理总局组织安排的国家医疗器械计划抽验等医疗器械质量监督抽查检验结果和由外省组织安排的各项医疗器械质量监督抽查检验结果（包括协查本省不符合规定的医疗器械生产、经营企业的），各省级食品药品监督管理部门不再发布质量公告。

（三）起草医疗器械质量公告需要核实的文件及内容

起草医疗器械质量公告时，应注意所起草公告的相关内容（包括附件）必须与原始数据、报告核实，确认无误后，方可按医疗器械质量公告发布程序运行。一般应核实以下文件及内容：

（1）承担医疗器械抽查检验工作组织实施的部门对检验结果汇总、整理和分析报告。

（2）全部医疗器械检验报告书（包括符合标准规定和不符合标准规定的）。

（3）有关食品药品监督管理部门核实结果。

（4）申请复检的复检结果。

（5）公告的相关数据、计算过程及结果。

（四）医疗器械质量公告不当的处理

医疗器械质量公告是影响十分广泛的行政公文，所以在公告起草、发布过程中，必须认真核实有关内容和情况，保证准确无误。医疗器械质量公告一经发出，发现公告内容不当则必须予以更正。

更正的范围：《医疗器械质量监督抽查检验管理规定》第二十八条规定："公告不当的，应当在原公告范围内予以更正。"。

第十五章　主要法律责任

一、医疗器械监督管理条例规定的法律责任

共 13 条。

第六十三条　有下列情形之一的，由县级以上人民政府食品药品监督管理部门没收违法所得、违法生产经营的医疗器械和用于违法生产经营的工具、设备、原材料等物品；违法生产经营的医疗器械货值金额不足 1 万元的，并处 5 万元以上 10 万元以下罚款；货值金额 1 万元以上的，并处货值金额 10 倍以上 20 倍以下罚款；情节严重的，5 年内不受理相关责任人及企业提出的医疗器械许可申请：

（一）生产、经营未取得医疗器械注册证的第二类、第三类医疗器械的。

（二）未经许可从事第二类、第三类医疗器械生产活动的。

（三）未经许可从事第三类医疗器械经营活动的。

有前款第一项情形、情节严重的，由原发证部门吊销医疗器械生产许可证或者医疗器械经营许可证。

第六十四条　提供虚假资料或者采取其他欺骗手段取得医疗器械注册证、医疗器械生产许可证、医疗器械经营许可证、广告批准文件等许可证件的，由原发证部门撤销已经取得的许可证件，并处 5 万元以上 10 万元以下罚款，5 年内不受理相关责任人及企业提出的医疗器械许可申请。

伪造、变造、买卖、出租、出借相关医疗器械许可证件的，由原发证部门予以收缴或者吊销，没收违法所得；违法所得不足 1 万元的，处 1 万元以上 3 万元以下罚款；违法所得 1 万元以上的，处违法所得 3 倍以上 5 倍以下罚款；构成违反治安管理行为的，由公安机关依法予以治安管理处罚。

第六十五条　未依照本条例规定备案的，由县级以上人民政府食品药品监督管理部门责令限期改正；逾期不改正的，向社会公告未备案单位和产品名称，可以处 1 万元以下罚款。

备案时提供虚假资料的，由县级以上人民政府食品药品监督管理部门向社会公告备案单位和产品名称；情节严重的，直接责任人员 5 年内不得从事医疗器械生产经营活动。

第六十六条　有下列情形之一的，由县级以上人民政府食品药品监督管理部门责令改正，没收违法生产、经营或者使用的医疗器械；违法生产、经营或者使用的医疗器械货值金额不足1万元的，并处2万元以上5万元以下罚款；货值金额1万元以上的，并处货值金额5倍以上10倍以下罚款；情节严重的，责令停产停业，直至由原发证部门吊销医疗器械注册证、医疗器械生产许可证、医疗器械经营许可证：

（一）生产、经营、使用不符合强制性标准或者不符合经注册或者备案的产品技术要求的医疗器械的。

（二）医疗器械生产企业未按照经注册或者备案的产品技术要求组织生产，或者未依照本条例规定建立质量管理体系并保持有效运行的。

（三）经营、使用无合格证明文件、过期、失效、淘汰的医疗器械，或者使用未依法注册的医疗器械的。

（四）食品药品监督管理部门责令其依照本条例规定实施召回或者停止经营后，仍拒不召回或者停止经营医疗器械的。

（五）委托不具备本条例规定条件的企业生产医疗器械，或者未对受托方的生产行为进行管理的。

第六十七条　有下列情形之一的，由县级以上人民政府食品药品监督管理部门责令改正，处1万元以上3万元以下罚款；情节严重的，责令停产停业，直至由原发证部门吊销医疗器械生产许可证、医疗器械经营许可证：

（一）医疗器械生产企业的生产条件发生变化、不再符合医疗器械质量管理体系要求，未依照本条例规定整改、停止生产、报告的。

（二）生产、经营说明书、标签不符合本条例规定的医疗器械的。

（三）未按照医疗器械说明书和标签标示要求运输、贮存医疗器械的。

（四）转让过期、失效、淘汰或者检验不合格的在用医疗器械的。

第六十八条　有下列情形之一的，由县级以上人民政府食品药品监督管理部门和卫生计生主管部门依据各自职责责令改正，给予警告；拒不改正的，处5000元以上2万元以下罚款；情节严重的，责令停产停业，直至由原发证部门吊销医疗器械生产许可证、医疗器械经营许可证：

（一）医疗器械生产企业未按照要求提交质量管理体系自查报告的。

（二）医疗器械经营企业、使用单位未依照本条例规定建立并执行医疗器械进货查验记录制度的。

（三）从事第二类、第三类医疗器械批发业务以及第三类医疗器械零售业务的经营企业未依照本条例规定建立并执行销售记录制度的。

（四）对重复使用的医疗器械，医疗器械使用单位未按照消毒和管理的规定进行处理的。

（五）医疗器械使用单位重复使用一次性使用的医疗器械，或者未按照规定销毁使用过的一次性使用的医疗器械的。

（六）对需要定期检查、检验、校准、保养、维护的医疗器械，医疗器械使用单位未按照产品说明书要求检查、检验、校准、保养、维护并予以记录，及时进行分析、评估，确保医疗器械处于良好状态的。

（七）医疗器械使用单位未妥善保存购入第三类医疗器械的原始资料，或者未按照规定将大型医疗器械以及植入和介入类医疗器械的信息记载到病历等相关记录中的。

（八）医疗器械使用单位发现使用的医疗器械存在安全隐患未立即停止使用、通知检修，或者继续使用经检修仍不能达到使用安全标准的医疗器械的。

（九）医疗器械生产经营企业、使用单位未依照本条例规定开展医疗器械不良事件监测，未按照要求报告不良事件，或者对医疗器械不良事件监测技术机构、食品药品监督管理部门开展的不良事件调查不予配合的。

第六十九条 违反本条例规定开展医疗器械临床试验的，由县级以上人民政府食品药品监督管理部门责令改正或者立即停止临床试验，可以处 5 万元以下罚款；造成严重后果的，依法对直接负责的主管人员和其他直接责任人员给予降级、撤职或者开除的处分；有医疗器械临床试验机构资质的，由授予其资质的主管部门撤销医疗器械临床试验机构资质，5 年内不受理其资质认定申请。

医疗器械临床试验机构出具虚假报告的，由授予其资质的主管部门撤销医疗器械临床试验机构资质，10 年内不受理其资质认定申请；由县级以上人民政府食品药品监督管理部门处 5 万元以上 10 万元以下罚款；有违法所得的，没收违法所得；对直接负责的主管人员和其他直接责任人员，依法给予撤职或者开除的处分。

第七十条 医疗器械检验机构出具虚假检验报告的，由授予其资质的主管部门撤销检验资质，10 年内不受理其资质认定申请；处 5 万元以上 10 万元以下罚款；有违法所得的，没收违法所得；对直接负责的主管人员和其他直接责任人员，依法给予撤职或者开除的处分；受到开除处分的，自处分决定做出之日起 10 年内不得从事医疗器械检验工作。

第七十一条 违反本条例规定，发布未取得批准文件的医疗器械广告，未事先核实批准文件的真实性即发布医疗器械广告，或者发布广告内容与批准文件不一致的医疗器械广告的，由工商行政管理部门依照有关广告管理的法律、行政法规的规定给予处罚。

篡改经批准的医疗器械广告内容的，由原发证部门撤销该医疗器械的广告批准文件，2 年内不受理其广告审批申请。

发布虚假医疗器械广告的，由省级以上人民政府食品药品监督管理部门决定暂停销售该医疗器械，并向社会公布；仍然销售该医疗器械的，由县级以上人民政府食品药品监督管理部门没收违法销售的医疗器械，并处 2 万元以上 5 万元以下罚款。

第七十二条　医疗器械技术审评机构、医疗器械不良事件监测技术机构未依照本条例规定履行职责，致使审评、监测工做出现重大失误的，由县级以上人民政府食品药品监督管理部门责令改正，通报批评，给予警告；造成严重后果的，对直接负责的主管人员和其他直接责任人员，依法给予降级、撤职或者开除的处分。

第七十三条　食品药品监督管理部门及其工作人员应当严格依照本条例规定的处罚种类和幅度，根据违法行为的性质和具体情节行使行政处罚权，具体办法由国务院食品药品监督管理部门制定。

第七十四条　违反本条例规定，县级以上人民政府食品药品监督管理部门或者其他有关部门不履行医疗器械监督管理职责或者滥用职权、玩忽职守、徇私舞弊的，由监察机关或者任免机关对直接负责的主管人员和其他直接责任人员依法给予警告、记过或者记大过的处分；造成严重后果的，给予降级、撤职或者开除的处分。

第七十五条　违反本条例规定，构成犯罪的，依法追究刑事责任；造成人身、财产或者其他损害的，依法承担赔偿责任。

二、医疗器械生产监督管理办法规定的法律责任

共 9 条。

第六十一条　有下列情形之一的，按照《医疗器械监督管理条例》第六十三条的规定处罚：

（一）生产未取得医疗器械注册证的第二类、第三类医疗器械的。

（二）未经许可从事第二类、第三类医疗器械生产活动的。

（三）生产超出生产范围或者与医疗器械生产产品登记表载明生产产品不一致的第二类、第三类医疗器械的。

（四）在未经许可的生产场地生产第二类、第三类医疗器械的。

（五）第二类、第三类医疗器械委托生产终止后，受托方继续生产受托产品的。

第六十二条　《医疗器械生产许可证》有效期届满后，未依法办理延续，仍继续从事医疗器械生产的，按照《医疗器械监督管理条例》第六十三条的规定予以处罚。

第六十三条　提供虚假资料或者采取其他欺骗手段取得《医疗器械生产许可证》的，按照《医疗器械监督管理条例》第六十四条第一款的规定处罚。

第六十四条　从事第一类医疗器械生产活动未按规定向食品药品监督管理部门

备案的，按照《医疗器械监督管理条例》第六十五条第一款的规定处罚；备案时提供虚假资料的，按照《医疗器械监督管理条例》第六十五条第二款的规定处罚。

第六十五条 伪造、变造、买卖、出租、出借《医疗器械生产许可证》的，按照《医疗器械监督管理条例》第六十四条第二款的规定处罚。

伪造、变造、买卖、出租、出借医疗器械生产备案凭证的，由县级以上食品药品监督管理部门责令改正，处1万元以下罚款。

第六十六条 有下列情形之一的，按照《医疗器械监督管理条例》第六十六条的规定处罚：

（一）生产不符合强制性标准或者不符合经注册或者备案的产品技术要求的医疗器械的。

（二）医疗器械生产企业未按照经注册、备案的产品技术要求组织生产，或者未依照本办法规定建立质量管理体系并保持有效运行的。

（三）委托不具备本办法规定条件的企业生产医疗器械或者未对受托方的生产行为进行管理的。

第六十七条 医疗器械生产企业的生产条件发生变化、不再符合医疗器械质量管理体系要求，未依照本办法规定整改、停止生产、报告的，按照《医疗器械监督管理条例》第六十七条的规定处罚。

第六十八条 医疗器械生产企业未按规定向省、自治区、直辖市或者设区的市级食品药品监督管理部门提交本企业质量管理体系运行情况自查报告的，按照《医疗器械监督管理条例》第六十八条的规定处罚。

第六十九条 有下列情形之一的，由县级以上食品药品监督管理部门给予警告，责令限期改正，可以并处3万元以下罚款：

（一）出厂医疗器械未按照规定进行检验的。

（二）出厂医疗器械未按照规定附有合格证明文件的。

（三）未按照本办法第十六条规定办理《医疗器械生产许可证》变更登记的。

（四）未按照规定办理委托生产备案手续的。

（五）医疗器械产品连续停产一年以上且无同类产品在产，未经所在地省、自治区、直辖市或者设区的市级食品药品监督管理部门核查符合要求即恢复生产的。

（六）向监督检查的食品药品监督管理部门隐瞒有关情况、提供虚假资料或者拒绝提供反映其活动的真实资料的。

有前款所列情形，情节严重或者造成危害后果，属于违反《医疗器械监督管理条例》相关规定的，依照《医疗器械监督管理条例》的规定处罚。

三、医疗器械经营监督管理办法规定的法律责任

共 9 条。

第五十三条 有下列情形之一的，由县级以上食品药品监督管理部门责令限期改正，给予警告；拒不改正的，处 5000 元以上 2 万元以下罚款：

（一）医疗器械经营企业未依照本办法规定办理登记事项变更的。

（二）医疗器械经营企业派出销售人员销售医疗器械，未按照本办法要求提供授权书的。

（三）第三类医疗器械经营企业未在每年年底前向食品药品监督管理部门提交年度自查报告的。

第五十四条 有下列情形之一的，由县级以上食品药品监督管理部门责令改正，处 1 万元以上 3 万元以下罚款。

（一）医疗器械经营企业经营条件发生变化，不再符合医疗器械经营质量管理规范要求，未按照规定进行整改的。

（二）医疗器械经营企业擅自变更经营场所或者库房地址、扩大经营范围或者擅自设立库房的。

（三）从事医疗器械批发业务的经营企业销售给不具有资质的经营企业或者使用单位的。

（四）医疗器械经营企业从不具有资质的生产、经营企业购进医疗器械的。

第五十五条 未经许可从事医疗器械经营活动，或者《医疗器械经营许可证》有效期届满后未依法办理延续、仍继续从事医疗器械经营的，按照《医疗器械监督管理条例》第六十三条的规定予以处罚。

第五十六条 提供虚假资料或者采取其他欺骗手段取得《医疗器械经营许可证》的，按照《医疗器械监督管理条例》第六十四条的规定予以处罚。

第五十七条 伪造、变造、买卖、出租、出借《医疗器械经营许可证》的，按照《医疗器械监督管理条例》第六十四条的规定予以处罚。

伪造、变造、买卖、出租、出借医疗器械经营备案凭证的，由县级以上食品药品监督管理部门责令改正，并处 1 万元以下罚款。

第五十八条 未依照本办法规定备案或者备案时提供虚假资料的，按照《医疗器械监督管理条例》第六十五条的规定予以处罚。

第五十九条 有下列情形之一的，由县级以上食品药品监督管理部门责令限期改正，并按照《医疗器械监督管理条例》第六十六条的规定予以处罚：

（一）经营不符合强制性标准或者不符合经注册或者备案的产品技术要求的医疗器械的。

（二）经营无合格证明文件、过期、失效、淘汰的医疗器械的。

（三）食品药品监督管理部门责令停止经营后，仍拒不停止经营医疗器械的。

第六十条 有下列情形之一的，由县级以上食品药品监督管理部门责令改正，并按照《医疗器械监督管理条例》第六十七条的规定予以处罚。

（一）经营的医疗器械的说明书、标签不符合有关规定的。

（二）未按照医疗器械说明书和标签标示要求运输、贮存医疗器械的。

第六十一条 有下列情形之一的，由县级以上食品药品监督管理部门责令改正，并按照《医疗器械监督管理条例》第六十八条的规定予以处罚。

（一）经营企业未依照本办法规定建立并执行医疗器械进货查验记录制度的。

（二）从事第二类、第三类医疗器械批发业务以及第三类医疗器械零售业务的经营企业未依照本办法规定建立并执行销售记录制度的。

四、医疗器械使用质量监督管理办法规定的法律责任

共6条。

第二十七条 医疗器械使用单位有下列情形之一的，由县级以上食品药品监督管理部门按照《医疗器械监督管理条例》第六十六条的规定予以处罚：

（一）使用不符合强制性标准或者不符合经注册或者备案的产品技术要求的医疗器械的；

（二）使用无合格证明文件、过期、失效、淘汰的医疗器械，或者使用未依法注册的医疗器械的。

第二十八条 医疗器械使用单位有下列情形之一的，由县级以上食品药品监督管理部门按照《医疗器械监督管理条例》第六十七条的规定予以处罚。

（一）未按照医疗器械产品说明书和标签标示要求贮存医疗器械的。

（二）转让或者捐赠过期、失效、淘汰、检验不合格的在用医疗器械的。

第二十九条 医疗器械使用单位有下列情形之一的，由县级以上食品药品监督管理部门按照《医疗器械监督管理条例》第六十八条的规定予以处罚：

（一）未建立并执行医疗器械进货查验制度，未查验供货者的资质，或者未真实、完整、准确地记录进货查验情况的。

（二）未按照产品说明书的要求进行定期检查、检验、校准、保养、维护并记录的。

（三）发现使用的医疗器械存在安全隐患未立即停止使用、通知检修，或者继续使用经检修仍不能达到使用安全标准的医疗器械的。

（四）未妥善保存购入第三类医疗器械的原始资料的。

（五）未按规定建立和保存植入和介入类医疗器械使用记录的。

第三十条　医疗器械使用单位有下列情形之一的，由县级以上食品药品监督管理部门责令限期改正，给予警告；拒不改正的，处 1 万元以下罚款：

（一）未按规定配备与其规模相适应的医疗器械质量管理机构或者质量管理人员，或者未按规定建立覆盖质量管理全过程的使用质量管理制度的。

（二）未按规定由指定的部门或者人员统一采购医疗器械的。

（三）购进、使用未备案的第一类医疗器械，或者从未备案的经营企业购进第二类医疗器械的。

（四）贮存医疗器械的场所、设施及条件与医疗器械品种、数量不相适应的，或者未按照贮存条件、医疗器械有效期限等要求对贮存的医疗器械进行定期检查并记录的。

（五）未按规定建立、执行医疗器械使用前质量检查制度的。

（六）未按规定索取、保存医疗器械维护维修相关记录的。

（七）未按规定对本单位从事医疗器械维护维修的相关技术人员进行培训考核、建立培训档案的。

（八）未按规定对其医疗器械质量管理工作进行自查、形成自查报告的。

第三十一条　医疗器械生产经营企业违反本办法第十七条规定，未按要求提供维护维修服务，或者未按要求提供维护维修所必需的材料和信息的，由县级以上食品药品监督管理部门给予警告，责令限期改正；情节严重或者拒不改正的，处 5000 元以上 2 万元以下罚款。

第三十二条　医疗器械使用单位、生产经营企业和维修服务机构等不配合食品药品监督管理部门的监督检查，或者拒绝、隐瞒、不如实提供有关情况和资料的，由县级以上食品药品监督管理部门责令改正，给予警告，可以并处 2 万元以下罚款。

五、医疗器械注册管理办法规定的法律责任

共 5 条。

第六十九条　提供虚假资料或者采取其他欺骗手段取得医疗器械注册证的，按照《医疗器械监督管理条例》第六十四条第一款的规定予以处罚。

备案时提供虚假资料的，按照《医疗器械监督管理条例》第六十五条第二款的规定予以处罚。

第七十条　伪造、变造、买卖、出租、出借医疗器械注册证的，按照《医疗器械监督管理条例》第六十四条第二款的规定予以处罚。

第七十一条　违反本办法规定，未依法办理第一类医疗器械变更备案或者第二类、第三类医疗器械注册登记事项变更的，按照《医疗器械监督管理条例》有关未

备案的情形予以处罚。

第七十二条 违反本办法规定，未依法办理医疗器械注册许可事项变更的，按照《医疗器械监督管理条例》有关未取得医疗器械注册证的情形予以处罚。

第七十三条 申请人未按照《医疗器械监督管理条例》和本办法规定开展临床试验的，由县级以上食品药品监督管理部门责令改正，可以处 3 万元以下罚款；情节严重的，应当立即停止临床试验，已取得临床试验批准文件的，予以注销。

六、体外诊断试剂注册管理办法规定的法律责任

共 5 条。

第七十九条 提供虚假资料或者采取其他欺骗手段取得医疗器械注册证的，按照《医疗器械监督管理条例》第六十四条第一款的规定予以处罚。

备案时提供虚假资料的，按照《医疗器械监督管理条例》第六十五条第二款的规定予以处罚。

第八十条 伪造、变造、买卖、出租、出借医疗器械注册证的，按照《医疗器械监督管理条例》第六十四条第二款的规定予以处罚。

第八十一条 违反本办法规定，未依法办理第一类体外诊断试剂变更备案或者第二类、第三类体外诊断试剂注册登记事项变更的，按照《医疗器械监督管理条例》有关未备案的情形予以处罚。

第八十二条 违反本办法规定，未依法办理体外诊断试剂注册许可事项变更的，按照《医疗器械监督管理条例》有关未取得医疗器械注册证的情形予以处罚。

第八十三条 申请人未按照《医疗器械监督管理条例》和本办法规定开展临床试验的，由县级以上食品药品监督管理部门责令改正，可以处 3 万元以下罚款；情节严重的，应当立即停止临床试验。

七、医疗器械召回管理办法（试行）规定的法律责任

共 8 条。

第二十八条 药品监督管理部门确认医疗器械生产企业因违反法律、法规、规章规定造成上市医疗器械存在缺陷，依法应当给予行政处罚，但该企业已经采取召回措施主动消除或者减轻危害后果的，依照《行政处罚法》的规定从轻或者减轻处罚；违法行为轻微并及时纠正，没有造成危害后果的，不予处罚。

医疗器械生产企业召回医疗器械的，不免除其依法应当承担的其他法律责任。

第二十九条 医疗器械生产企业违反本办法规定，发现医疗器械存在缺陷而没

有主动召回医疗器械的，责令召回医疗器械，并处应召回医疗器械货值金额 3 倍的罚款；造成严重后果的，由原发证部门吊销医疗器械产品注册证书，直至吊销《医疗器械生产企业许可证》。

第三十条　医疗器械生产企业违反本办法第二十四条规定，拒绝召回医疗器械的，处应召回医疗器械货值金额 3 倍的罚款；造成严重后果的，由原发证部门吊销医疗器械产品注册证书，直至吊销《医疗器械生产企业许可证》。

第三十一条　医疗器械生产企业有下列情形之一的，予以警告，责令限期改正，并处 3 万元以下罚款：

（一）违反本办法第十五条规定，未在规定时间内将召回医疗器械的决定通知到医疗器械经营企业、使用单位或者告知使用者的。

（二）违反本办法第十八条、第二十三条第二款、第二十七条第二款规定，未按照药品监督管理部门要求采取改正措施或者重新召回医疗器械的。

（三）违反本办法第二十一条规定，未对召回医疗器械的处理做详细记录或者未向药品监督管理部门报告的。

第三十二条　医疗器械生产企业有下列情形之一的，予以警告，责令限期改正；逾期未改正的，处 3 万元以下罚款：

（一）未按本办法规定建立医疗器械召回制度的。

（二）拒绝协助药品监督管理部门开展调查的。

（三）未按照本办法规定提交《医疗器械召回事件报告表》、调查评估报告和召回计划、医疗器械召回计划实施情况和总结报告的。

（四）变更召回计划，未报药品监督管理部门备案的。

第三十三条　医疗器械经营企业、使用单位违反本办法第七条第一款规定的，责令停止销售、使用存在缺陷的医疗器械，并处 1000 元以上 3 万元以下罚款；造成严重后果的，由原发证部门吊销《医疗器械经营企业许可证》。

第三十四条　医疗器械经营企业、使用单位拒绝配合有关医疗器械缺陷调查、拒绝协助医疗器械生产企业召回医疗器械的，予以警告，责令改正；拒不改正的，处 3 万元以下罚款。

第三十五条　药品监督管理部门及其工作人员不履行职责或者滥用职权的，按照有关法律、法规规定予以处理。

八、医疗器械召回管理办法规定的法律责任

共 7 条。

第二十八条　医疗器械生产企业因违反法律、法规、规章规定造成上市医疗

器械存在缺陷，依法应当给予行政处罚，但该企业已经采取召回措施主动消除或者减轻危害后果的，食品药品监督管理部门依照《中华人民共和国行政处罚法》的规定给予从轻或者减轻处罚；违法行为轻微并及时纠正，没有造成危害后果的，不予处罚。

医疗器械生产企业召回医疗器械的，不免除其依法应当承担的其他法律责任。

第二十九条 医疗器械生产企业违反本办法第二十四条规定，拒绝召回医疗器械的，依据《医疗器械监督管理条例》第六十六条的规定进行处理。

第三十条 医疗器械生产企业有下列情形之一的，予以警告，责令限期改正，并处 3 万元以下罚款：

（一）违反本办法第十四条规定，未按照要求及时向社会发布产品召回信息的。

（二）违反本办法第十五条规定，未在规定时间内将召回医疗器械的决定通知到医疗器械经营企业、使用单位或者告知使用者的。

（三）违反本办法第十八条、第二十三条、第二十七条第二款规定，未按照食品药品监督管理部门要求采取改正措施或者重新召回医疗器械的。

（四）违反本办法第二十一条规定，未对召回医疗器械的处理作详细记录或者未向食品药品监督管理部门报告的。

第三十一条 医疗器械生产企业有下列情形之一的，予以警告，责令限期改正；逾期未改正的，处 3 万元以下罚款：

（一）未按照本办法规定建立医疗器械召回管理制度的。

（二）拒绝配合食品药品监督管理部门开展调查的。

（三）未按照本办法规定提交医疗器械召回事件报告表、调查评估报告和召回计划、医疗器械召回计划实施情况和总结评估报告的。

（四）变更召回计划，未报食品药品监督管理部门备案的。

第三十二条 医疗器械经营企业、使用单位违反本办法第七条第一款规定的，责令停止销售、使用存在缺陷的医疗器械，并处 5000 元以上 3 万元以下罚款；造成严重后果的，由原发证部门吊销《医疗器械经营许可证》。

第三十三条 医疗器械经营企业、使用单位拒绝配合有关医疗器械缺陷调查、拒绝协助医疗器械生产企业召回医疗器械的，予以警告，责令限期改正；逾期拒不改正的，处 3 万元以下罚款。

第三十四条 食品药品监督管理部门及其工作人员不履行医疗器械监督管理职责或者滥用职权、玩忽职守，有下列情形之一的，由监察机关或者任免机关根据情节轻重，对直接负责的主管人员和其他直接责任人员给予批评教育，或者依法给予警告、记过或者记大过的处分；造成严重后果的，给予降级、撤职或者开除的处分：

（一）未按规定向社会发布召回信息的。

（二）未按规定向相关部门报告或者通报有关召回信息的。

（三）应当责令召回而未采取责令召回措施的。

（四）违反本办法第二十三条和第二十七条第二款规定，未能督促医疗器械生产企业有效实施召回的。